国家医疗服务与质量安全报告

——超声医学分册

国家超声医学质量控制中心 编

人民卫生出版社

图书在版编目（CIP）数据

国家医疗服务与质量安全报告．超声医学分册／国家超声医学质量控制中心编．—北京：人民卫生出版社，2020

ISBN 978-7-117-29936-7

Ⅰ.①国… Ⅱ.①国… Ⅲ.①医疗卫生服务－质量管理－安全管理－研究报告－中国②超声波诊断－质量管理－安全管理－研究报告－中国 Ⅳ.①R197.1②R445.1

中国版本图书馆 CIP 数据核字（2020）第 063870 号

人卫智网	www.ipmph.com	医学教育、学术、考试、健康，购书智慧智能综合服务平台
人卫官网	www.pmph.com	人卫官方资讯发布平台

国家医疗服务与质量安全报告——超声医学分册

编　　写：国家超声医学质量控制中心
出版发行：人民卫生出版社（中继线 010-59780011）
地　　址：北京市朝阳区潘家园南里 19 号
邮　　编：100021
E - mail：pmph @ pmph.com
购书热线：010-59787592　010-59787584　010-65264830
印　　刷：人卫印务（北京）有限公司
经　　销：新华书店
开　　本：787 × 1092　1/16　　印张：18
字　　数：496 千字
版　　次：2020 年 6 月第 1 版　2020 年 6 月第 1 版第 1 次印刷
标准书号：ISBN 978-7-117-29936-7
定　　价：98.00 元

打击盗版举报电话：010-59787491　E-mail: WQ @ pmph.com
质量问题联系电话：010-59787234　E-mail: zhiliang @ pmph.com

编写工作组名单

顾　问　郭燕红　马旭东

主　编　姜玉新　李建初　王红燕

编　委（按姓氏笔画排序）

王　辉	吉林大学中日联谊医院
王文平	复旦大学附属中山医院
王红燕	北京协和医院
王金锐	北京大学第三医院 / 内蒙古鄂尔多斯市中心医院
尹立雪	四川省人民医院
叶　军	赣南医学院第一附属医院
叶玉泉	河北省人民医院
田家玮	哈尔滨医科大学附属第二医院
冉海涛	重庆医科大学附属第二医院
尼玛玉珍	西藏自治区人民医院
朱　梅	昆明医科大学第一附属医院
任卫东	中国医科大学附属盛京医院
米成嵘	宁夏医科大学总医院
许　迪	江苏省人民医院
李建初	北京协和医院
谷　颖	贵州医科大学附属医院
张　梅	山东大学齐鲁医院
张玉英	青海省人民医院
陈　武	山西医科大学第一医院
周　平	中南大学湘雅三医院
周　青	武汉大学人民医院
周　琦	西安交通大学第二附属医院
南瑞霞	海南医学院第一附属医院
姜　凡	安徽医科大学第二附属医院
姜玉新	北京协和医院
袁建军	河南省人民医院
聂　芳	兰州大学第二医院
郭盛兰	广西医科大学第一附属医院
黄品同	浙江大学医学院附属第二医院
焦　彤	天津市人民医院
谢晓燕	中山大学附属第一医院
薛红元	河北省人民医院
薛恩生	福建医科大学附属协和医院
穆玉明	新疆医科大学第一附属医院

工作组成员（按姓氏笔画排序）

万　映	海南医学院第一附属医院
马　莉	北京协和医院
马文琦	西安交通大学第二附属医院
马丽园	宁夏医科大学总医院
王　欣	天津市第三中心医院分院
王丽丽	安徽医科大学第二附属医院
邓　燕	广西医科大学第一附属医院
田　霞	新疆医科大学第一附属医院
庄博文	中山大学附属第一医院
刘利平	山西医科大学第一医院
刘晓明	贵州医科大学附属医院
刘燕娜	南昌大学第二附属医院
孙立涛	黑龙江省哈尔滨医科大学附属第二医院
杜智慧	内蒙古鄂尔多斯市中心医院
李　闯	河南省人民医院
肖际东	中南大学湘雅三医院
谷　杨	北京协和医院
应春花	青海省人民医院
张红梅	四川省人民医院
张群霞	重庆医科大学附属第二医院
陈　舜	福建医科大学附属协和医院
陈洪艳	昆明医科大学第一附属医院
范培丽	复旦大学附属中山医院
杭　菁	江苏省人民医院
赵　彤	吉林大学中日联谊医院
徐永远	浙江大学医学院附属第二医院
高璐滢	北京协和医院
陶国伟	山东大学齐鲁医院
陶蒽茜	北京协和医院
黄　瑛	中国医科大学附属盛京医院
曹　省	武汉大学人民医院
董甜甜	兰州大学第二医院
德　央	西藏自治区人民医院

健康是促进人的全面发展的必然要求，是经济社会发展的基础条件，是民族昌盛和国家富强的重要标志，也是广大人民群众的共同追求。党中央国务院明确提出要将人民健康放在优先发展的战略地位，并制定了"健康中国""质量强国"战略，为医疗卫生事业的发展指明了方向。习近平总书记多次强调"要坚持提高医疗卫生服务质量和水平，让全体人民公平获得"。为落实国家战略部署，促进医疗卫生事业高质量发展，国家卫生健康委采取了一系列措施，不断加强医疗质量管理与控制。其中，我局自 2015 年起组织编写的《国家医疗服务与质量安全报告》为各级卫生健康行政部门和医疗机构全面了解我国医疗质量水平，科学化、精细化提升医疗质量提供了数据支撑。

随着经济社会发展，人民群众对高质量医疗服务的需求日益增长，经济便捷、安全有效的超声诊断技术得以迅速普及，为提高医疗质量、保障人民群众健康发挥了不可替代的作用。但不同地区、医疗机构及人员间的超声诊疗水平存在着技术和质量的差异，不利于超声诊断专业的发展。为保障医疗质量安全，促进超声诊断专业高质量发展，我局于 2017 年筹建了超声诊断专业国家质控中心。中心成立以后，以加强质量管理，提高超声诊断同质化、规范化水平为核心，迅速完善组织架构，建立覆盖全国的质控网络，制定质控指标，收集分析质控数据。2018 年，中心首次完成《国家超声质量控制与安全报告》，并在行业内发行，得到广泛认可。

在原有工作基础上，超声诊断专业国家质控中心依托全国超声质控工作网络平台，精心组织力量，广泛吸纳意见，对相关质控数据进行研究分析，形成了本报告。报告选取代表性质控指标，全面、准确、客观地反映了我国超声诊断专业的医疗质量现状，兼具科学性、权威性，是了解我国超声诊断专业发展情况的重要途径。在超声诊断专业国家质控中心的不断努力下，本报告作为 2019 年国家医疗服务质量安全报告的分册，以正式出版物的形式向社会公开发行，对促进我国医疗质量持续改进具有重要意义。

未来，希望国家超声诊断专业质控中心再接再厉，不断完善组织体系和指标体系，加强本专业医疗质量安全数据收集与分析，不断充实报告内容，提高报告的科学性、权威性，将《国家超声质量控制与安全报告》打造成医疗质量管理领域的常青树，为促进医疗卫生事业高质量发展做出更多更大贡献。

国家卫生健康委医政医管局
2019 年 12 月

前 言

党的十八届五中全会提出，推进健康中国建设，是全面建成小康社会、基本实现社会主义现代化的重要基础，是全面提升中华民族健康素质、实现人民健康与经济社会协调发展的国家战略。会议审议并通过了《"健康中国2030"规划纲要》。纲要中指出，要建立与国际接轨、体现中国特色的医疗质量管理与控制体系，基本健全覆盖主要专业的国家、省、市三级医疗质量控制组织，实现全方位精准、实时管理与控制，持续改进医疗质量与医疗安全，推进基本公共卫生服务均等化；使全体人民享有所需要的、有质量的、可负担的预防、治疗、康复、健康促进等健康服务，全面维护人民健康。

超声医学作为便捷有效的影像学诊疗技术，是临床工作中不可或缺的一部分。当前，我国超声医学从业人员数量庞大，为学科发展贡献了重要力量；但也应看到不同地区、不同机构的超声诊疗水平还存在明显差异。因此，全面贯彻落实健康中国战略要求，加强超声质量控制，提升超声诊疗安全与质量，对于推动学科建设、促进行业规范化及可持续发展有着至关重要的作用。

基于此目的，在国家卫生健康委员会医政医管局的指导下，国家超声医学质量控制中心对本专业的医疗服务与质量安全现状进行了全国范围的抽样调查，经过各省级质控中心及相关专家的统计与分析，形成2019年《国家医疗服务与质量安全报告——超声医学分册》。本报告首次展示了全国超声医学专业的医疗服务与质量安全的总体情况，并按省、自治区、直辖市进行了分析。同时，国家超声医学质量控制中心还收集了国家及各省级质量控制中心的组织建设及工作情况，一并汇编入本书。希望本书能为全国超声医学医疗质量监测与改进提供有价值的参考，对医疗质量与服务水平的不断提高，以及质量控制组织体系的完善起到促进作用。

本书的完成要衷心感谢国家卫生健康委员会医政医管局的领导对国家政策进行解读和引导，并为数据上报和收集提供指导和帮助。感谢国家超声医学质量控制中心专家对质量控制指标的制定和分析贡献的专业意见。感谢全国各地区超声医学质量控制中心专家在报告撰写过程中所倾注的心血。由于时间和资料有限，书中如存在疏漏之处，恳请广大读者予以谅解，并提出宝贵意见与建议。谢谢！

国家超声医学质量控制中心

姜玉新

2019 年 12 月

目　录

第一章

超声医学专业质量控制指标含义

根据《医政医管局关于开展〈2019年国家医疗服务与质量安全报告〉数据抽样调查工作的函》，在国家卫生健康委员会医政医管局的领导下，各省级质控中心开展全国范围内的超声医学专业数据抽样调查工作，完成《国家医疗服务与质量安全报告——超声医学分册》的编写。本次调查采用网络调查的形式，各相关医疗机构登录 www.ncis.cn 网站"全国医疗质量数据抽样调查"专栏进行数据填报。本书主要截取2018年1月1日至2018年12月31日的相关数据，为全国各省、自治区、直辖市(含新疆生产建设兵团、不含港澳台地区)抽取的设有超声医学科的6137家医疗机构(含公立综合和民营综合医院，妇幼保健院、肿瘤、儿科、妇产、心血管等专科医院)网络填报的相关医疗服务数据。

(一) 结构指标分析

指标1. 超声医师配置情况

1. 超声科医患比

定义:超声科医师总人数占同期超声科完成超声检查总人次的比例。

计算公式:

$$超声科医患比 = \frac{超声科医师总人数}{同期超声科完成超声检查总人次}$$

2. 各类医疗机构超声科医师学历分布情况

计算公式:

$$科室医师学士以下学历构成比 = \frac{学士以下医师人数}{年末科室医师总人数} \times 100\%$$

$$科室医师学士学历构成比 = \frac{学士医师人数}{年末科室医师总人数} \times 100\%$$

$$科室医师硕士学历构成比 = \frac{硕士医师人数}{年末科室医师总人数} \times 100\%$$

$$科室医师博士学历构成比 = \frac{博士医师人数}{年末科室医师总人数} \times 100\%$$

3. 各类型医疗机构超声科医师职称分布情况

计算公式:

$$科室医师住院医师职称构成比 = \frac{住院医师人数}{年末科室医师总人数} \times 100\%$$

$$科室医师主治医师职称构成比 = \frac{主治医师人数}{年末科室医师总人数} \times 100\%$$

$$科室医师副主任医师职称构成比 = \frac{副主任医师人数}{年末科室医师总人数} \times 100\%$$

$$科室医师主任医师职称构成比 = \frac{主任医师人数}{年末科室医师总人数} \times 100\%$$

4. 各类医疗机构超声科医师年龄分布情况

计算公式：

$$科室医师 \leq 25\ 岁年龄构成比 = \frac{科室医师 \leq 25\ 岁人数}{年末科室医师总人数} \times 100\%$$

$$科室医师 >25\text{~}35\ 岁年龄构成比 = \frac{科室医师 >25\text{~}35\ 岁人数}{年末科室医师总人数} \times 100\%$$

$$科室医师 >35\text{~}45\ 岁年龄构成比 = \frac{科室医师 >35\text{~}45\ 岁人数}{年末科室医师总人数} \times 100\%$$

$$科室医师 >45\ 岁年龄构成比 = \frac{科室医师 >45\ 岁人数}{年末科室医师总人数} \times 100\%$$

指标 2.　超声诊室配置情况

定义：超声诊室总数与同期超声科完成超声检查总人次之比。

计算公式：

$$超声诊室数与超声检查人次比 = \frac{超声诊室总数}{同期超声科完成超声检查总人次}$$

指标 3.　工作量

1. 平均每日门诊、急诊、体检、住院超声检查人次

定义：报告期内平均每日门诊、急诊、体检、住院超声检查人次。

计算公式：

$$平均每日门诊超声检查人次 = \frac{年门诊超声检查人次}{同期工作日数}$$

$$平均每日急诊超声检查人次 = \frac{年急诊超声检查人次}{同期日历日数}$$

$$平均每日体检超声检查人次 = \frac{年体检超声检查人次}{同期工作日数}$$

$$平均每日住院超声检查人次 = \frac{年住院超声检查人次}{同期工作日数}$$

2. 人均日工作量

计算公式：

$$人均日工作量 = \frac{同期超声科完成超声检查总人次}{每年工作日总数 \times 超声科室医师人数}$$

3. 单位诊间工作量

计算公式：

$$单位诊间工作量 = \frac{同期超声科完成超声检查总人次}{每年工作日总数 \times 超声诊室总数}$$

4. 单位超声仪器工作量

计算公式:

$$单位超声仪器工作量 = \frac{同期超声科完成超声检查总人次}{每年工作日总数 \times 超声诊断仪器总数}$$

指标 4. 超声科医师数与超声诊断仪器数比

定义:超声科医师总人数与超声诊断仪器总数之比。

计算公式:

$$超声科医师数与超声诊断仪器数比 = \frac{超声科医师总人数}{超声诊断仪器总数}$$

(二) 过程指标分析

指标 5. 平均住院超声检查预约时间

定义:临床申请超声检查至患者接受检查的平均时间。

计算公式:无

指标 6. 危急值通报例数

定义:超声检查发现危急值并通报的例数。

计算公式:无

(三) 结果指标分析

指标 7. 超声报告阳性率

定义:抽查的超声报告中阳性结果的例数占随机抽查超声报告总数的比重。

计算公式:

$$超声门诊报告阳性率 = \frac{抽查门诊超声报告中发现阳性结果的例数}{随机抽查超声报告总数(n=100)} \times 100\%$$

$$超声急诊报告阳性率 = \frac{抽查急诊超声报告中发现阳性结果的例数}{随机抽查超声报告总数(n=100)} \times 100\%$$

$$超声住院报告阳性率 = \frac{抽查住院超声报告中发现阳性结果的例数}{随机抽查超声报告总数(n=100)} \times 100\%$$

$$超声报告阳性率 = \frac{抽查报告中发现阳性结果的例数}{随机抽查超声报告总数(n=300)} \times 100\%$$

指标 8. 超声诊断符合率

定义:报告期内超声诊断与病理或临床诊断符合例数占超声报告有对应病理或临床诊断总例数的比例。

计算公式:

$$超声诊断符合率 = \frac{报告期内超声诊断与病理或临床诊断符合例数}{超声报告期内对应病理或临床诊断的总例数} \times 100\%$$

参考文献

国家超声医学质量控制中心(筹),中华医学会超声医学分会. 超声医学专业质量管理控制指标专家共识:2018 年版. 中华超声影像学杂志,2018,27(11):921-923.

第二章

全国超声医学医疗质量管理与控制数据分析

国家卫生健康委员会超声医学专业质量控制中心(以下简称"国家超声医学质控中心")自2017年起开展超声医学专业的质量控制相关工作。目前,已与全国25个省级超声质控中心建立了密切联系,组成各省工作组,以工作组为单位开展工作,发展了覆盖全国的质控网络,共同在指标体系、规范诊疗体系、监测督导及评估认证体系建设等各个方面开展质控工作。本次医疗质量数据涵盖《超声医学专业质量管理控制指标专家共识(2018年版)》提出的全部七个质量控制指标,另补充反映超声诊室配置的指标,共八大指标。以加强我国超声医学专业医疗质量管理,完善符合我国国情的医疗质量管理与控制体系,实现超声医学专业医疗质量和服务水平的持续改进。

一、超声医学专业质量安全情况分析

(一)概况

全国共有6 137家设有超声医学专业的医疗机构参与本次数据上报,共计31个省、直辖市及自治区均有数据上报。在公立医院中,三级综合医院1 376家(22.4%),二级综合医院2 609家(42.5%),三级专科医院271家(4.4%),二级专科医院753家(12.3%),民营医院1 128家(18.4%),详细数据见表2-0-1。

表2-0-1 2018年超声医学专业医疗质量控制指标抽样医疗机构分布情况

单位:家

省(自治区、直辖市)	二级专科	三级专科	二级综合	三级综合	民营	合计
安徽省	3	67	5	44	69	188
北京市	12	29	5	39	30	115
福建省	13	71	7	35	33	159
甘肃省	11	51	3	27	6	98
广东省	77	199	28	135	107	546
广西壮族自治区	41	90	13	42	13	199
贵州省	14	58	5	31	35	143
海南省	2	18	2	12	0	34
河北省	77	223	7	55	109	471
河南省	24	103	9	39	44	219
黑龙江省	19	70	11	46	36	182
湖北省	44	80	10	68	22	224

续表

省（自治区、直辖市）	二级专科	三级专科	二级综合	三级综合	民营	合计
湖南省	20	75	11	40	25	171
吉林省	15	55	6	30	32	138
江苏省	6	79	14	66	80	245
江西省	53	101	10	37	57	258
辽宁省	9	76	10	79	36	210
内蒙古自治区	12	62	4	23	9	110
宁夏回族自治区	3	17	0	10	4	34
青海省	2	31	3	14	6	56
山东省	53	164	19	93	81	410
山西省	37	157	12	36	40	282
陕西省	26	135	7	37	35	240
上海市	7	43	5	29	7	91
四川省	58	131	23	107	55	374
天津市	12	25	8	25	14	84
西藏自治区	1	25	0	9	0	35
新疆维吾尔自治区	11	61	3	19	4	98
新疆生产建设兵团	1	9	0	9	0	19
云南省	35	145	9	34	69	292
浙江省	27	116	19	80	25	267
重庆市	28	43	3	26	45	145
全国	753	2 609	271	1 376	1 128	6 137

（二）结构指标分析

指标 1.　超声医师配置情况

1. 超声医患比

超声医患比是指每万人次超声就诊患者平均拥有的超声医师数,是医疗机构超声医疗质量的重要结构性指标之一。2018 年的全国超声医患比均值为 1.16 人 / 万人次,即平均每万人次超声科就诊患者平均对应 1.16 名超声医师。每万人次患者对应超声医师相对较多的省份有山西、西藏、内蒙古、吉林等。其中,最多的山西省平均每万人次患者对应 1.79 名超声医师。而在上海、山东、浙江、天津、江苏等经济较发达或人口较多地区,每万人次患者对应更少的超声医师。说明在不同地区超声医患比的不同,在经济较发达、人口较多的地区超声医师相对不足(图 2-0-1)。

2. 各类医疗机构超声科医师学历分布情况

三级医院硕士以上的高学历人才明显多于二级医院,二级公立医院及民营医院的硕士及以上学历者小于 3%,而三级专科医院及三级综合医院则分别为 31%、29%,体现了高端人才主要集中于三级医院(图 2-0-2)。

3. 各类型医疗机构超声科医师职称分布情况

在各类型医疗机构中,均呈现住院医师、主治医师、副主任医师、主任医师数量依次递减的趋势。二级及民营医院初级职称医师较三级医院比例更高,而三级医院各种职称的比例较为接近,人才梯队更为合理(图 2-0-3)。

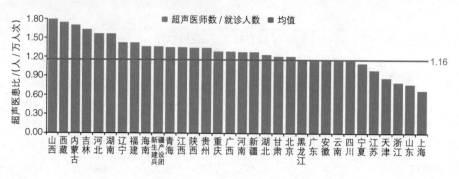

图 2-0-1　2018 年各省超声医患比

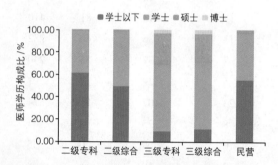

图 2-0-2　不同类型医疗机构超声医学科医师学历构成比

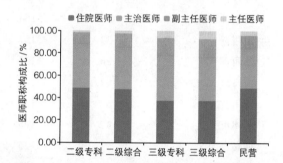

图 2-0-3　不同类型医疗机构超声医学科医师职称构成比

4. 各类医疗机构超声科医师年龄分布情况

在各类型医疗机构中,占比最大的年龄段均为 >25~35 岁的医师,其次是 >35~45 岁的医师,说明各类型医疗机构中,主要的医疗人员均为中青年人(图 2-0-4)。

指标 2. 超声诊室配置情况

超声诊室的配置情况反映了各类型医疗机构超声科诊室的工作承载容量。在我国,平均每万人次患者拥有诊室数 0.79 个(图 2-0-5)。

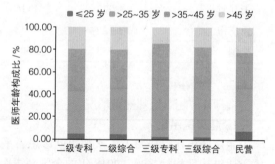

图 2-0-4　不同类型医疗机构超声医学科医师年龄构成比

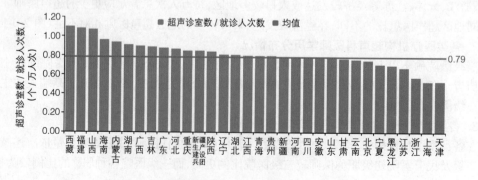

图 2-0-5　各省医疗机构超声诊室数 / 就诊人次数

指标 3.超声科医师数与超声诊断仪器数比

超声科医师数与超声诊断仪器数比为 1.38,其中青海、吉林的超声科医师数与超声诊断仪器数比较高(图 2-0-6)。不同类型的医疗机构对比,二级综合医院的超声科医师数与超声诊断仪器数比较高,其他类型医院无显著差异(图 2-0-7)。提示在不同医疗机构中,超声医师数与仪器数量配备相对平衡。

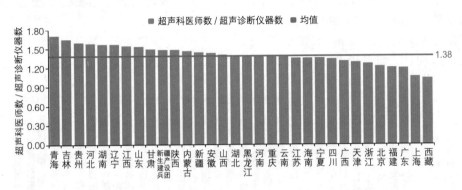

图 2-0-6 各省医疗机构超声科医师数 / 超声诊断仪器数

指标 4.工作量

超声检查需要超声医师对相应部位进行全面的扫查评估,平均每日门诊、急诊、体检、住院超声检查人次、超声医师人均工作量等是反映医疗机构超声医学专业医疗质量的重要结构性指标,也是反映该医疗机构超声科超声医师的工作负荷水平的指标。

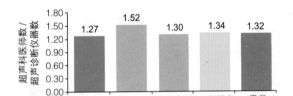

图 2-0-7 不同类型医疗机构超声科医师数 / 超声诊断仪器数

1.门诊工作量

2018 年全国的日均门诊超声工作量为 191.07 人次,门诊超声工作量前 5 位为上海、浙江、北京、江苏、广东,说明门诊工作量较大的地区主要集中在人口及经济大省(图 2-0-8)。而在不同医疗机构类型中,三级专科及三级综合医院的超声门诊工作量明显高于二级及民营医院(图 2-0-9)。

总体来看,在不同类型工作量的构成上,门诊超声工作量占比最高,约为 50% 或以上;其次

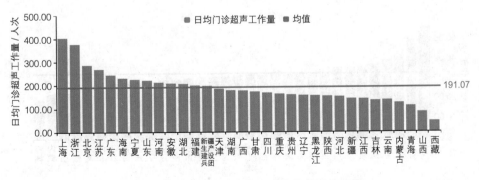

图 2-0-8 各省份医疗机构日均门诊超声工作量

为住院超声,体检和急诊占比较低,各省工作量的构成情况类似(图 2-0-10)。从不同类型医疗机构来看,二级、三级专科医院的门诊工作量比例较高(图 2-0-11)。

2. 人均日工作量

人均日工作量反映了超声医师的工作负荷。数据显示,2018 年的全国超声医师人均日工作量为 32.81 人次。上海、浙江、江苏、宁夏等地区人均日工作量较大(图 2-0-12)。各

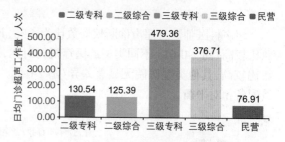

图 2-0-9　不同类型医疗机构日均门诊超声工作量

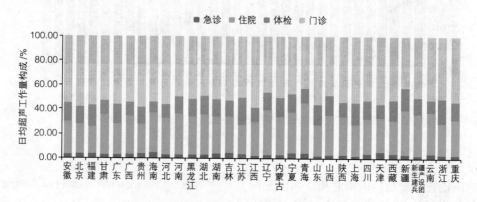

图 2-0-10　各省份医疗机构日均超声工作量构成

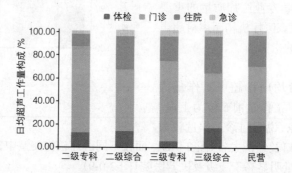

图 2-0-11　不同类型医疗机构日均超声工作量构成

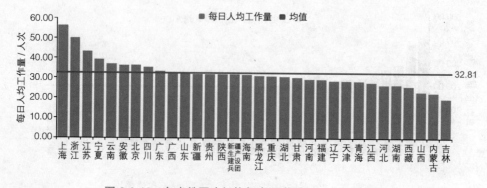

图 2-0-12　各省份医疗机构超声医学科每日人均工作量

类型医疗机构工作量差距不大,其中民营医院工作负担低于公立医院(图 2-0-13)。

（三）过程指标分析

指标 5. 超声检查预约时间

超声检查预约时间为患者从预约检查到检查完成的时间,直接影响患者的等待时间和医院的诊疗效率。

2018 年全国范围内的住院超声预约时间范围不大,各省在 0.70~2.39d,平均 1.23d;各类医疗机构在 0.83~1.41d(图 2-0-14)。这些数据体现了住院超声基本可做到即时性,为患者的及时诊断提供了保障(图 2-0-15)。

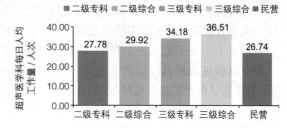

图 2-0-13　不同类型医疗机构超声医学科每日人均工作量

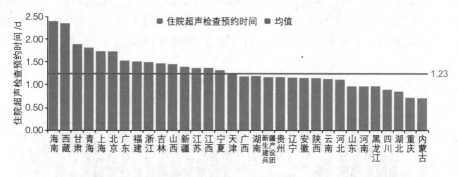

图 2-0-14　各省份医疗机构住院超声检查平均预约时间

指标 6. 危急值上报数

超声的危急值上报数反映了超声对临床危重症疾病的检出价值,亦体现超声与临床沟通的及时性。能帮助临床医师更快速且有效地进行诊断并及时处置,确保医疗质量,提高患者预后,并减少医疗纠纷。

图 2-0-16、图 2-0-17 显示,新疆生产建设兵团、河南、甘肃、湖北等有较高的危急值上报数,较低的省份有西藏、天津、山西、江西等。三级

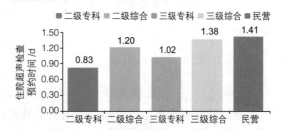

图 2-0-15　不同类型医疗机构住院超声检查平均预约时间

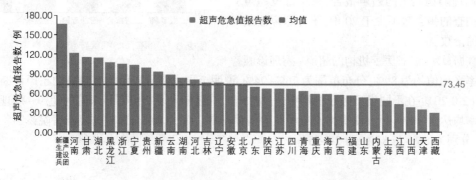

图 2-0-16　各省份医疗机构超声危急值报告数

综合医院有明显更多的危急值上报数,这体现了三级综合医院承担了更多的危重症患者,也一定程度上反映了危急值上报的及时性。而二级专科医院及民营医院的危急值上报数较低,与其主要负责的患者病情较轻有关。

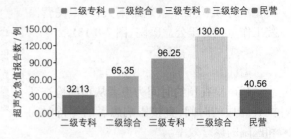

图 2-0-17 不同类型医疗机构超声危急值报告数平均值

(四) 结果指标分析

指标 7. 超声报告阳性率

超声报告阳性率反映疾病检出情况,体现了超声检查的价值。本次调查要求上报医疗机构随机抽取不少于 300 份超声报告,其中包括不少于门诊、急诊及住院超声报告 100 份,统计阳性结果的报告比率。2018 年的全国超声阳性率均值约为 71%,各地区医疗机构的阳性率差异不大(图 2-0-18)。在不同类型医疗机构中,三级综合医院的阳性率最高,为 76%;二级专科医院阳性率最低,为 50%,这可能是由于二级专科医院承担了较多正常产检或妇科筛查(图 2-0-19)。

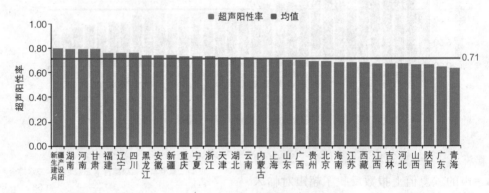

图 2-0-18 各省份医疗机构超声阳性率

指标 8. 超声诊断符合率

超声诊断符合率是反映超声诊断质量最重要的指标,基本上能反映一定时期内该超声科室的诊断水平,对临床也有非常大的参考价值。本次调查要求上报医疗机构随机抽查 2018 年获得病理随访结果的超声报告,平均每位超声医师抽查的报告数不少于 20 份,统计超声诊断符合的份数。

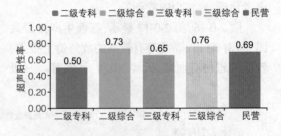

图 2-0-19 不同类型医疗机构超声阳性率

数据显示,各省医疗机构的超声 - 病理诊断符合率平均值约为 89%,分布范围为 76%~94%,说明全国大部分省份均有较高的超声诊断符合率(图 2-0-20)。在不同类型医疗机构中,三级综合、三级专科及二级专科医院的超声 - 病理诊断符合率均达到 90% 以上,说明其诊断水平平均相对较高。而二级综合医院与民营医院诊断符合率略低,分别为 86% 与 87%(图 2-0-21)。

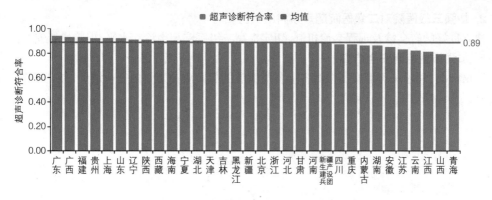

图 2-0-20　各省份医疗机构超声诊断符合率

二、问题分析及工作重点

（一）存在的主要问题

1. 超声医学科临床需求高，工作量大

超声检查具有无创、经济、安全的特点，疾病适用范围广，且方便复查随访，因此临床应用广泛，超声检查工作量、人均检查频次均非常高。就地区而言，经济较发达的省份或地区的超声工作量位于全国前列，这与经济发达地区相对人口集中相关，也可能与患者倾向于前

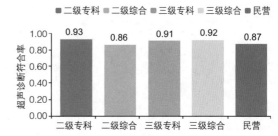

图 2-0-21　不同类型医疗机构超声诊断符合率

往医疗水平更高的医院有关。而从医院类型来看，三级专科、三级综合医院的门诊、急诊、住院超声检查工作量远超其他类别医院，这可能是因为三级医院诊疗水平较高，患者普遍倾向于前往三级医院就诊，也与我国三级医院的规模较大相关。这说明了三级医院的重要性和导向性。

2. 超声医学科人才短缺、分布不均

一次完整的超声检查包括病史询问、部位扫查、报告书写等过程，均需要超声医师（有或无记录人员）亲自完成，因此一次高质量的超声检查耗时较长。虽然我国现有的超声科医师绝对数量高于放射科，但相对庞大的临床需求，超声医师仍存在短缺。在经济较发达、人口较多的省份或地区的医患比更低，这与其临床需求更多、工作量大相关。显然，由于工作量大而人力不足，超声医师的日均工作量必然增高，其超声诊断的质量也会受到影响。因而，针对这样的现状，国家超声医学质控中心拟通过制定标准化、科学化的工作流程，提高超声检查的效率，保证超声检查的质量。

3. 超声医学科硬件设施仍待提升

不同省份超声科的仪器设备及诊室设置存在差异，从平均每万超声科就诊人次拥有的超声仪器或诊室的数据来看，配置最多和最少的省份之间的差异可达 2 倍或以上，说明在不同省份之间的超声科硬件设施的投入存在差距，无法完全满足患者的就诊需求。因而，超声科的建设仍需不断努力，使全国不同省份共同发展，缩小差距。

（二）下一步重点工作

1. 进一步完善超声医学专业质量控制体系建设

加强超声质量控制体系建设，组建更加完善的全国超声质控网络，进一步优化和细化质控指标，并通过多种形式鼓励和规范质控工作。

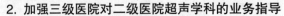

2. 加强三级医院对二级医院超声学科的业务指导

建立良好的转会诊及远程会诊机制,切实提高二级医院超声诊疗水平,保障患者安全。

3. 加强质量控制安全培训

以培训会、学习班等形式加强对各级各类医院的超声质控工作的安全培训,提高超声医师的质控意识及诊疗水平。

第三章

各省(自治区、直辖市)超声医学医疗质量管理与控制数据分析

第一节　北京市

一、医疗服务与质量安全情况分析

(一) 数据上报概况

北京市共有115家设有超声医学专业的医疗机构参与数据上报,数据完整率为95.8%。其中,公立医院85家,包括三级综合医院39家(33.9%),二级综合医院29家(25.2%),三级专科医院5家(4.3%),二级专科医院12家(10.4%);民营医院30家(26.1%)。各区及各类别医院分布情况见表3-1-1,图3-1-1。

表 3-1-1　2018 年北京市超声专业医疗质量控制指标抽样医疗机构分布情况

单位:家

地市	二级专科	三级专科	二级综合	三级综合	民营	合计
北京市	12	5	29	39	30	115

(二) 结构指标分析

指标 1.　超声医师配置情况

1. 超声医患比

超声检查对医师的依赖性大,检查质量直接与检查者的操作及诊疗水平有关,因此,人力资源的分布情况对超声检查及报告的质量尤为重要。根据超声科医患比的数据显示,2018 年北京市平均每万人次患者拥有 1.21 名超声医师,直观的了解到丰台区、海淀区、平谷区、东城区、大兴区、西城区、延庆区的超声医患比均可达到均值以上,其余区的该指标在均值以下。2017 年北京市平均每万人次患者拥有 1.34 名超声医师,与 2017 年相比较,2018 年北京市平均每万人次患者拥有的超声医师减少 9.7%,反映出 2018 年的超声医疗需求增加,超声医师的数量在北京市处于短缺状态(图 3-1-2、图 3-1-3)。

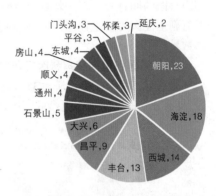

图 3-1-1　各区医疗机构分布 / 家

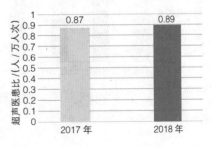

图 3-1-2　2017—2018 年北京市超声医患比变化情况

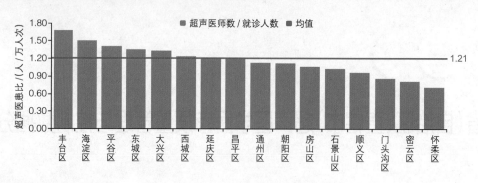

图 3-1-3　2018 年北京市超声医患比

2. 各类医疗机构超声科医师学历分布情况

北京市的各类医院中,三级医院超声科医师的构成以获硕士以上学位医师为主,二级及民营医院超声科医师的构成以获学士学位医师为主,北京市三级医院超声科获硕士以上学位医师明显多于二级及民营医院,反映出在北京市各类型各医院的超声医师学历参差不齐、差异较大(图 3-1-4)。

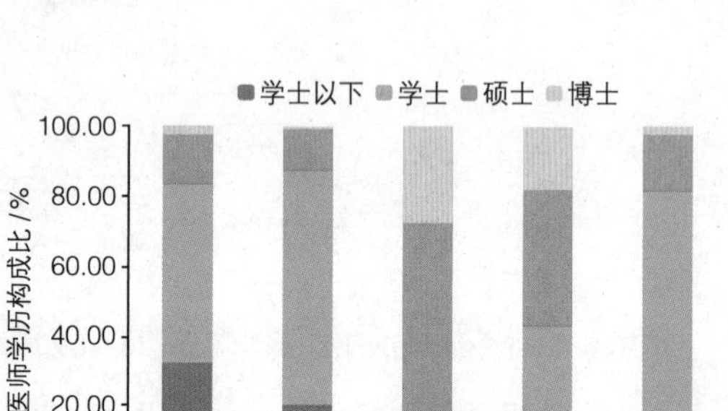

3. 各类型医疗机构超声科医师职称分布情况

北京市的各类医院中,三级及民营医院的超声科医师职称分布较为均衡,二级医院超声科医师职称以住院医师、主治医师为主,二级医院拥有副主任医师及主任医师的数量偏少,明显少于三级医院及民营医院的副主任医师及主任医师数量(图 3-1-5)。

图 3-1-4　2018 年北京市不同类型医疗机构超声医学科医师学历构成比

4. 各类医疗机构超声科医师年龄分布情况

北京市二级及三级医院≤35 岁医师明显多于民营医院,公立医院的超声医师年龄相对较年轻,提示公立医院需承担更多的医师培养及教育任务(图 3-1-6)。

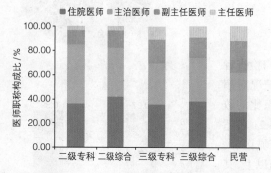

图 3-1-5　2018 年北京市不同类型医疗机构超声医学科医师职称构成比

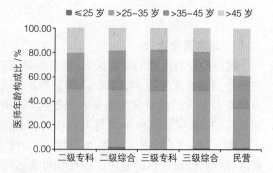

图 3-1-6　2018 年北京市不同类型医疗机构超声医学科医师年龄构成比

指标 2. 超声诊室配置情况

该指标反映了医疗机构超声科的工作承载容量,北京市平均每万人次患者拥有诊室数为

0.75个。其中东城区、丰台区、海淀区、石景山区、延庆区、昌平区、通州区每万人次拥有诊室数位于平均值以上,其余区的该指标位于平均值以下(图3-1-7)。

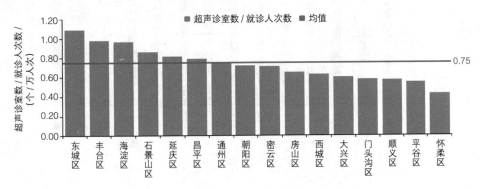

图3-1-7 2018年北京市医疗机构超声诊室数/就诊人次数

指标3. 工作量

超声医师人均工作量反映该医疗机构超声科的工作负荷水平。

1. 门诊工作量

北京市医疗机构日均门诊超声工作量为287.60人次,其中怀柔区、密云区、东城区、顺义区、房山区、大兴区、朝阳区、通州区、西城区、平谷区高于均值,表明以上各区的门诊患者就诊量较大(图3-1-8、图3-1-9)。

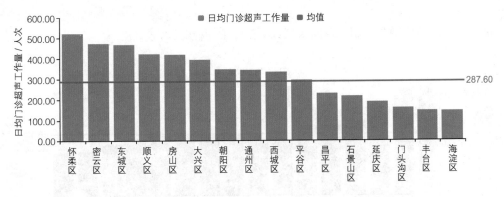

图3-1-8 2018年北京市医疗机构日均门诊超声工作量

2. 日均超声工作量构成

北京市除门头沟区日均超声工作量构成是以住院患者为主,其他区的医院以门诊超声工作量占比最高,约为60%;其次是住院超声,体检和急诊占比低。各类型的医院均为门诊超声工作量占比最高,二级专科医院的住院患者超声明显少于其他类型的医院(图3-1-10、图3-1-11)。

3. 人均日工作量

北京市超声医师人均每日工作量为36.45

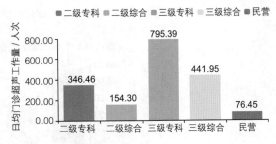

图3-1-9 2018年北京市不同类型医疗机构日均门诊超声工作量

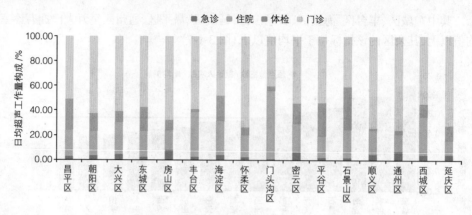

图 3-1-10　2018 年北京市医疗机构日均超声工作量构成

人次。其中门头沟区、怀柔区、密云区、顺义区、石景山区、房山区、朝阳区、通州区、西城区的人均日超声工作量位于均值以上,其余各区的该指标位于均值以下(图 3-1-12)。三级、二级医院的人均日超声工作量接近民营医院的 2 倍,提示公立医院的超声医师工作负荷明显高于民营医院(图 3-1-13)。

指标 4. 超声科医师数与超声诊断仪器数比

北京市超声科医师数与超声诊断仪器数

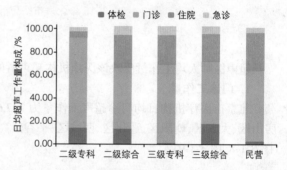

图 3-1-11　2018 年北京市不同类型医疗机构日均超声工作量构成

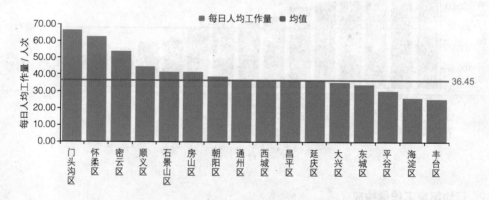

图 3-1-12　2018 年北京市医疗机构日均超声工作量

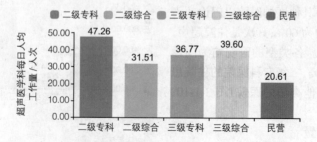

图 3-1-13　2018 年北京市不同类型医疗机构日均超声工作量

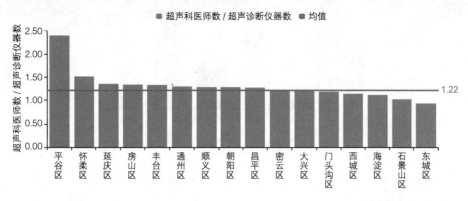

图 3-1-14　2018 年北京市医疗机构超声医师数 / 超声诊断仪器数

比为 1.22,其中平谷区的超声科医师数与超声诊断仪器数比显著高于均值(图 3-1-14)。不同类型的医疗机构的超声科医师数与超声诊断仪器数比无显著差异(1.17~1.28),提示在不同医疗机构里面,超声医师数与仪器数量配备相对平衡(图 3-1-15)。

(三)过程指标分析

指标 5. 住院超声检查预约时间

北京市医疗机构平均住院超声检查预约

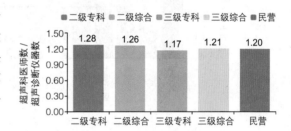

图 3-1-15　2018 年北京市不同类型医疗单位超声科医师数 / 超声诊断仪器数

时间为 1.73d,体现了住院超声基本可做到即时性。其中通州区、怀柔区、大兴区、房山区、昌平区、朝阳区的住院超声检查预约时间位于均值以下,预约时间相对较短,其余区的该指标位于均值以上(图 3-1-16)。三级医院的住院超声检查预约时间长于二级及民营医院,可能是由于三级医院的住院患者超声检查量大、住院超声的工作负荷高(图 3-1-17)。

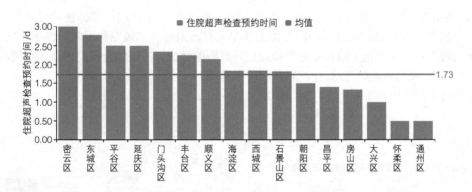

图 3-1-16　2018 年北京市医疗机构住院超声检查平均预约时间

指标 6. 危急值上报数

超声危急值上报数反映了超声对临床危重疾病的检出和及时上报的情况。医疗机构超声危急值报告数平均为 70.17 例。其中丰台区、顺义区、海淀区、石景山区、朝阳区、房山区的超声危急值上报数位于平均值以上(图 3-1-18)。与民营医院相比较,公立医院有更多的危急值上报数,体现了公立医院承担了更多的危重疾病患者(图 3-1-19)。

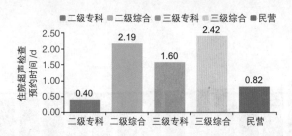

图 3-1-17 2018 年北京市不同类型医疗机构住院超声检查平均预约时间

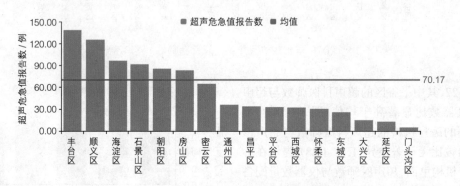

图 3-1-18 2018 年北京市各区医疗机构超声危急值报告数

(四)结果指标分析

指标 7. 超声报告阳性率

北京市医疗机构超声阳性率均值为 69%,即 69% 的超声报告有阳性结果,该指标体现了超声检查的价值。2017 年北京超声阳性率均值为 63.5%,与 2017 年相比较,2018 年北京超声阳性率略有上升(69%)。其中,北京门诊超声报告阳性率均值为 64%,北京急诊超声报告阳性率均值为 70%,北京住院超声报告阳性率均值为 74%。直观地了解到石景山区、丰台区、昌平区、西城区、海淀区、朝阳区、房山区的超声诊断阳性率可达到均值以上,其余区的该指标在均值以下。在各类型医疗机构中,除二级专科医院外,总体阳性率无显著差异。二级专科医院阳性率最低,可能是由于二级专科医院承担了较多正常产检或妇科筛查的缘故。三级综合医院的总体及门诊超声阳性率均最高,民营医院的急诊、住院超声阳性率最高。

总体超声报告阳性率见图 3-1-20~ 图 3-1-22。

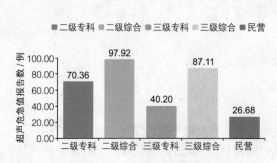

图 3-1-19 2018 年北京市不同类型医疗机构超声危急值报告数平均值

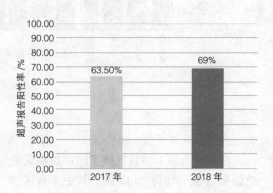

图 3-1-20 2017—2018 年北京市超声报告阳性率变化情况

指标8. 超声诊断符合率

与2017年相比较,2018年北京超声诊断符合率从87%提高至89%。分布范围为73%~98%,该指标基本上能反映一定时期内超声科室诊断水平,提示北京市超声诊断比较可靠。大兴区、密云区、丰台区、怀柔区、通州区、昌平区、西城区、海淀区、东城区、石景山区的超声诊断符合率可达到均值以上。在各类型医疗机构中,超声诊断符合率无明显差异(图3-1-23~ 图3-1-25)。

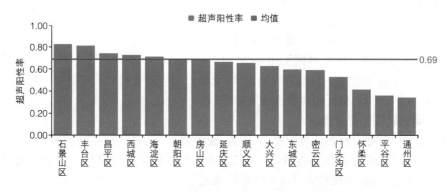

图 3-1-21　2018 年北京市医疗机构超声阳性率

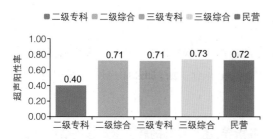

图 3-1-22　2018 年北京市不同类型医疗机构超声阳性率

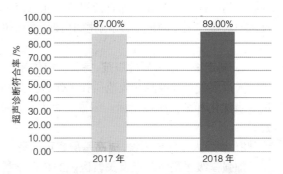

图 3-1-23　2017—2018 年北京市超声诊断符合率变化情况

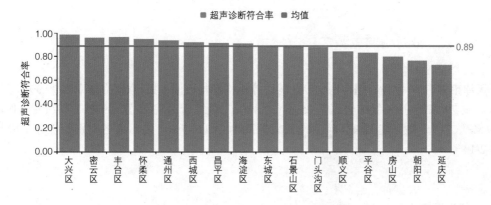

图 3-1-24　2018 年北京市各区医疗机构超声诊断符合率

二、问题分析及工作重点

(一) 存在的主要问题及原因分析

1. 超声医学科人才队伍短缺

超声从业人员短缺是影响超声质量的最大瓶颈，与欧美及日本等国家相比，目前我国的超声医师数量严重不足，一次完整的高质量超声检查包括病史询问、部位扫查、报告书写，耗时较长，一些复杂的检查如产科排畸筛查更是需要 30min 以上的时间。人员不足所带来的过高的工作负荷、过大的工作量易导致诊断差错。针对这样的现状，北京市超声质量控制与改进中心拟通过制定标准化、科学化的工作流程，保证超声检查的质量。

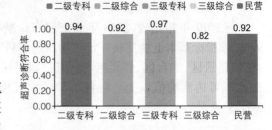

图 3-1-25　2018 年北京市不同类型医疗机构超声诊断符合率

2. 不同等级医院的差异程度大

不同等级的医院超声科在人员配置、工作量、服务能力等方面，仍存在较大的分歧。民营、二级公立医院的大部分质量指标显著落后于三级医院。如何优化配置超声服务资源，使优质的超声专家资源向基层下沉，是我们值得深入思考的问题。

3. 超声质控体系尚需进一步完善

良好的超声质控是作出准确超声诊断的基础，缺乏质控必然影响超声报告的质量。目前，超声检查的阳性率及准确率等有待提高。北京市超声质量控制与改进中心拟通过加强各级各类医疗机构对质控工作的重视、规范化的培训，提高超声医师的诊断水平。

(二) 下一步重点工作

1. 制定统一超声质控规范，完善质控体系

通过多种形式鼓励和规范质控工作，将已经颁布的超声质量控制指标落实到质控体系中，并进一步优化和细化质控指标。编纂北京市超声质量规范化检查手册，加强超声质量控制体系的建设。

2. 加强人才队伍建设，提高基层超声质量

加强三级医院对二级及民营医院的超声学科业务指导，建立良好的转会诊及远程会诊机制，切实提高二级及民营医院的超声诊疗水平。

第二节　天津市

一、医疗服务与质量安全情况分析

(一) 数据上报概况

天津市共有 84 家设有超声医学专业的医疗机构参与数据上报，数据完整率为 99.9%。其中，公立医院 70 家，包括三级综合医院 25 家(29.8%)，二级综合医院 25 家(29.8%)，三级专科医院 8 家(9.5%)，二级专科医院 12 家(14.3%)；民营医院 14 家(16.7%)。各区及各类别医院分布情况见表 3-2-1。

(二) 结构指标分析

指标 1. 超声医师配置情况

1. 超声医患比

超声医患比指的是每万人次超声就诊患者平均拥有的超声医师数。此次统计显示，天津市

表 3-2-1 2018 年天津市超声专业医疗质量控制指标抽样医疗机构分布情况

单位:家

区县	二级专科	三级专科	二级综合	三级综合	民营	合计
宝坻区	1	0	1	1	0	3
北辰区	1	1	0	2	2	6
滨海新区	2	1	6	3	2	14
东丽区	1	0	2	0	0	3
和平区	1	2	2	1	2	8
河北区	0	0	2	3	1	6
河东区	0	0	3	1	1	5
河西区	2	1	0	2	1	6
红桥区	0	0	2	2	0	4
蓟州区	0	0	1	1	0	2
津南区	1	0	2	1	1	5
静海区	0	0	1	1	0	2
南开区	2	2	1	2	3	10
宁河区	0	0	1	1	0	2
武清区	0	0	2	2	1	5
西青区	1	0	0	2	0	3
全市	12	8	25	25	14	84

84 家医疗机构超声科医患比平均为 0.87 人/万人次。和平区、东丽区、宁河区等超声医患比达到均值以上,最高值达到 2.33 人/万人次,反映了这些区域超声医师工作量较大,超声医师缺少。北辰区、红桥区的超声医患比在均值以下。此指标反映出各区医患比分布不均衡,工作强度差异较大。一些医疗机构超声医师处于严重短缺状态。见图 3-2-1。

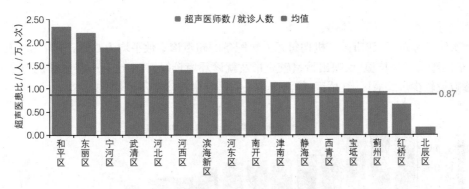

图 3-2-1 各区超声医患比

2. 各类医疗机构超声科医师学历分布情况

在各类医疗机构超声科医师学历分布情况显示,天津市超声医师中博士极少,二级医院和民营医院超声医师的硕士学历比例明显低于三级医院,且三级专科医院学历构成比高于三级综合医院。该分布体现出,在等级高的医院中,高层次人才数量较多,其中以三级专科医院更为突出。同时也反映出天津市各医院的超声医师整体学历水平较低,且参差不齐,差异较大,缺乏高学历人才。见图 3-2-2。

3. 各类型医疗机构超声科医师职称分布情况

我们所收集的数据显示,三级医院、二级医院、民营医院中的职称分布情况比较均衡。二级医院正高级职称医师较少,其中以二级专科医院表现突出,反映出此层面技术力量较薄弱,以及晋升难度较大。不同类型医疗机构中超声科主治医师与住院医师职称分布不够均衡,住院医师数量不足。见图 3-2-3。

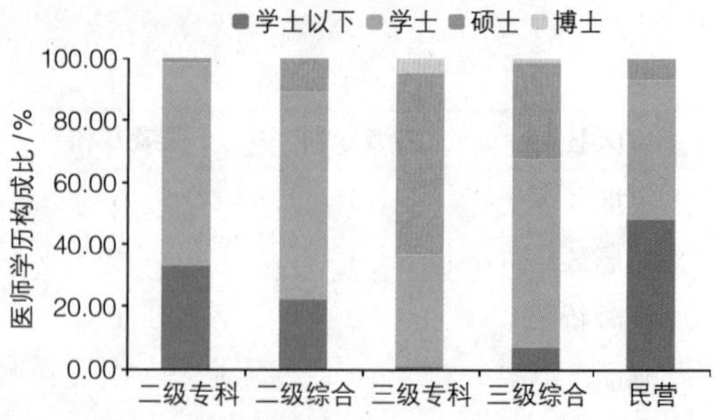

4. 各类医疗机构超声科医师年龄分布情况

超声医师年龄的分布代表了医师参加工作的时间,决定了超声医师的经验水平。通过对各级医院超声医师年龄的调查发现:天津市三级医院的超声医师以 35 岁以下者居多,是超声诊疗工作的生力军;二级医院的超声医师以 36~45 岁居多,有较丰富的工作经验;民营医院的超声医师年龄较大,主要为公立医院退休的医师。三级医院的超声医师年龄相对较年轻,但是教育经历更丰富,学历较高,职称较高。见图 3-2-4。

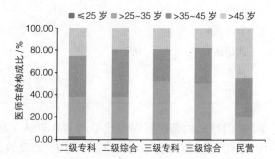

图 3-2-2 不同类型医疗机构超声医学科医师学历构成比

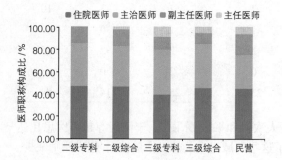

图 3-2-3 不同类型医疗机构超声医学科医师职称构成比

图 3-2-4 不同类型医疗机构超声医学科医师年龄构成比

指标 2. 超声诊室配置情况

此次统计显示,天津市医疗机构每万人次配备的超声诊室数平均为 0.53。其中和平区、东丽区、河东区等高于平均值,反映出诊室较充裕及就诊环境较好,其中也有一些医疗机构是由于患者就诊数量较少。北辰区、红桥区、静海区中一些医疗机构诊室不足(图 3-2-5)。

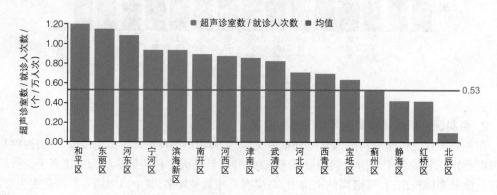

图 3-2-5 各区医疗机构超声诊室数 / 就诊人次数

指标 3. 工作量

1. 门诊工作量

天津市日均门诊超声工作量为 184.68 人次,而蓟州区、宝坻区以及南开区远远高于均值,蓟州区高达 360 人次以上,表明这三个区患者就诊量较大,超声医师工作压力较大(图 3-2-6)。三级医院的门诊工作量远远高于二级医院和民营医院,表明大部分患者会去更高等级的医院就诊,这对高等级的医院的要求也相应的提高(图 3-2-7)。

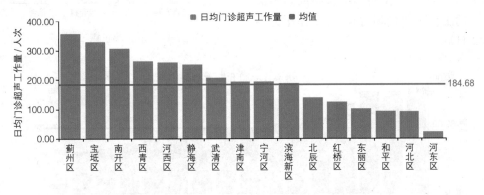

图 3-2-6　各区医疗机构日均门诊超声工作量

2. 日均超声工作量构成

根据此次统计数据分析全市医疗机构日均超声工作量构成,各区有一定差异。大多数区域以门诊和住院患者为主,北辰区急诊患者占比相对较高,河东区体检者占比相对较高(图 3-2-8)。在不同类型医疗机构日均超声工作量构成中,二级医院,尤其二级专科医院患者多为门诊就医,1/3 以上为门诊患者;三级综合医院住院患者最多,民营医院及二级专科医院急诊患者较少(图 3-2-9)。

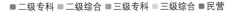
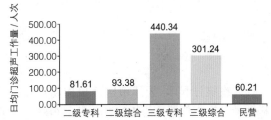

图 3-2-7　不同类型医疗机构日均门诊超声工作量

3. 人均日工作量

人均工作量反映了超声医师的工作负荷,也从一定程度上反映了超声医师工作的精细程

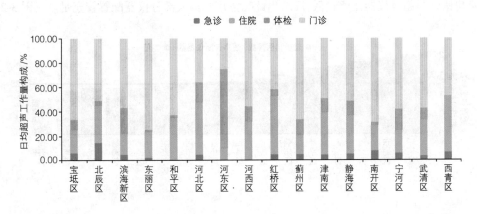

图 3-2-8　各区医疗机构日均超声工作量构成

度。天津市超声医师人均每日工作量为 28.45 人次,各区差异不大。工作量较大的蓟州区、西青区、宝坻区均为周边郊县地区,医疗资源还是相对缺乏(图 3-2-10)。综合分析不同类型医疗机构工作量差距较大,其中三级医院每日工作量近二级专科医院及民营医院每日工作量的 2 倍,说明三级医院的超声医师每日的工作负荷量相对较大,工作压力高(图 3-2-11)。

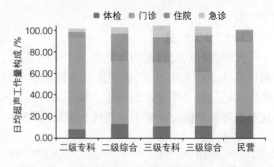

图 3-2-9 不同类型医疗机构日均超声工作量构成

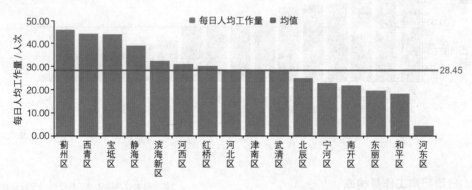

图 3-2-10 各区医疗机构日人均工作量

指标 4. 超声科医师数与超声诊断仪器数比

此次统计显示,天津市医疗机构超声科医师与超声仪器比为 1.28,宁河区、东丽区等比例较高。南开区、津南区、宝坻区等低于平均值。见图 3-2-12。

在不同类型医疗机构超声科医师与超声仪器比的统计中显示,天津市医疗机构中,二级专科医疗机构及民营、三级专科医院超声科医师与超声仪器比值较低,反映出此类医疗机构大部分仪器配置较充足。见图 3-2-13。

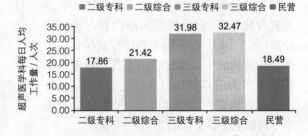

图 3-2-11 不同类型医疗机构日人均工作量构成

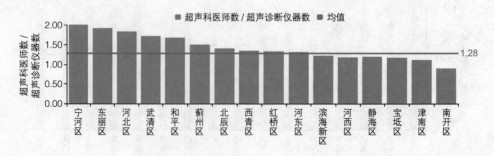

图 3-2-12 各区医疗机构超声科医师数 / 超声诊断仪器数

(三) 过程指标分析

指标 5. 住院超声检查预约时间

住院超声检查平均预约时间是指临床申请超声检查至患者接受检查的平均时间。在一定的时间内出具超声诊断报告,为临床医师提供可靠的诊断信息。调查结果显示,天津市医疗机构住院超声检查平均预约时间为 1.24d,一半以上医疗机构可在 24h 内完成超声检查工作。西青区、武清区、滨海新区住院患者预约超声检查时间为 48h 以

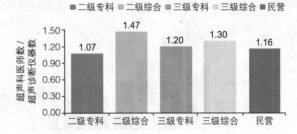

图 3-2-13　不同类型医疗机构超声科医师数 / 超声诊断仪器数

上,表明该区域住院患者超声检查需求量大,医师配备不足或超声仪器数量不足(图 3-2-14)。除二级专科医院预约当天行超声检查外,其余医疗机构均需在 1~2d 内完成超声检查(图 3-2-15)。

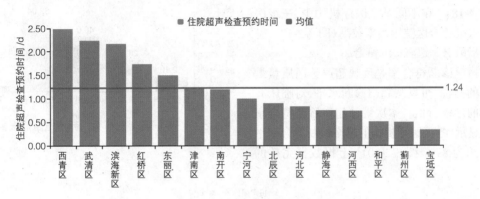

图 3-2-14　各区医疗机构住院超声检查平均预约时间

指标 6. 危急值上报数

超声"危急值"是指患者行超声检查时,超声医师发现可能危及患者生命的异常声像图表现,需临床医师及时得到检查信息,迅速给予患者有效的干预措施,以挽救患者生命。各区医疗机构超声危急值报告数存在较大差异,提示天津市可能存在危急值指标不统一问题,需在今后的质控工作中加以改进(图 3-2-16)。

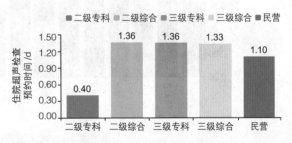

图 3-2-15　不同类型医疗机构住院超声检查平均预约时间

在各类医疗机构中,三级综合和三级专科医院的危急值报告数平均值远远高于二级和民营医院,究其原因可能除三级医院患者病情更急更复杂外,也提示二级医院及民营医院应更重视危急状况的及时发现及危急值的上报(图 3-2-17)。

(四) 结果指标分析

指标 7. 超声报告阳性率

超声报告阳性率反映疾病检出情况,体现了超声检查的价值。本次调查要求上报医疗机构随机抽取门诊、急诊及住院超声报告各 100 份,统计阳性结果的报告比率。

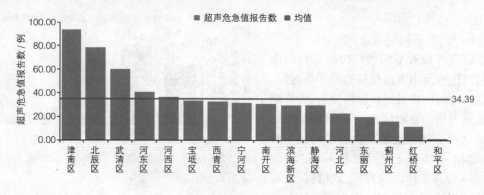

图 3-2-16　各区医疗机构超声危急值报告数

统计显示,天津市总体超声报告阳性率为 72%,数据上报完整的各区域差异不明显(图 3-2-18)。在不同类型医疗机构中,三级医院及二级综合医院阳性率较高(图 3-2-19)。

指标 8.　超声诊断符合率

超声诊断符合率是反映超声诊断质量最重要的指标,可反映超声诊断水平,对临床有较大的诊疗价值。本次统计超声诊断符合率数据显示,各区医疗机构的超声诊断符合率平均值约为 89%(图 3-2-20)。上报数据完整的

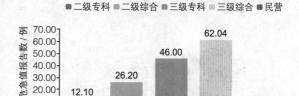

图 3-2-17　不同类型医疗机构超声危急值报告数平均值

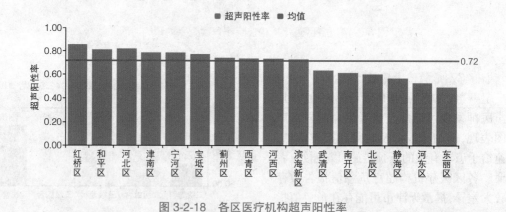

图 3-2-18　各区医疗机构超声阳性率

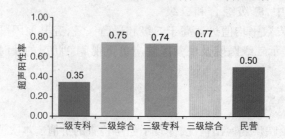

图 3-2-19　不同类型医疗机构超声阳性率

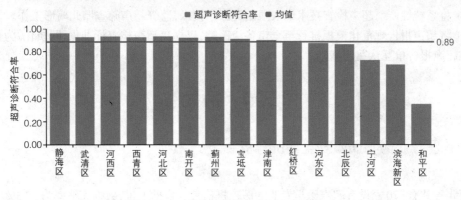

图 3-2-20 各区医疗机构超声诊断符合率

各区数据差异不大,但因缺乏统一的标准,使所得结果有一定的偏差。一些医院以手术病例为统计内容,可得到较可靠结果。但因各医院统计病种不同、标准不同、同一病种收治患者难易程度不同,以及超声提示的精准度、已知疾病的复诊、临床及其他的影像学检查提示等,使超声诊断符合率统计结果存在较大差异。不同类型医疗机构之间的超声诊断符合率差异较大,三级医院以及二级综合医院远高于二级专科及民营医院(图 3-2-21)。

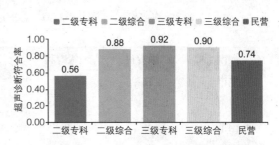

图 3-2-21 不同类型医疗机构超声诊断符合率

二、问题分析及工作重点

(一) 存在的主要问题及原因分析

(1) 天津市超声医师数量总体不足,各区及各级医院均存在不同程度超声医师缺口,且各级医院的超声医师整体学历水平及诊断水平参差不齐,差异较大,尤其缺乏高学历人才。

(2) 在超声仪器与诊间配置上,不少医院存在就诊人数多、超声诊间数及仪器数不足的问题,随着超声检查在临床上的广泛应用,每日接受超声检查的患者会越来越多,这种情况会日益加剧。

(3) 超声医师尤其是三级医院超声医师工作量大,导致患者平均检查时间减少,过高的工作负荷及过大的压力也影响超声检查质量。

(4) 各区医疗机构超声危急值报告数存在较大差异,提示天津市可能存在危急值指标不统一问题,需在今后的质控工作中加以改进,尽快按照国家标准统一本市危急值指标。

(5) 天津市已经连续 3 年开展质量指标监测,部分医院对指标原始数据的理解不到位及上报不认真,使数据的可靠性及完整性受到一定影响。

(二) 下一步重点工作

(1) 重视超声科学科发展,加强人才队伍建设。继续进行三级医院超声医师互培工作,提高三级医院超声整体水平。继续组织以规范化操作、提高诊疗质量为主题的各种质控培训工作,以三级医院为主,兼顾基层医院及民营医院,提高本市超声检查的整体水平。

(2) 坚持三级医院超声质控指标及超声质控工作情况上报制度,随时掌握各院质控情况,分析存在问题,提出整改意见。针对各三级医院具体质控落实情况,实行不同重点的双随机督导检查工作。

(3) 将系统性产前超声检查技术纳入限制类医疗技术,监管超声筛查胎儿畸形工作。

(4) 将超声报告规范化模板推行至全市各级医院,以提高超声检查标准化、同质化,为全市三级医院超声报告单互认奠定基础。

第三节　河北省

一、医疗服务与质量安全情况分析

(一) 数据上报情况

河北省共有470家设有超声医学专业的医疗机构参与数据上报,数据完整率为97.3%。其中,公立医院361家,包括三级综合医院55家(11.7%),二级综合医院222家(47.2%),三级专科医院7家(1.5%),二级专科医院77家(16.4%);民营医院109家(23.2%)。各地市及各类别医院分布情况见表3-3-1。

表3-3-1　2018年河北省超声专业医疗质量控制指标抽样医疗机构分布情况

单位:家

地市	二级专科	三级专科	二级综合	三级综合	民营	合计
保定市	16	1	27	6	37	87
沧州市	4	0	18	4	12	38
承德市	5	0	13	3	5	26
邯郸市	13	1	28	5	2	49
衡水市	10	0	12	4	3	29
廊坊市	7	0	15	4	15	41
秦皇岛市	4	1	15	2	3	25
石家庄市	9	3	25	10	9	56
唐山市	6	1	23	9	15	54
邢台市	2	0	27	5	3	37
张家口市	1	0	19	3	5	28
全省	77	7	222	55	109	470

(二) 结构指标分析

指标1. 超声医师配置情况

1. 超声医患比

全省医院超声医师数/就诊人次平均值为1.56人/万人次,衡水市比值最高,为2.36人/万人次,秦皇岛市比值最低,为1.21人/万人次。见图3-3-1。

2. 各类型医疗机构超声医师学历分布情况

三级综合医院超声医师学历分布情况为博士2.08%,硕士31.87%,学士57.63%,学士以下8.41%。三级专科医院超声医师学历分布情况为博士0.42%,硕士18.91%,学士73.53%,学士以下7.14%。二级综合医院超声医师学历分布情况为博士0,硕士0.97%,学士39.92%,学士以下59.11%。二级专科医院超声医师学历分布情况为博士0,硕士0.22%,学士29.95%,学士以下69.82%。民营医院超声医师学历分布情况为博士0,硕士0.96%,学士28.21%,学士以下

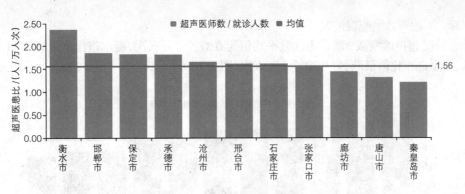

图 3-3-1 2018 年各地市超声科医患比

70.83%。见图 3-3-2。

3. 各类型医疗机构超声医师职称分布情况

三级综合医院超声医师职称构成为主任医师 7.97%，副主任医师 16.98%，主治医师 43.19%，住院医师 31.87%。三级专科医院超声医师职称构成为主任医师 7.98%，副主任医师 9.66%，主治医师 43.70%，住院医师 38.66%。二级综合医院超声医师职称构成为主任医师 1.45%，副主任医师 13.08%，主治医师 41.43%，住院医师 44.05%。二级专科医院超声医师职

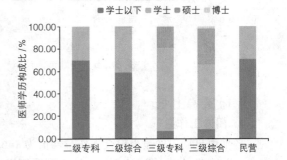

图 3-3-2 不同类型医疗机构超声医学科医师学历构成比

称构成为主任医师 0.90%，副主任医师 9.46%，主治医师 38.74%，住院医师 50.90%。民营医院超声医师职称构成为主任医师 2.11%，副主任医师 7.87%，主治医师 31.86%，住院医师 58.16%。见图 3-3-3。

4. 各类型医疗机构超声科医师年龄分布情况

三级综合医院超声医师年龄分布情况为 >45 岁 16.83%，>35~45 岁 34.62%，>25~35 岁 47.88%，≤25 岁 0.67%。三级专科医院超声医师年龄分布情况为 >45 岁 11.34%，>35~45 岁 28.57%，>25~35 岁 57.14%，≤25 岁 2.94%。二级综合医院超声医师年龄分布情况为 >45 岁 18.27%，>35~45 岁 40.89%，>25~35 岁 38.26%，≤25 岁 2.57%。二级专科医院超声科医师年龄分布情况为 >45 岁 22.75%，>35~45 岁 41.44%，>25~35 岁 33.78%，≤25 岁 2.03%。民营医院超声医师年龄分布情况为 >45 岁 18.04%，>35~45 岁 34.16%，>25~35 岁 41.65%，≤25 岁 6.14%。见图 3-3-4。

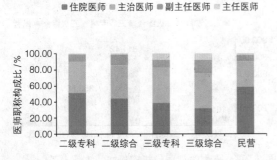

图 3-3-3 不同类型医疗机构超声医学科医师职称构成比

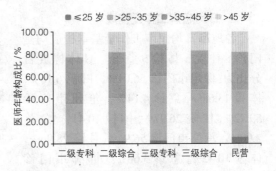

图 3-3-4 不同类型医疗机构超声医学科医师年龄构成比

指标 2. 超声诊室配置情况

全省医院超声诊室数 / 就诊人次数平均值为 0.87 个 / 万人次,衡水市比值最高,为 1.15 个 / 万人次;秦皇岛市比值最低,为 0.70 个 / 万人次(图 3-3-5)。

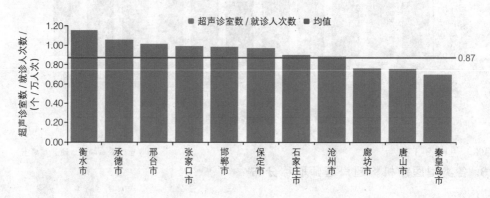

图 3-3-5　各地市医疗机构超声诊室数 / 就诊人次数

指标 3. 工作量

1. 门诊工作量

各地市日均门诊超声检查工作量均值为 146.34 人次,石家庄市最高,为 184.84 人次;邯郸市最低,为 98.41 人次(图 3-3-6)。不同类型医疗机构中三级专科医院门诊超声工作量最高,民营医院最低(图 3-3-7)。

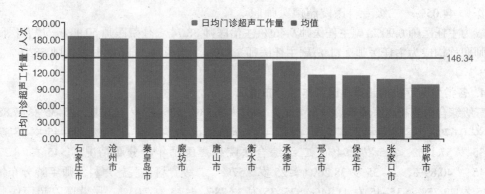

图 3-3-6　各地市医疗机构日均门诊超声工作量

2. 日均超声工作量构成

各地市日均超声工作量基本构成均是门诊 > 住院 > 体检 > 急诊。具体构成百分比为:保定市门诊 56.01%,住院 26.16%,体检 13.68%,急诊 4.14%。沧州市门诊 59.72%,住院 26.97%,体检 10.41%,急诊 2.90%。承德市门诊 56.94%,住院 28.96%,体检 10.42%,急诊 3.68%。邯郸市门诊 54.96%,住院 31.72%,体检 10.55%,急诊 2.77%。衡水市门诊 69.78%,住院 18.89%,体检 10.03%,急诊 1.30%。廊坊市门诊 67.27%,住

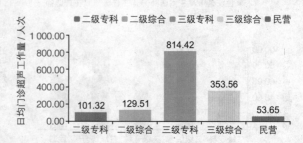

图 3-3-7　不同类型医疗机构日均门诊超声工作量

院 17.29%，体检 12.65%，急诊 2.78%。秦皇岛市门诊 55.57%，住院 28.68%，体检 12.71%，急诊 3.04%。石家庄市门诊 54.97%，住院 36.50%，体检 6.45%，急诊 2.08%。唐山市门诊 50.37%，住院 35.01%，体检 12.15%，急诊 2.47%。邢台市门诊 49.56%，住院 31.69%，体检 15.48%，急诊 3.27%。张家口市门诊 44.86%，住院 40.24%，体检 12.76%，急诊 2.15%。见图 3-3-8。

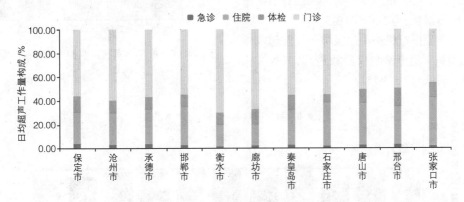

图 3-3-8　各地市医疗机构日均超声工作量构成

不同类型医疗机构日均超声工作量基本构成均是门诊＞住院＞体检＞急诊（图 3-3-9）。具体构成百分比为：二级专科医院门诊 76.99%，住院 10.67%，体检 10.24%，急诊 3.30%。二级综合医院门诊 56.56%，住院 29.85%，体检 10.50%，急诊 4.85%。三级专科医院门诊 73.56%，住院 16.09%，体检 6.57%，急诊 5.94%。三级综合医院门诊 47.67%，住院 37.62%，体检 12.05%，急诊 4.19%。民营医院门诊 51.44%，住院 28.63%，体检 17.75%，急诊 3.42%。

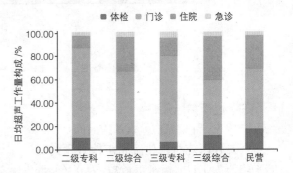

图 3-3-9　不同类型医疗机构日均超声工作量构成

3. 人均日工作量

全省每日人均超声工作量平均值为 26.52 人次，秦皇岛市最高，为 35.78 人次；衡水市最低，为 20.50 人次（图 3-3-10）。不同类型医疗机构中三级专科医院人均日工作量最高，为 33.27 人次；

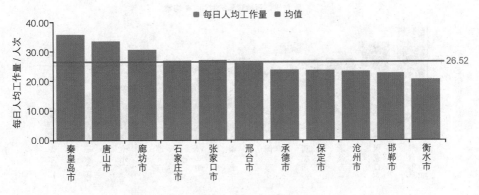

图 3-3-10　各地市医疗机构人均日工作量

民营医院最低，为 19.25 人次（图 3-3-11）。

指标 4. 超声科医师数 / 超声诊断仪器数

全省超声科医师数 / 超声诊断仪器数均值为 1.58，衡水市比值最高，为 2.13；石家庄市比值最低，为 1.37（图 3-3-12）。

不同类型医疗机构中二级综合医院超声科医师数 / 超声诊断仪器数最高，三级专科医院最低（图 3-3-13）。

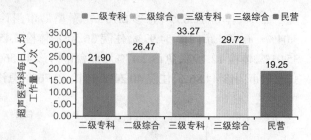

图 3-3-11 不同类型医疗机构人均日工作量

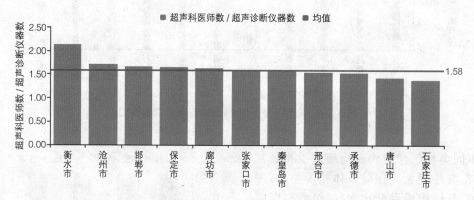

图 3-3-12 各地市医疗机构超声科医师数 / 超声诊断仪器数

（三）过程指标分析

指标 5. 住院超声检查预约时间

全省各医疗机构住院超声检查预约时间平均值为 1.11d，衡水市最短，为 0.46d；邢台市最长，为 1.67d（图 3-3-14）。不同类型医疗机构中三级综合医院超声住院超声检查预约时间最长，三级专科医院最短（图 3-3-15）。

指标 6. 危急值上报数

全省超声危急值报告数平均值为 80.06

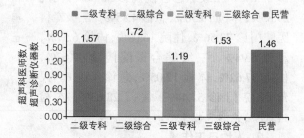

图 3-3-13 不同类型医疗机构超声科医师数 / 超声诊断仪器数

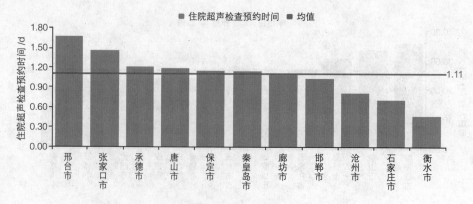

图 3-3-14 各地市医疗机构住院超声检查平均预约时间

例,邢台市最高,为 151.94 例;衡水市最低,为 22.32 例(图 3-3-16)。不同类型医疗机构中三级专科医院超声危急值报告数最高,二级专科医院最低(图 3-3-17)。

(四) 结果指标分析

指标 7. 超声报告阳性率

全省各医疗机构超声阳性率平均值为 0.67,秦皇岛市最高,为 0.72;邯郸市最低,为 0.60(图 3-3-18)。不同类型医疗机构中三级综合医院超声阳性率最高,二级专科医院最

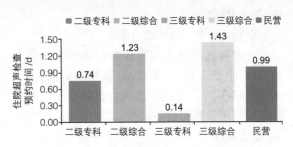

图 3-3-15　不同类型医疗机构住院超声检查平均预约时间

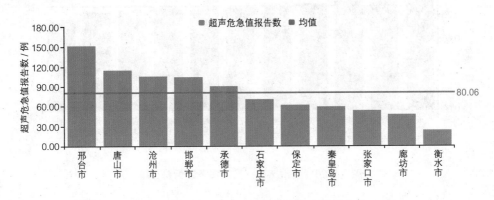

图 3-3-16　各地市医疗机构超声危急值报告数

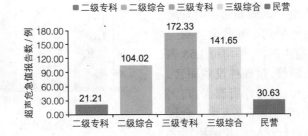

图 3-3-17　不同类型医疗机构超声危急值报告数

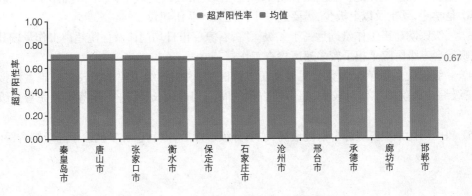

图 3-3-18　各地市医疗机构超声阳性率

低(图 3-3-19)。

指标 8. 超声诊断符合率

全省各医疗机构超声诊断符合率平均值为 0.88,承德市最高,为 0.94;邯郸市最低,为 0.77(图 3-3-20)。不同类型医疗机构中三级专科医院超声诊断符合率最高,二级专科医院最低(图 3-3-21)。

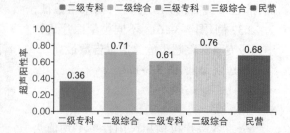

图 3-3-19 不同类型医疗机构超声阳性率

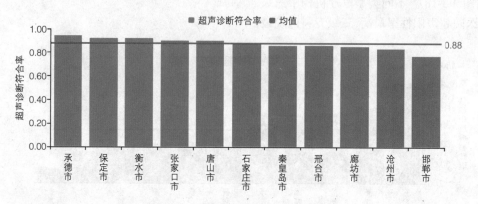

图 3-3-20 各地市医疗机构超声诊断符合率

二、问题分析及工作重点

(1) 超声诊断仪和超声医师是超声科开展工作的必要前提。全省平均 1 万名患者对应 1 台诊断仪和 1.56 名超声医师,平均每 1.58 名超声医师共用一台诊断仪,就硬件设施而言,人均超声诊断仪比较少;就医疗资源而言,人均超声医师也少,而且医师也不是人均一台仪器。这些有可能是患者候诊时间长的原因之一。下一步工作重点还是要加大设备和人员的投入。

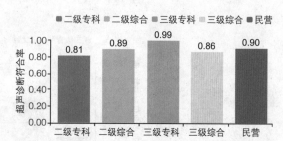

图 3-3-21 不同类型医疗机构超声诊断符合率

(2) 全省三级医院中超声医师学历分布以学士最多,其次是硕士;二级医院则是学士以下最多,其次是学士,硕士及以上极少,需要进一步优化人才队伍建设。

(3) 三级医院超声工作量远远高于二级医院,石家庄市日均门诊及住院超声工作量较其他市高,反映省会三级医院承担了较多超声检查工作量。

(4) 三级医院危急值报告数要明显高于二级医院,说明三级医院承担较多疑难重症接诊工作。三级综合医院因工作量较大,超声检查预约时间相对较长,需进一步落实并完善分级诊疗工作。

(5) 超声阳性率中三级综合医院最高,说明分级诊疗后,重病患者多就诊于三级综合医院。

第四节　山西省

一、医疗服务与质量安全情况分析

(一) 数据上报概况

山西省共有 282 家设有超声医学专业的医疗机构参与数据上报,数据完整率为 99.14%。其中,公立医院 242 家,包括三级综合医院 36 家(12.8%),二级综合医院 157 家(55.7%),三级专科医院 12 家(4.3%),二级专科医院 37 家(13.12%);民营医院 40 家(14.2%)。各地市及各类别医院分布情况见表 3-4-1。

表 3-4-1　2018 年山西省超声专业医疗质量控制指标抽样医疗机构分布情况

单位:家

地市	三级综合	三级专科	二级综合	二级专科	民营	合计
太原市	8	5	28	1	5	47
晋中市	3	1	12	7	1	24
长治市	5	1	17	6	0	29
晋城市	3	1	7	6	1	18
大同市	3	1	11	1	14	30
朔州市	1	0	6	2	3	12
阳泉市	3	0	9	2	2	16
吕梁市	2	0	13	3	1	19
忻州市	1	1	16	3	1	22
运城市	4	1	15	4	4	28
临汾市	3	1	23	2	8	37
全省	36	12	157	37	40	282

(二) 结构指标分析

指标 1. 超声医师配置情况

1. 超声医患比

从图 3-4-1 数据指标可以看出,与巨大的医疗需求相比,超声医师数量在山西省范围内仍处

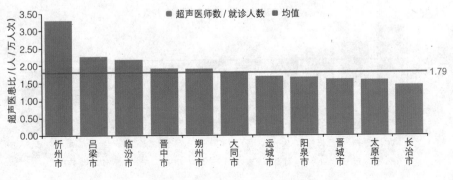

图 3-4-1　2018 年山西省各地市医院超声医患比

于短缺状态,平均每万人次患者 1.79 配比 1 名医师。太原市等经济发达地市低于全省平均水平,太原市平均每万人次患者 1.58 名,长治市最低,为 1.41 名;忻州市最高,为 3.29 名。

2. 山西省各类医疗机构学历、职称、年龄分布情况

(1)硕士、博士高学历者主要集中于三级综合及专科医院,二级专科及民营医院以学士学位及以下医师为主(图 3-4-2)。

(2)三级综合医院主任医师所占比例最高为 9.27%;民营医院主任医师数量高于二级医

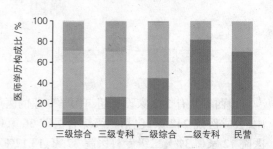

图 3-4-2　2018 年山西省不同类型医疗机构超声医学科医师学历构成比

院,可能与民营医院聘请三级医院的退休专家坐诊有关。三级综合及专科医院职称构成比合理,主治医师以上人员占比多,高于二级专科、二级综合及民营医院,民营医院以住院医师所占比例较高为 55.94%(图 3-4-3)。

(3)从年龄结构来看,25 岁及以下人员以民营医院较多,这与其学历要求低有关(图 3-4-4)。

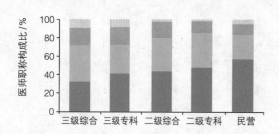

图 3-4-3　2018 年山西省不同类型医疗机构超声医学科医师职称构成比

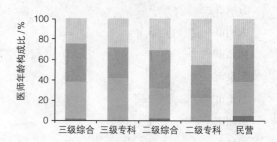

图 3-4-4　2018 年山西省不同类型医疗机构超声医学科医师年龄构成比

指标 2. 超声诊室配置情况

图 3-4-5 为每万人次患者超声诊室配置情况,平均 1.07 个。省会城市及人口较多、经济发达的地市,超声诊室配置情况相对较低,太原市、运城市分别约 0.98 个、0.95 个,说明诊室使用率高。

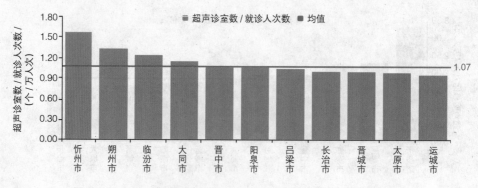

图 3-4-5　2018 年山西省各地市医疗机构超声诊室数 / 就诊人次数

指标3. 工作量

1. 门诊工作量

山西省各地市医院日均门诊超声工作量,在省会城市等人口密度大、经济发达的地市较大(图3-4-6)。在各类医疗机构中门诊及住院工作量在三级综合、三级专科医院显著高于二级及民营医院,急诊及体检工作量三级综合医院明显高于三级专科、二级及民营医院(图3-4-7)。

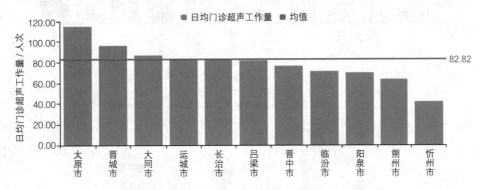

图 3-4-6　2018 年山西省各地市医疗机构日均门诊超声工作量

2. 日均超声工作量构成

日均工作量在不同地市以门诊工作量较多,其次为住院工作量,体检及急诊工作量依次递减(图3-4-8)。在不同医疗机构中仍以门诊工作量最多(图3-4-9)。

3. 人均日工作量

每日人均工作量以三级综合医院明显高于三级专科、二级综合、二级专科及民营医院(图3-4-10、图3-4-11),三级综合医院超声医师负担相对较重,平均29.2人次。

指标4. 超声科医师数与超声诊断仪器数比

从图 3-4-12、3-4-13 可以看出超声科医师数与超声诊断仪器数比在不同地市及各类医院中

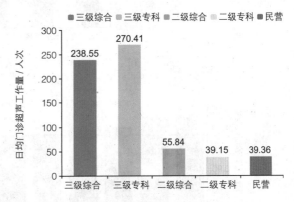

图 3-4-7　2018 年山西省不同类型医疗机构日均门诊超声工作量

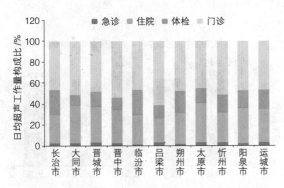

图 3-4-8　2018 年山西省各地市医疗机构日均超声工作量构成

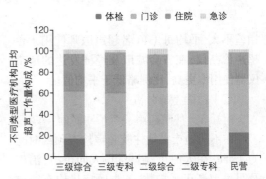

图 3-4-9　2018 年山西省不同类型医疗机构日均超声工作量构成

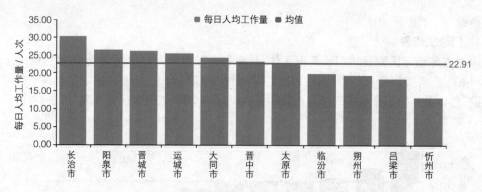

图 3-4-10　2018 年山西省各地市医疗机构每日人均工作量

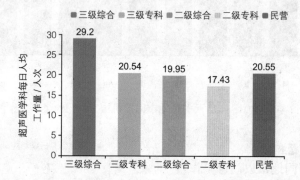

图 3-4-11　2018 年山西省不同类型医疗机构每日人均工作量

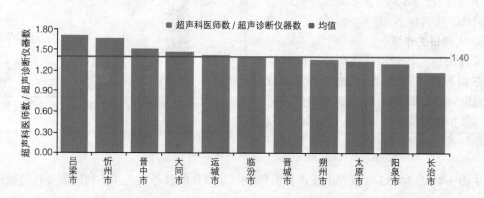

图 3-4-12　2018 年山西省各地市医疗机构超声科医师数／超声诊断仪器数

相差不大，平均每 1.40 名超声医师使用 1 台超声诊断仪，在省会城市及经济发达的地市仪器使用率更高，比例略低于平均值。

（三）过程指标分析

指标 5. 住院超声检查预约时间

在不同地市平均住院超声检查预约时间为 1.45d，在太原市、阳泉市、大同市、长治市及吕梁市高于平均数；各类医疗机构有所差异（图 3-4-14、图 3-4-15）。

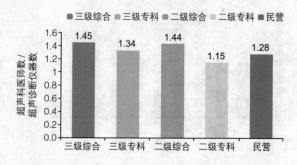

图 3-4-13　2018 年山西省不同类型医疗机构超声科医师数／超声诊断仪器数

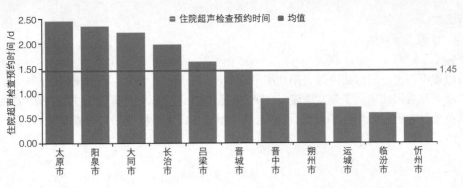

图 3-4-14　2018 年山西省各地市医疗机构住院超声检查平均预约时间

指标 6. 危急值上报数

山西省危急值上报数在不同地市间有差异,晋中市危急值上报最多,为 91.58 例(图 3-4-16);在各类医院中三级综合医院危急值上报较三级专科、二级及民营医院多,也反映出三级综合医院危重患者多(图 3-4-17),危急值报告工作及流程较规范。

规范准确的危急值,能使患者第一时间得到相关科室的干预,提高抢救及治疗成功率,也能降低不良结局,避免医疗纠纷,因此不同级别医院超声医师应知晓超声危急值及

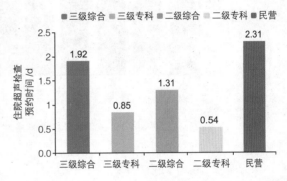

图 3-4-15　2018 年山西省不同类型医疗机构住院超声检查平均预约时间

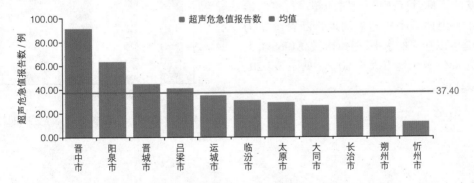

图 3-4-16　2018 年山西省各地市医疗机构超声危急值报告数

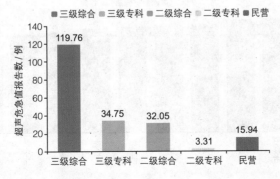

图 3-4-17　2018 年山西省不同类型医疗机构超声危急值报告数平均值

其报告流程。

(四)结果指标分析

指标 7.　超声报告阳性率

山西省不同地市门诊超声报告阳性率平均66%,高于全国平均水平,太原市为71%。民营医院急诊超声报告阳性率低于公立医院。二级专科医院中主要以妇产医院为主,占89.19%(33/37),其门诊及总体超声报告阳性率较低,可能与其承担较多正常产检或妇科筛查有关。见图3-4-18、图3-4-19。

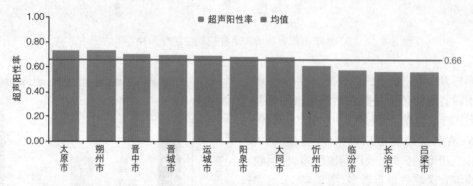

图 3-4-18　2018 年山西省各地市医疗机构总体超声阳性率

指标 8.　超声诊断符合率

超声诊断符合率是报告期内超声诊断与病理或临床诊断的符合率,是反映超声诊断质量最重要的指标,可反映一定时期超声科室的诊断水平。山西省平均超声病理诊断符合率为79%,是可以接受的水平,朔州市最高(96%),太原市为88%,8个地市大于80%。见图3-4-20、图3-4-21。

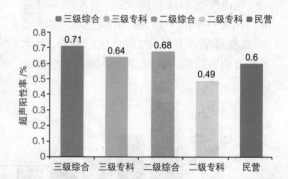

图 3-4-19　2018 年山西省不同类型医疗机构总体超声阳性率

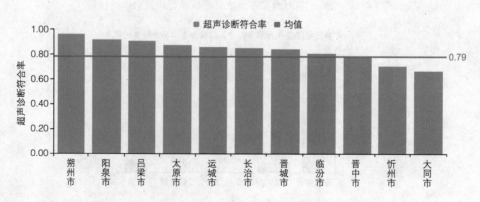

图 3-4-20　2018 年山西省各地市医疗机构超声诊断符合率

二、问题分析及工作重点

(一)存在的主要问题及原因分析

(1)硕博士高学历人员主要集中于三级医院;三级综合及专科医院职称构成主治医师以上人员占比多,民营医院以低年资住院医师较多。

(2)山西省平均超声诊断符合率尚可,不同地市之间存在差异。现在是精准诊疗的时代,超声诊断符合率的提高仍然是重中之重,需要继续努力争取再创新高。

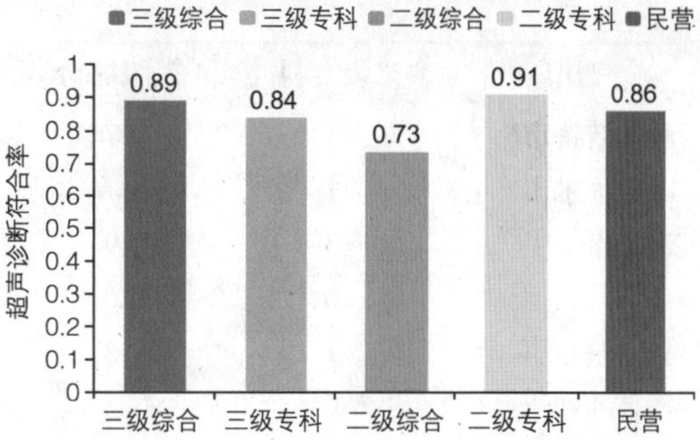

(3)在全省范围内超声质控工作标准化普

图 3-4-21 2018 年山西省不同类型医疗机构超声诊断符合率

及工作难度大,超声医师学历技术水平等差异较大,尤其基层医院学历水平低,缺乏系统培训。

(二)下一步重点工作

1. 完善山西省超声医疗质量控制体系

加强超声医疗质量管理的深度、精度及广度,通过建立哨点医院,组建更加完善的超声质控网络。

2. 提升全省范围超声专业诊疗规范化,逐渐提高超声诊断符合率

(1)三级医院帮助二级及民营医院提升超声质控:对口医院定期下基层或派驻人员指导;实行基层人员进修制;建立临床培训基地,开展规范化培训;建立统一的各检查模式的报告模板;超声远程诊疗。

(2)积极开展学术活动,进行相关指南及超声诊疗规范化学习。继续开展医卫双优下基层项目。

3. 把国家超声质控中心的超声医疗核心制度向全省范围内推广,积极提高山西省的超声质控整体水平。

4. 完善山西省超声专业质量评价体系和信息体系。

第五节 内蒙古自治区

一、医疗服务与质量安全情况分析

(一)数据上报概况

内蒙古自治区共有 110 家设有超声医学专业的医疗机构参与数据上报,数据完整率为 92.8%。其中,公立医院 101 家,包括三级综合医院 23 家(20.9%),二级综合医院 62 家(56.4%),三级专科医院 5 家(3.6%),二级专科医院 12 家(10.9%);民营医院 9 家(8.2%)。各盟市及各类别医院分布情况见表 3-5-1。

表 3-5-1 2018 年内蒙古自治区超声专业医疗质量控制指标抽样医疗机构分布情况

单位:家

盟市	二级专科	二级综合	三级专科	三级综合	民营	合计
阿拉善盟	1	3	0	1	0	5
巴彦淖尔市	2	6	0	2	1	11
包头市	0	0	2	2	0	4
赤峰市	1	4	0	3	0	8
鄂尔多斯市	1	3	0	2	1	7

盟市	二级专科	二级综合	三级专科	三级综合	民营	合计
呼和浩特市	1	7	2	5	2	17
呼伦贝尔市	1	7	0	0	0	8
通辽市	3	9	0	3	3	18
乌海市	0	0	0	1	0	1
乌兰察布市	1	12	0	1	1	15
锡林郭勒盟	0	7	0	1	1	9
兴安盟	1	4	0	2	0	7
全自治区	12	62	4	23	9	110

（二）结构指标分析

指标1. 超声医师配置情况

1. 超声医患比

医患比由于不同地区上报医院级别及个数有明显差异，三级医院患者人数较多，其他级别医院患者人数较少，所以地区间差异较大（图3-5-1）。

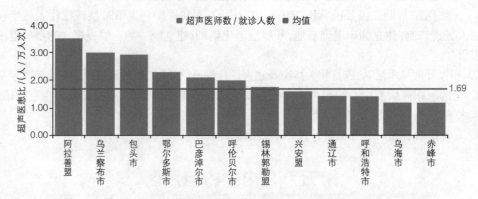

图 3-5-1　2018年各盟市超声医患比

2. 各类医疗机构超声科医师学历分布情况

二级医院超声医师学历普遍较低，主要以学士以下及学士学历为主，学士以下学历为50%~60%，硕士学历为0.5%~3.8%，博士学历为0。三级医院超声医师学历普遍较高，主要以学士及硕士学历为主，学士学历为50%~62%，硕士学历为28%~35%，三级综合医院博士学历为3%。民营医院学历较低，学士以下学历为82%，学士学历为15.4%，硕士学历为2.6%（图3-5-2）。

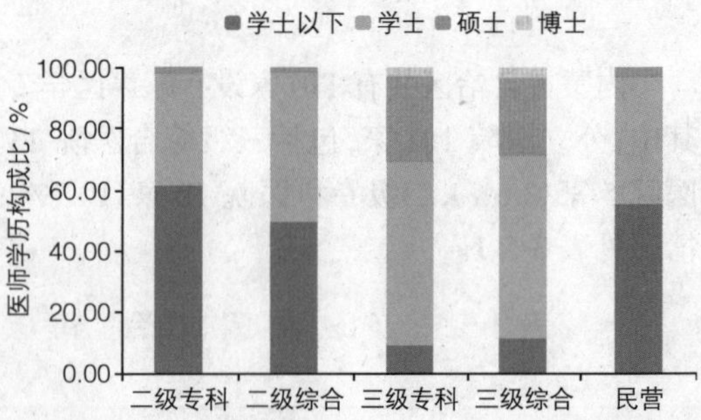

图 3-5-2　不同类型医疗机构超声医学科医师学历构成比

3. 各类型医疗机构超声科医师职称分布情况

三级综合医院主任医师构成比相比其他公立医院较多，构成比21.20%，其他公立医院主任医师构成比<9%，民营医院主任医师构成比15.38%。副主任医师公立医院构成比20%左右，民营医院10.26%。主治医师构成比各医院无明显差别，为28%~36%。住院医师三级综合医院构

成比 27.8%,其他医院 40% 左右(图 3-5-3)。

4. 各类医疗机构超声科医师年龄分布情况

各级医院医师 >25~35 岁人数较多,构成比 31%~58%;>35~45 岁人数次之,构成比 28%~37%;>45 岁构成比约 20%;≤25 岁的人数在公立医院较少,构成比 <1.58%,但是民营医院构成比为 15.38%(图 3-5-4)。

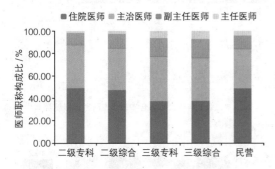

图 3-5-3 不同类型医疗机构超声医学科医师职称构成比

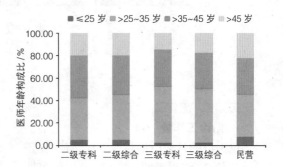

图 3-5-4 不同类型医疗机构超声医学科医师年龄构成比

指标 2. 超声诊室配置情况

图 3-5-5 数据显示,12 个盟市平均分配于均值基线上下,整体来看,现阶段超声诊室数与就诊人次数处于动态的平衡。

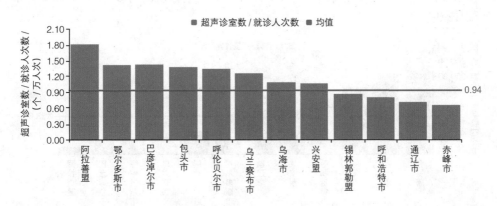

图 3-5-5 各盟市医疗机构超声诊室数/就诊人次数

指标 3. 超声科医师数与超声诊断仪器数比

由图 3-5-6 可知,除了乌兰察布市 2 位医师平均共用一台超声仪器,其他的盟市基本是 3 位医师共用 2 台,特别是乌海市可以达到 1 位医师单独操作 1 台超声仪器,而且整体接近均值,说明目前的分布是合理的。

就不同类型医疗机构超声科医师数与超声诊断仪器数的配比而言,二级综合医院较其他等级医院相比超声仪器的使用相对较紧张,也就是说约两位超声医师共用一台超声仪器,其他等级的医院基本可实现一位超声医师独立使用一台超声仪器,一定程度上可以提高超声医师的工作量及准确性(图 3-5-7)。

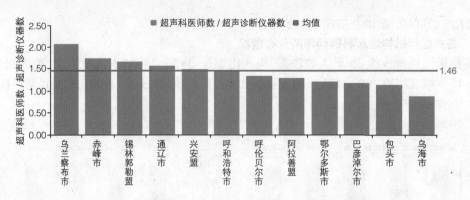

图 3-5-6　各盟市医疗机构超声科医师数/超声诊断仪器数

指标 4．工作量

1. 门诊工作量

包头市的日均门诊超声工作量最高，超过了均值 2 倍，兴安盟、通辽市及鄂尔多斯市位于均值水平，乌兰察布市、呼伦贝尔市、巴彦淖尔市和阿拉善盟之间相似，均低于均值(图 3-5-8)。三级专科医院的日均门诊超声工作量较其他医院高，而民营医院是最低的，仅仅不到三级专科医院的 1/10；虽然二级专科和二级综合明显较民营医院的门诊超声工作量多，但是相对三级专科医院仍较低，而且三级综合医院的门诊超声工作量略低于三级专科医院(图 3-5-9)。

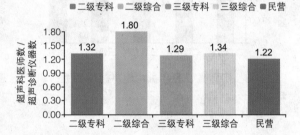

图 3-5-7　不同类型医疗机构超声科医师数/超声诊断仪器数

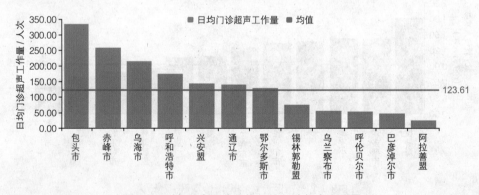

图 3-5-8　各盟市医疗机构日均门诊超声工作量

2. 日均超声工作量构成

各盟市日均工作量中，急诊构成比不足 7%，以门诊超声工作量为主(>50%)的城市有包头市、鄂尔多斯市、呼伦贝尔市、通辽市、锡林郭勒盟及兴安盟；住院超声工作量接近 50% 的只有巴彦淖尔市，其他盟市约 30%，而体检超声工作量最高(27.22%)的是鄂尔多斯市(图 3-5-10)。各级医院仍然是门诊的工作

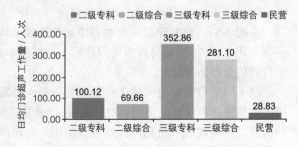

图 3-5-9　不同类型医疗机构日均门诊超声工作量

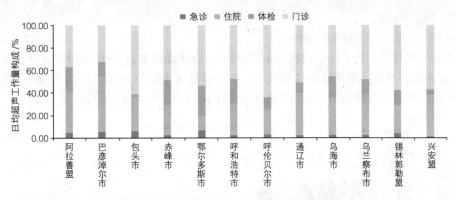

图 3-5-10　各盟市医疗机构日均超声工作量构成

量较多，三级综合医院和二级综合医院的住院超声工作量约占35%，体检及急诊各级医院占比均较小；相对而言，三级综合医院的超声工作量的构成比相对比较均衡，住院、门诊及体检全面发展（图3-5-11）。

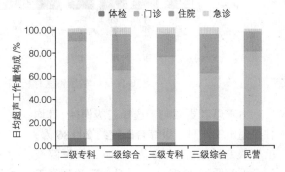

图 3-5-11　不同类型医疗机构日均超声工作量构成

3. 人均日工作量

12个盟市每日人均工作量的平均值约22.52人次，大多数盟市接近平均值，个别盟市如赤峰市、乌海市高出平均值，而阿拉善盟明显低于平均值（图3-5-12）。三级医院的每日人均工作量基本达到26.96人次，三级综合医院26.31人次，二级综合医院20.11人次，而二级专科医院和民营医院不足15人次，不同等级医院之间存在明显的差异（图3-5-13）。

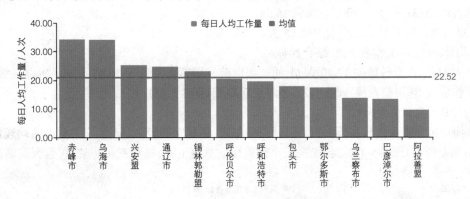

图 3-5-12　各盟市医疗机构超声医学科每日人均工作量

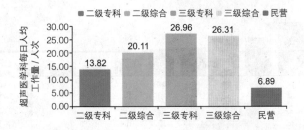

图 3-5-13　不同类型医疗机构超声医学科每日人均工作量

(三)过程指标分析

指标 5. 住院超声检查预约时间

超声医学科每日人均工作量数据显示,乌海市仅次于赤峰市,要提前 2d 预约,明显高出平均值;另外超声科医师数 / 超声诊断仪器数乌海市明显低于平均值(0.70d),一定程度上可以看出,乌海市预约时间较长与医师数有很大的相关性(图 3-5-14)。

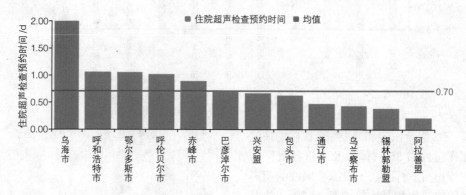

图 3-5-14 各盟市医疗机构住院超声检查平均预约时间

由于患者更倾向于选择三级医院,日均住院超声工作量三级综合医院约 209.86 人 /d,三级专科医院 93.34 人 /d,而二级医院及民营医院低于 40.23 人 /d。日均门诊超声工作量三级综合医院约 281.10 人 /d,三级专科医院 352.86 人 /d,而二级医院及民营医院低于 100.12 人 /d。日均急诊超声工作量三级综合医院约 20.31 人 /d,三级专科医院 16.55 人 /d,而二级医院及民营医院低于 5.05 人 /d。日均体检超声工作量三级综合医院约

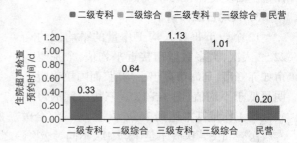

图 3-5-15 不同类型医疗机构住院超声检查平均预约时间

136.70 人 /d,三级专科医院 17.40 人 /d,而二级医院及民营医院低于 15.95 人 /d。所以三级医院日均工作量大,超声检查预约时间较其他等级医院长(图 3-5-15)。

指标 6. 危急值上报数

乌海市危急值报告较多,阿拉善盟、呼伦贝尔市、锡林郭勒盟、兴安盟、乌兰察布市均较低,其他城市相差较小(图 3-5-16)。各级医院比较重视危急值上报,虽然三级医院、民营医院略高,但

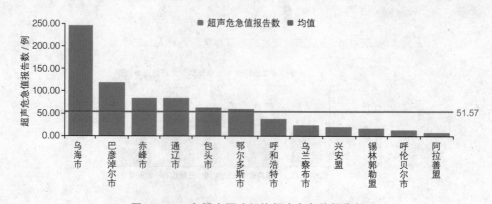

图 3-5-16 各盟市医疗机构超声危急值报告数

是与二级医院的差异较小(图 3-5-17)。

(四) 结果指标分析

指标 7. 超声报告阳性率

各盟市医疗机构超声阳性率均值约71%,除呼伦贝尔市和呼和浩特市,其余各盟市间几乎无差异,兴安盟和乌海市略高于均值,呼伦贝尔市和呼和浩特市超声阳性率分别是62%、61%,与其他盟市相较比较低,但是仍高于50%(图 3-5-18)。三级综合医院的超声阳性率较其他等级医院较高,说明三级综合医院较其他等级医院医疗更加完善,技术更加成熟(图 3-5-19)。

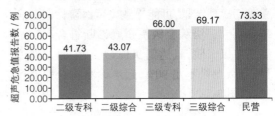

图 3-5-17 不同类型医疗机构超声危急值报告数平均值

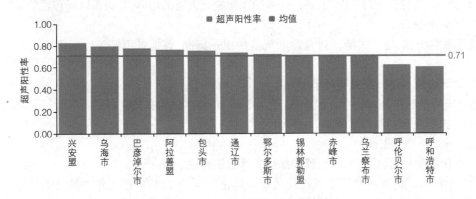

图 3-5-18 各盟市医疗机构超声阳性率

指标 8. 超声诊断符合率

除巴彦淖尔市、锡林郭勒盟、乌兰察布市、呼伦贝尔市和包头市,其他盟市的超声诊断符合率超过80%。一方面说明许多疾病可以通过超声检查发现,另一方面说明这些盟市的医师对疾病的诊断较准确。而巴彦淖尔市仅为61%,诊断符合率有待进一步提高(图 3-5-20)。

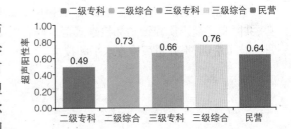

图 3-5-19 不同类型医疗机构超声阳性率

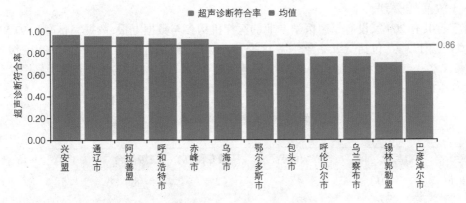

图 3-5-20 各盟市医疗机构超声诊断符合率

民营医院可能多以临床诊断作为参考,而无确切病理结果,可能导致民营医院诊断符合率偏高。三级综合医院超声诊断符合率明显高于二级医院,且达到90%以上,但是二级专科、三级专科不足90%,超声诊断符合率有待提高(图3-5-21)。

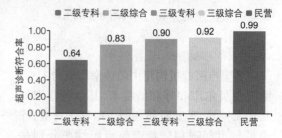

图 3-5-21　不同类型医疗机构超声诊断符合率

二、问题分析及工作重点

(一) 存在的主要问题及原因分析

1. 学历和技能差异

内蒙地区超声医师队伍学历参差不齐,医师的专业知识和技术水平存在很大差距。过去超声科室门槛较低,而且三级以下医院,特别是乡镇医院缺乏人员的培养,各级医院间存在较大差距。

2. 标准不统一

缺乏超声图像、超声医学术语及诊断规范的统一标准,各地各级医院诊断标准有待进一步规范。

3. 缺乏讨论,审核、把关等环节

超声医师单独作业,缺少讨论、审核、把关等环节,超声诊断有其自身的特殊性,工作量大、任务重,年轻医师更容易漏诊和误诊。

(二) 下一步重点工作

1. 强化继续教育,促进人才培养和加强人才队伍建设

通过不同方式的继续教育方式进行超声规范化培训,促使超声科工作人员都能具备扎实的专业理论知识、熟练的设备操作技能及丰富的工作经验,从而提升诊断水平。

2. 依托国家质控中心,联合哨点医院做好地区超声质控工作

联合超声质控哨点医院,在国家质控中心的指导和支持下,发挥省级医院超声不同专业优势,共同制定超声质控细则和检查规范。联合各级医院优势专业帮扶专业技术薄弱的基层医院进行技术培训,提升超声检查水平和技术。

第六节　辽宁省

一、医疗服务与质量安全情况分析

(一) 数据上报概况

辽宁省共有 209 家设有超声医学专业的医疗机构参与数据上报,数据完整率为97.5%。其中,公立医院 173 家,包括三级综合医院 78 家(37.3%),二级综合医院 76 家(36.4%),三级专科医院 10 家(4.8%),二级专科医院 9 家(4.3%);民营医院 36 家(17.2%)。各地市及各类别医院分布情况见表3-6-1。

表3-6-1　2018 年辽宁省超声专业医疗质量控制指标抽样医疗机构分布情况

单位:家

地市	二级专科	二级综合	三级专科	三级综合	民营	合计
鞍山市	0	4	2	8	5	19
本溪市	0	7	0	3	0	10

续表

地市	二级专科	二级综合	三级专科	三级综合	民营	合计
朝阳市	0	2	0	5	1	8
大连市	3	13	3	15	13	47
丹东市	1	4	0	6	0	11
抚顺市	1	5	0	3	0	9
阜新市	0	2	0	3	0	5
葫芦岛市	0	2	0	4	3	9
锦州市	0	6	1	5	2	14
辽阳市	0	7	0	1	4	12
盘锦市	0	2	0	1	1	4
沈阳市	2	14	4	20	3	43
铁岭市	1	8	0	2	2	13
营口市	1	0	0	2	2	5
全省	9	76	10	78	36	209

(二) 结构指标分析

指标 1. 超声医师配置情况

1. 超声医患比

超声医患比指的是每万人次超声就诊患者平均拥有的超声医师数。本省超声医患比平均约1.42 人 / 万人次(图 3-6-1)。

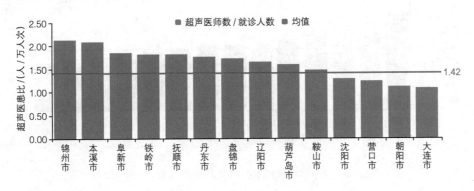

图 3-6-1 2018 年辽宁省各市超声医患比

2. 各类医疗机构超声科医师学历分布情况

二级专科医院医师主要以学士学历为主;二级综合及民营医院,学士及学士以下学历为主;三级专科医院,硕士的比例大大增加;而在三级综合中,博士的比例增大(图 3-6-2)。

3. 各类型医疗机构超声科医师职称分布情况

二级专科、二级综合及民营医院,主要以住院医师及主治医师为主,所占比例相近;三级专科及三级综合医院中,主任医师的比例增加

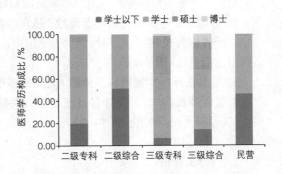

图 3-6-2 不同类型医疗机构超声医学科医师学历构成比

(图 3-6-3)。

4. 各类医疗机构超声科医师年龄分布情况

二级专科、三级专科医院中,超声医师年龄主要分布在 >25~45 岁;二级综合及三级综合医院中,>45 岁医师增加;而在民营医院中,>45 岁医师占近 50%(图 3-6-4)。

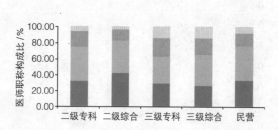

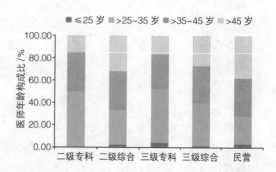

图 3-6-3　不同类型医疗机构超声医学科医师职称构成比

图 3-6-4　不同类型医疗机构超声医学科医师年龄构成比

指标 2. 超声诊室配置情况

辽宁省医疗机构中,超声诊室数 / 就诊人次数平均约在 0.81 个 / 万人次,而其中,抚顺、本溪及阜新占前 3 位(图 3-6-5)。

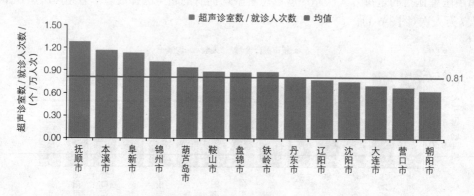

图 3-6-5　辽宁省各地市医疗机构超声诊室数 / 就诊人次数

指标 3. 超声科医师数与超声诊断仪器数比

1. 各地市医疗机构超声科医师数 / 超声诊断仪器数

辽宁省医疗机构中,超声科医师数 / 超声诊断仪器数平均为 1.57。其中,铁岭市、丹东市及盘锦市占前三位(图 3-6-6)。

2. 各类医疗机构超声科医师数 / 超声诊断仪器数

本省医疗机构中,二级综合及三级综合医院中超声科医师数 / 超声诊断仪器数高于二级专科、三级专科及民营医院(图 3-6-7)。

指标 4. 工作量

1. 门诊工作量

辽宁省医疗机构中,日均门诊工作量约 157.17 人次。其中,营口市、朝阳市及盘锦市可达 250 人次左右(图 3-6-8)。三级专科医院的日均门诊超声工作量最高,约为 473.54 人次;其次为

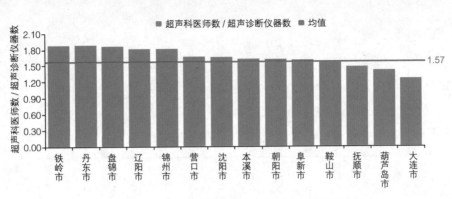

图 3-6-6　各地市医疗机构超声科医师数 / 超声诊断仪器数

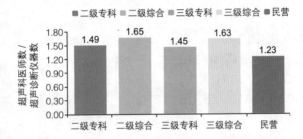

图 3-6-7　各类医疗机构超声科医师数 / 超声诊断仪器数

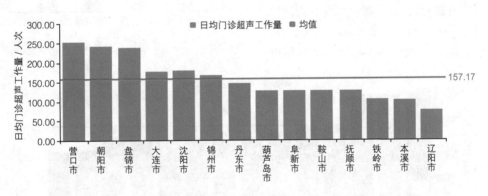

图 3-6-8　各地市医疗机构日均门诊超声工作量

三级综合及二级专科医院，而二级综合及民营医院最少（（图 3-6-9）。

2. 日均超声工作量构成

辽宁省医疗机构中，日均超声工作量主要以门诊及住院为主（图 3-6-10）。二级专科及三级专科医院日均超声工作量以门诊患者为主；二级综合及民营医院，体检及住院比例增加；而在三级综合医院中，住院患者占有更多比例（图 3-6-11）。

3. 人均日工作量

辽宁省医疗机构中，超声每日人均工作量约为 28.60 人次，其中，营口市、大连市及朝阳市每

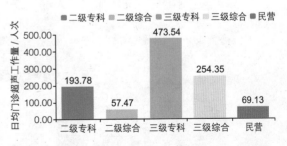

图 3-6-9　不同类型医疗机构日均门诊超声工作量

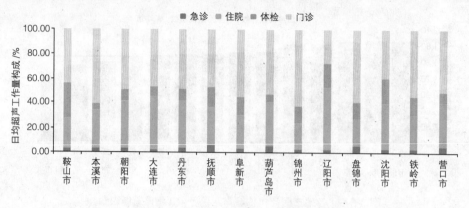

图 3-6-10　各地市医疗机构日均超声工作量构成

日人均工作量可达 40 人次(图 3-6-12)。三级专科医院每日人均工作量最高,约 34.3 人次;其次为三级综合医院,为 30.71 人次;二级综合医院最少,约为 20.12 人次(图 3-6-13)。

（三）过程指标分析

指标 5. 住院超声检查预约时间

辽宁省医疗机构中,超声检查平均预约时间为 1.15d,而葫芦岛市远远超过其他市,达 4.73d(图 3-6-14)。三级综合医院的超声

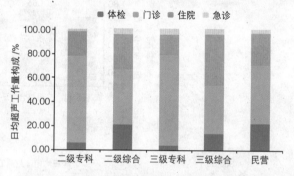

图 3-6-11　不同类型医疗机构日均超声工作量构成

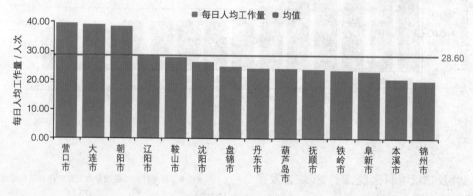

图 3-6-12　各地市医疗机构超声医学科每日人均工作量

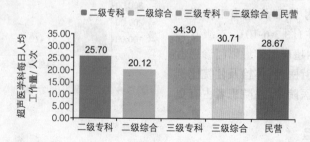

图 3-6-13　不同类型医疗机构超声医学科每日人均工作量

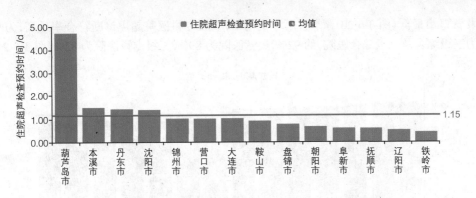

图 3-6-14 各地市医疗机构住院超声检查平均预约时间

预约时间最长,为 1.74d,其余都在 1d 以内(图 3-6-15)。

指标 6. 危急值上报数

辽宁省医疗机构中,各地市超声危急值报告数平均值为 75.33 例,其中阜新市最高,达 428.2 例(图 3-6-16)。三级专科医院超声危急值报告数最高,为 146.90 例;其次为三级综合医院,为 104.24 例;最低的为二级专科医院,为 10.13 例(图 3-6-17)。

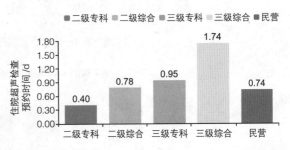

图 3-6-15 不同类型医疗机构住院超声检查平均预约时间

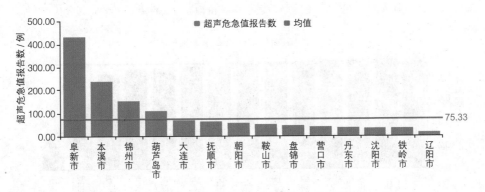

图 3-6-16 各地市医疗机构超声危急值报告数

(四) 结果指标分析

指标 7. 超声报告阳性率

辽宁省医疗机构中,各市超声阳性率相近,平均为 76%(图 3-6-18)。三级综合医院超声阳性率最高,为 79%;其次为二级综合医院(77%)、三级专科(72%)及民营医院(70%),二级专科最低,为 30%(图 3-6-19)。

指标 8. 超声诊断符合率

辽宁省医疗机构中,各地市超声诊断符合率平均为 91%,铁岭市及盘锦市最高,葫芦

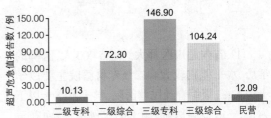

图 3-6-17 不同类型医疗机构超声危急值报告数平均值

岛市及营口市最低（图3-6-20）。本省医疗机构中，二级专科医院超声诊断符合率最高，为94%；其次为三级综合及二级综合医院，约92%，民营医院为89%，三级专科医院为82%（图3-6-21）。

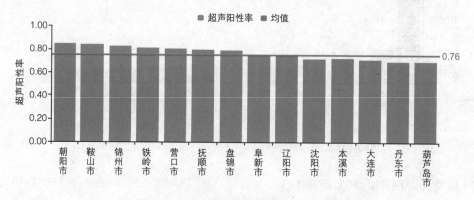

图3-6-18　各地市医疗机构超声阳性率

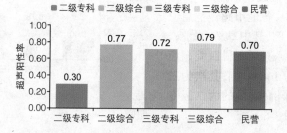

图3-6-19　不同类型医疗机构超声阳性率

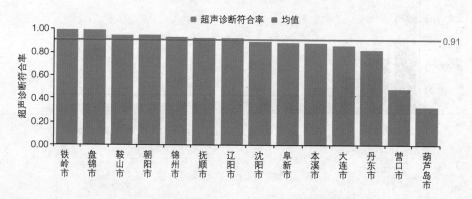

图3-6-20　各地市医疗机构超声诊断符合率

二、问题分析及工作重点

（一）存在的主要问题及原因分析

（1）省内超声医师大约近5 000人，医师的学历、水平差别较大。二级专科医院主要以学士为主；二级综合及民营医院，学士及学士以下为主；三级专科医院，硕士的比例增加；而在三级综合医院中，博士的比例增大。可见省、市级医院超声医师大部分为本科及本科以上学历，

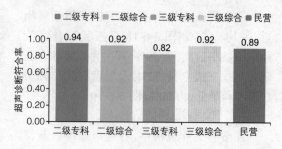

图3-6-21　不同类型医疗机构超声诊断符合率

而地区、县级医院超声医师多为大、中专学历。由于教育经历不同,使得不同医院、甚至同一医院的不同医师在检查时扫查的切面、测量的界面标准也不相同,造成诊断报告结果和测量数值的偏差。

(2) 不同类型医疗机构日均门、急诊超声工作量严重不均衡。三级专科医院的日均门诊超声工作量最高,而二级综合及民营医院最少。

(3) 在超声诊断阳性率方面,三级综合超声阳性率最高,为79%;其次为二级综合(77%)、三级专科(72%)及民营医院(70%);二级专科医院最低,仅为30%。

(4) 各市医疗机构对超声危急值的把握也存在不均衡现象。报告数平均值为75.33例,其中市级医疗机构最高达428.2例。三级专科超声危急值报告数最高,为146.90例;其次为三级综合,104.24例;最低为二级专科,仅为10.13例。

(二) 下一步重点工作

2015年9月《国务院办公厅关于推进分级诊疗制度建设的指导意见》(国办发〔2015〕70号)中指出,加强基层医疗卫生人才队伍建设,大力提高基层医疗卫生服务能力是落实分级诊疗的关键所在。而加强基层医院医师规范化培养基地建设和管理,制定有效的规范化培训内容和方法,是今后工作重点内容之一。

为更好地对辽宁省区域范围内超声诊断工作进行医疗质量控制和培训指导,应实施超声诊断疾病筛查、诊疗、随访的质量控制,保障诊疗质量,形成省内三级网络,即质控中心、诊治中心、筛查中心等,多学科、多层次、多单元、多方向、多角度开展超声诊断,进一步提高我省超声医学的诊疗技术水平,以满足我省超声医学发展的需要。同时对合理规划国家医疗投放,提升相关社会效益及经济效益大有裨益。

第七节 吉林省

一、医疗服务与质量安全情况分析

(一) 数据上报概况

吉林省共有138家设有超声医学专业的医疗机构参与数据上报,数据完整率为92.8%。其中,公立医院106家,包括三级综合医院30家(21.7%),二级综合医院55家(39.9%),三级专科医院6家(4.3%),二级专科医院15家(10.9%);民营医院32家(23.2%)。各地市州及各类别医院分布情况见表3-7-1。

表3-7-1 2018年吉林超声专业医疗质量控制指标抽样医疗机构分布情况

单位:家

地市州	二级专科	三级专科	二级综合	三级综合	民营	合计
白城市	3	0	10	1	1	15
白山市	1	0	6	2	2	11
长春市	0	4	8	9	14	35
吉林市	5	0	8	4	5	22
辽源市	2	0	3	2	0	7
四平市	0	2	5	3	3	13
松原市	1	0	2	3	5	11
通化市	1	0	3	3	2	9
延边朝鲜族自治州	2	0	10	3	0	15
全省	15	6	55	30	32	138

(二)结构指标分析

指标1. 超声医师配置情况

在吉林省,超声检查几乎全部都是由超声专业医师进行检查操作并完成诊断报告。相较其他影像学科,超声检查对医师的依赖性更大,检查质量直接与检查者的操作及诊疗水平相关。因此,人力资源的分布情况对超声检查及报告的质量尤为重要。

1. 超声医患比

经济及医疗较发达的地区,如长春市、松原市等,每万人次患者拥有更少的超声医师,其中最少的长春市平均每万人次患者仅有1.28名超声医师。拥有超声医师相对较多的地区有四平市、白山市、辽源市、吉林市等,其中最多的四平市平均每万人次患者拥有2.48名超声医师(图3-7-1)。

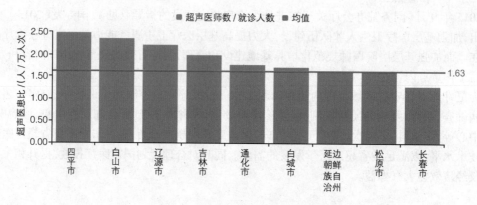

图3-7-1 2018年吉林省超声医患比

2. 各类医疗机构超声科医师学历分布情况

在三级医院,高学历超声医师(学士及以上)占据医院主体地位,二级医院及民营医院仍主要由学士及学士以下超声医师组成,且学士以下医师占大多数(图3-7-2)。

3. 各类型医疗机构超声科医师职称分布情况

在各级医疗机构中,主治医师都作为医院的中坚力量。在二级专科医院中,副主任医师比例最高(图3-7-3)。

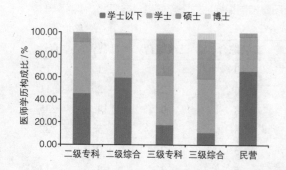

图3-7-2 2018年吉林省不同类型医疗机构超声医学科医师学历构成比

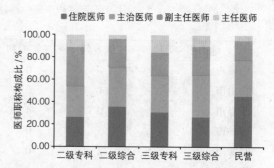

图3-7-3 2018年吉林省不同类型医疗机构超声医学科医师职称构成比

4. 各类医疗机构超声科医师年龄分布情况

医师职称构成比反映了医院的综合实力。在各级医疗机构中,>35~45岁超声医师都作为医院的中流砥柱;在三级专科医院中,45岁以上超声医师也占据较高比例,达38.09%(图3-7-4)。

指标2. 超声诊室配置情况

超声诊室直接反映了医疗机构超声科的工作承载容量。吉林省平均每万人次患者拥有诊室数为0.89个(图3-7-5)。

指标3. 工作量

超声检查需要超声医师对相应部位进行全面的扫查评估,若工作数量巨大,必然影响每位患者的检查时间,从而直接影响检查质量。平均每日门诊、急诊、体检、住院超声检查人次,超

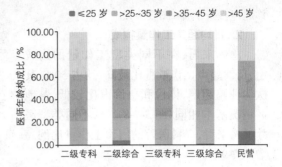

图3-7-4 2018年吉林省不同类型医疗机构超声医学科医师年龄构成比

声医师人均工作量等是反映医疗机构超声医学专业医疗质量的重要结构性指标,同时反映该医疗机构超声科的工作负荷水平。只有适宜的工作量,合理分配的工作时间,才能更好地满足医疗服务需要。

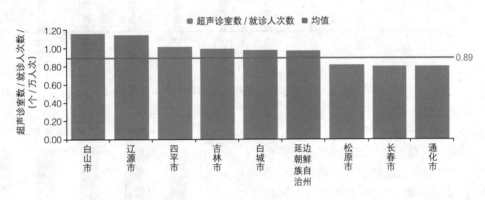

图3-7-5 2018年吉林省医疗机构超声诊室数/就诊人次数

1. 门诊工作量

门诊超声工作量大的地区主要集中在人口及经济发达地区,如通化、松原、吉林、四平、长春等(图3-7-6)。按医疗机构类型来看,三级专科及三级综合医院的超声门诊工作量明显高于二级医院及民营医院,这一方面与医疗机构规模有关,另一方面也反映了三级医院仍承担了大量的门

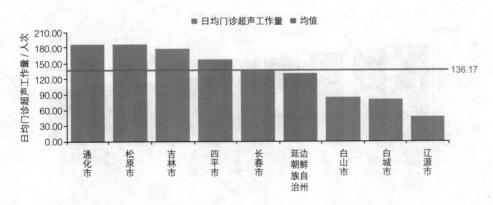

图3-7-6 2018年吉林省医疗机构日均门诊超声工作量

诊超声检查工作(图 3-7-7)。

2. 日均超声工作量构成

总体来看,在不同类型工作量的构成上,门诊超声工作量占比最高,约占 50%,其次为住院超声,体检和急诊占比较低,各地区情况基本相同(图 3-7-8)。从不同类型医疗机构来看,专科医院的门诊工作量比例高(图 3-7-9)。

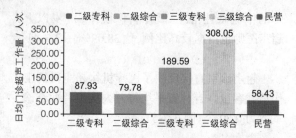

图 3-7-7　2018 年吉林省不同类型医疗机构日均门诊超声工作量

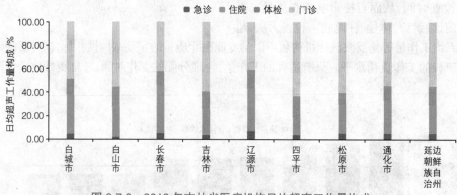

图 3-7-8　2018 年吉林省医疗机构日均超声工作量构成

3. 人均日工作量

人均日工作量反映了超声医师的工作负荷,也从一定程度上反映出超声科工作的精细程度。数据显示,超声医师人均每日工作量为 19.71 人次(图 3-7-10)。延边、通化、白城、松原等地区人均每日工作量较大。各类型医疗机构工作量差距不大,其中民营医院工作负担略小于公立医院(图 3-7-11)。

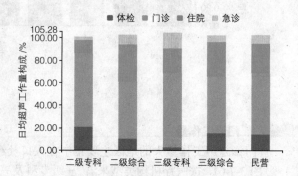

图 3-7-9　不同类型医疗机构日均超声工作量构成

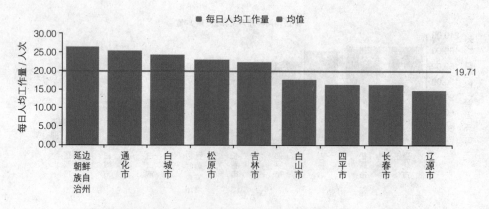

图 3-7-10　2018 年吉林省医疗机构超声医学科每日人均工作量

指标 4. 超声科医师数与超声诊断仪器数比

超声科医师数与超声诊断仪器数比为 1.65,近 2 名医师使用一台彩色多普勒超声仪器,医师与仪器配比较合理(图 3-7-12)。

在不同类型医疗机构中,二级综合医院超声科医师数 / 超声诊断仪器数比值最高,为 2.14,2 名医师平均拥有 1 台彩色多普勒超声仪器;三级专科医院比值最低,为 1.34,基本 1 名医师即拥有一台彩色多普勒超声仪器,基本满足专科医院仪器配比(图 3-7-13)。

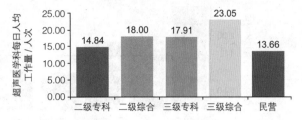

图 3-7-11 不同类型医疗机构超声医学科每日人均工作量

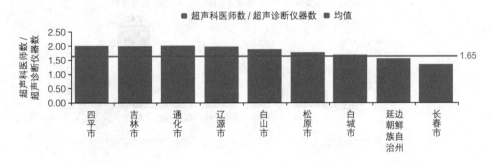

图 3-7-12 2018 年吉林省超声科医师数 / 超声诊断仪器数

(三) 过程指标分析

指标 5. 住院超声检查预约时间

超声检查预约时间为患者从预约检查到检查完成的时间,直接影响患者的等待时间和医院的诊疗效率,因此,预约的时间长短反映了医院超声科是否有良好的管理方式。若预约时间较长,患者可能无法进行及时的医疗诊治。本次调查主要统计了住院患者超声检查的预约时间。

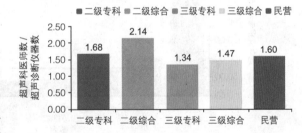

图 3-7-13 2018 年吉林省不同类型医疗机构超声科医师数 / 超声诊断仪器数

住院超声检查预约时间:住院超声预约时间不长,各省在 0.64~2.79d,平均 1.46d;各类医疗机构在 0.40~2.48d。这些数据体现了住院超声基本可做到即时性,为患者的及时诊断提供了保障(图 3-7-14、图 3-7-15)。

指标 6. 危急值上报数

超声的危急值上报数反映了超声对临床危重症疾病的检出以及及时上报的情况。危急值数量反映了超声对危重症疾病的检出价值,亦体现超声与临床沟通的及时性,帮助临床医师更快速且有效地进行诊断并及时处置,减少医疗纠纷,确保患者的医疗安全,提高患者预后。

图 3-7-16 及图 3-7-17 示,一些地区,如四平市、长春市、通化市有较高的危急值上报数,较低的地区有白城市、白山市、辽源市、吉林市、松原市等。三级综合和专科医院有明显更多的危急值上报数,这体现了三级医院承担了更多的危重症患者,也一定程度上反映了危急值上报的及时性。

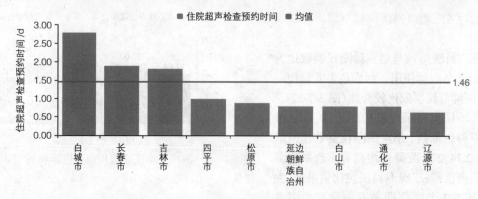

图 3-7-14　2018 年吉林省医疗机构住院超声检查平均预约时间

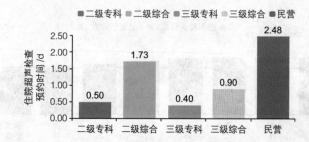

图 3-7-15　2018 年吉林省不同类型医疗机构住院超声检查平均预约时间

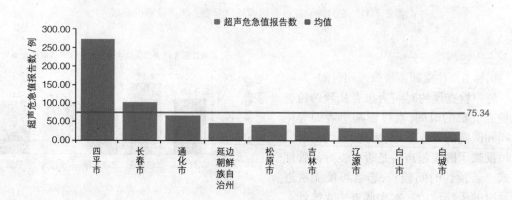

图 3-7-16　2018 年吉林省医疗机构超声危急值报告数

（四）结果指标分析

指标 7. 超声报告阳性率

超声报告阳性率反映疾病检出情况，体现了超声检查的价值。本次调查要求上报医疗机构随机抽取 300 份超声报告，其中包括门诊、急诊及住院超声报告各 100 份，统计阳性结果的报告比率。

在图 3-7-18 和图 3-7-19 中，全省超声阳性率均值约为 67%，即多于半数的报告有阳性结果。各地区医疗机构的阳性率无明显的

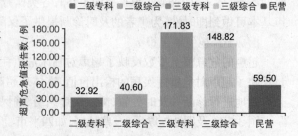

图 3-7-17　2018 年吉林省不同类型医疗机构超声危急值报告数平均值

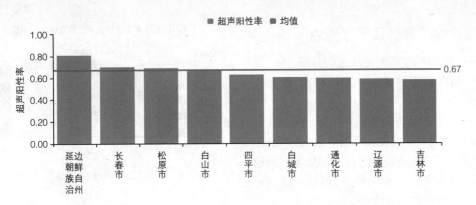

图 3-7-18　2018 年吉林省医疗机构超声阳性率

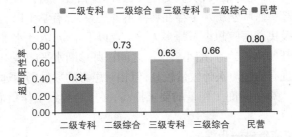

图 3-7-19　2018 年吉林省不同类型医疗机构超声阳性率

差异。各类型医疗机构中,民营医院的阳性率最高,为 80%;二级专科医院阳性率最低,为 34%,可能是由于承担了较多正常产检或妇科筛查的缘故。

指标 8.　超声诊断符合率

超声诊断符合率是反映超声诊断质量最重要的指标,基本上能反映一定时期内超声科室诊断水平,对临床也有非常大的诊疗价值。要求上报医疗机构随机抽查 2018 年住院超声报告,每位超声医师抽查的报告份数人均不少于 20 份,统计超声诊断符合的份数。本调查共得到 138 家医疗机构的上报。数据显示,各地医疗机构的超声诊断符合率平均值约为 89%,分布范围为 80%~97%,均在可以接受的水平(图 3-7-20)。不同类型医疗机构之间,三级专科及三级综合医院的超声诊断符合率高于二级及民营医院(图 3-7-21)。

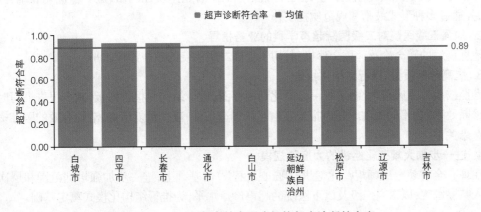

图 3-7-20　2018 年吉林省医疗机构超声诊断符合率

二、问题分析及工作重点

(一) 存在的主要问题及原因分析

1. 超声报告缺乏统一互认标准,医患关系紧张

目前,超声报告缺乏统一互认的标准,导致临床医师对不同医院、不同医师的超声诊断报告信任度不同,造成患者在不同医院间就诊时,常需要重新进行超声检查,引起一系列矛盾,造成医疗资源重复浪费。

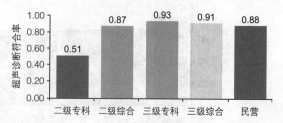

图 3-7-21　不同类型医疗机构超声诊断符合率

2. 超声医学科医师水平参差不齐、人才短缺

一次高质量的超声检查耗时很长,从病史询问、到部位扫查、报告写作等过程,均需要超声医师亲自完成。在我省,超声医师学历水平存在参差不齐现象,拥有学士以上学位超声医师多分布在三级医院,二级医院及民营医院超声医师多为学士及以下学位,人才水平分布不均。应加强上下级医院互相交流,多开展业务学习,缩小各医院之间医师诊断水平的差距。

此外,虽然吉林省现有的超声医师数量较高,但相对患者的数量仍然远远不足。更重要的是,由于人力的不足,对每人单位时间工作量的要求提高,必然会导致工作负荷过重,其诊断质量也会受到影响。

3. 超声诊断符合率有待进一步提高

超声检查的诊断符合率反映了超声检查的临床应用价值。超声仪器质量、超声医师水平均对超声诊断质量有一定影响。目前,对于以上指标,二级医院及民营医院较三级医院低,超声检查的诊断符合率有待提升。

4. 超声医学科临床需求高

超声检查无创、经济、安全,疾病适用范围广,且方便复查随访,因此超声检查人数、检查频次非常高。从数据来看,所有地区医疗机构的年门诊超声检查数均超过 1 万次,三级专科医院平均检查数超过 10 万次,这是非常庞大的需求量。三级医院较二级医院及民营医院患者量大,承担了较多的超声检查,大部分急诊和体检超声检查都集中在三级综合医院。这体现了三级医院的重要性和导向性。

(二) 下一步重点工作

1. 进一步完善超声医学专业质控体系建设

加强超声质量控制体系建设。组建更加完善的全省超声质控网络,进一步优化和细化质控指标,并通过多种形式鼓励和规范质控工作。

2. 加强三级医院对二级医院超声学科的业务指导

建立良好的转会诊及远程会诊机制,切实提高二级医院的超声诊疗水平。

3. 提高诊断质量,推行结构化报告

参照权威性临床指南,制定统一标准化切面存图,设计结构化报告模板,减少报告书写时间,提高诊断效率。为不同医院间超声报告互信互认创造条件,减少重复检查,节约有效的医疗资源,改善医患关系。

4. 进一步加大规范化巡讲的力度和规模

在现有全省超声医师规范化巡讲(“匠心工程”)的基础上,进一步加强培训范围和层次,重点深入基层医院,以提高二级及以下医院的超声诊疗水平,为推行结构化模式奠定基础。

第八节　黑龙江省

一、医疗服务与质量安全情况分析

(一) 数据上报概况

黑龙江省共有 181 家设有超声医学专业的医疗机构参与数据上报,数据完整率为 90.2%。其中,公立医院 146 家,包括三级综合医院 46 家(25.4%),二级综合医院 70 家(38.7%),三级专科医院 11 家(6.1%),二级专科医院 19 家(10.5%);民营医院 35 家(19.3%)。各地市及各类别医院分布情况见表 3-8-1。

表 3-8-1　2018 年黑龙江省超声专业医疗质量控制指标抽样医疗机构分布情况

单位:家

地市	二级专科	二级综合	三级专科	三级综合	民营	合计
大庆市	0	5	0	5	0	10
大兴安岭地区	0	3	0	1	0	4
哈尔滨市	6	17	3	13	7	46
鹤岗市	0	6	1	2	10	19
黑河市	3	4	0	3	0	10
鸡西市	1	6	1	3	5	16
佳木斯市	1	6	2	3	2	14
牡丹江市	2	7	3	5	1	18
七台河市	1	1	0	0	1	3
齐齐哈尔市	1	3	0	5	4	13
双鸭山市	1	2	0	1	1	5
绥化市	3	5	0	3	4	15
伊春市	0	5	1	2	0	8
全省	19	70	11	46	35	181

(二) 结构指标分析

指标 1. 超声医师配置情况

1. 超声医患比

此次统计,181 家医院超声科医患比平均为 1.16 人 / 万人次,最高的为 3.05 人 / 万人次。从数据中可清晰看出,在大兴安岭地区、双鸭山市、绥化市、牡丹江市、七台河市、鹤岗市、黑河市、大庆市、佳木斯市、伊春市的超声医患比均可达到均值以上,其余地区的该指标在均值以下。反映了该时期患者数量高于医师数目。与巨大的医疗需求相比,超声医师的数量在黑龙江省处于短缺状态(图 3-8-1)。

2. 各类医疗机构超声科医师学历分布情况

在黑龙江各地区的各类医疗机构超声科医师学历分布情况表格中,二级医院和民营医院超声医师的硕士及博士学历明显低于三级医院,且专科学历构成比多于三级医院。该分布体现出,在等级越高的医院中,博士和硕士学历的医师越多。同时也反映出在黑龙江省各医院的超声医师水平参差不齐,差异较大(图 3-8-2)。

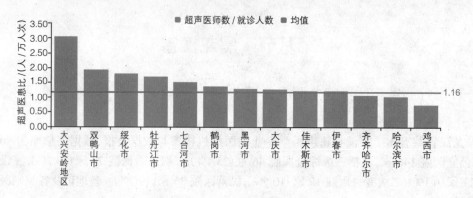

图 3-8-1　2018 年黑龙江省超声医患比

3. 各类型医疗机构超声科医师职称分布情况

181 家医院的数据显示,三级医院、二级医院、民营医院中的职称分布情况比较均衡,每个等级医院中,都有固定的住院医师、主治医师、副主任医师、主任医师比例。在全省中,各类医疗机构超声科医师职称分布并不随着地区的分布而呈现明显的差异(图 3-8-3)。

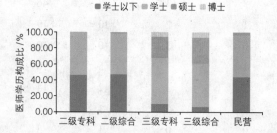

图 3-8-2　不同类型医疗机构超声医学科医师学历构成比

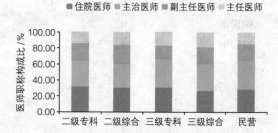

图 3-8-3　不同类型医疗机构超声医学科医师职称构成比

4. 各类医疗机构超声科医师年龄分布情况

二级医院的医师以 35 岁以上居多,而三级医院的超声医师以 >25~35 岁居多,年龄的分布代表了医师参加工作的时间,决定了超声医师的经验水平。二级医院的超声医师较三级医院的超声医师可能经验较丰富,但从另一方面考虑,虽然三级医院的超声医师年龄相对较年轻,但是三级医院的年轻医师的教育经历更高,因此诊断的正确率不一定比二级医院的低(图 3-8-4)。

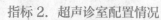

图 3-8-4　不同类型医疗机构超声医学科医师年龄构成比

指标 2. 超声诊室配置情况

各地市医疗机构每一万人次配备的超声诊室数平均为 0.7 个(图 3-8-5)。大兴安岭地区、鹤岗市、七台河市等高于平均值,这可能与这些地市的人口少或患者就诊数量少有关。

指标 3. 工作量

1. 门诊工作量

在黑龙江省各地市,日均门诊超声工作量为 155.28 人次,而齐齐哈尔市、大庆市以及哈尔滨

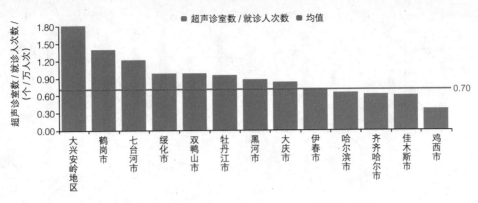

图 3-8-5 各地市医疗机构超声诊室数/就诊人次数

市远远高于均值,表明这三个市患者就诊量较大,其他地市的就诊量几乎都在均值水平(图 3-8-6)。而三级医院的门诊工作量明显多于二级医院和民营医院,表明大部分患者会去更高一等级的医院就诊,这对高等级的医院的要求也相应地提高(图 3-8-7)。

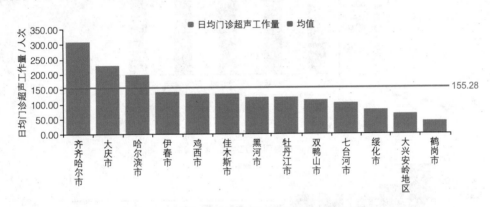

图 3-8-6 各地市医疗机构日均门诊超声工作量

2. 日均超声工作量构成

在黑龙江省各地市的医疗机构日均超声工作量构成中,鹤岗市和七台河市主要是住院患者占据了大部分,而其他医院基本均约有一半或一半以上的患者为门诊患者,体检患者和急诊患者的各地市的分布没有显著性差异(图 3-8-8)。门诊、急诊患者在不同类型的医疗机构中的分布没有太大的差别;二级医院的体检患者百分比相对于其他类型的医院较高,而住院患者较少(图 3-8-9)。

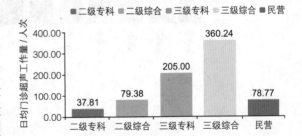

图 3-8-7 不同类型医疗机构日均门诊超声工作量

3. 人均日工作量

人均日工作量反应了超声医师的工作负荷,也从一定程度上反映了超声科工作的精细程度。在调查的 181 家医院中,超声医师人均每日工作量为 30.96 人次。齐齐哈尔市、鸡西市等地区每日工作量较大(图 3-8-10)。各类型医疗机构工作量差距较大,其中三级综合类医院每日工作量约是二级专科每日工作量 3 倍(图 3-8-11)。

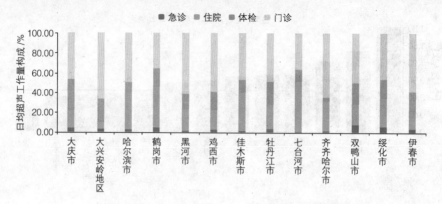

图 3-8-8　各地市医疗机构日均超声工作量构成

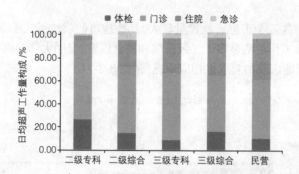

图 3-8-9　不同类型医疗机构日均超声工作量构成

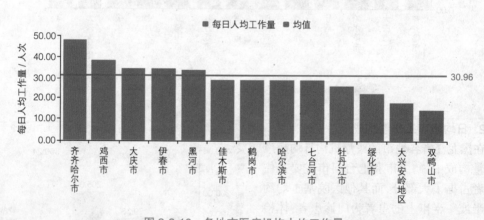

图 3-8-10　各地市医疗机构人均工作量

指标 4. 超声科医师数与超声诊断仪器数比

不同地市以及不同类型的医疗机构的超声科医师数/超声诊断仪器数分布没有太大的区别,且比值均大于1,因此基本不存在超声仪器空缺的现象(图 3-8-12);同时也反映出在不同医疗机构中,医师数量与仪器数量配备相对平衡(图 3-8-13)。

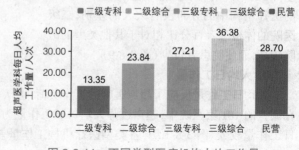

图 3-8-11　不同类型医疗机构人均工作量

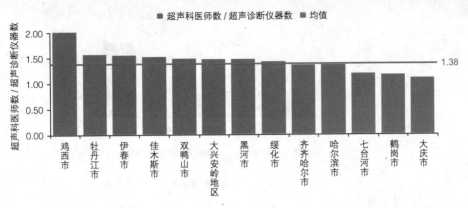

图 3-8-12 各地市医疗机构超声科医师数 / 超声诊断仪器数

(三) 过程指标分析

指标 5. 住院超声检查预约时间

平均住院超声检查预约时间是指临床申请超声检查至患者接受检查的平均时间。在一定的时间内出具诊断性超声结果报告,以满足患者和临床医师的需要。若预约时间较长,患者可能无法进行及时的医疗诊治。调查结果显示,各地市医疗机构住院超声检查平均预约时间为 0.96d,除了绥化市、伊春市、佳木斯市和鹤岗市外,其余均在 1d

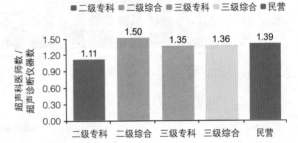

图 3-8-13 不同类型医疗机构超声科医师数 / 超声诊断仪器数

内可以完成超声检查(图 3-8-14)。而在各类型医疗机构中民营医院的住院超声平均预约时间最长,为 1.34d(图 3-8-15)。

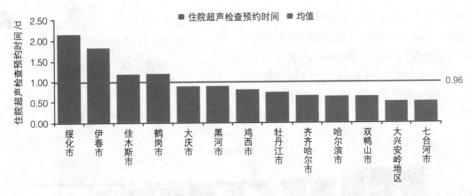

图 3-8-14 各地市医疗机构住院超声检查平均预约时间

指标 6. 危急值上报数

"危急值"是指某项或某类检验异常结果,而当这种检验异常结果出现时,表明患者可能正处于有生命危险的边缘状态,临床医师需要及时得到检验信息,迅速给予患者有效的干预措施或治疗,就可能挽救患者生命,否则就有可能出现严重结果,失去最佳救治机会。接受调查的 181 家医院中,鹤岗市、大兴安岭市、齐齐哈尔市以及哈尔滨市等危急值报告数大于平均值(图 3-8-16)。在各类医疗机构中,三级专科和三级综合医院的危机报告数平均值远远高于二级和民营医院,这

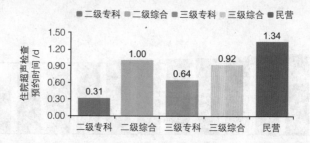

图 3-8-15 不同类型医疗机构住院超声检查平均预约时间

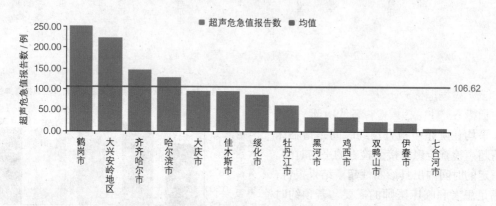

图 3-8-16 各地市医疗机构超声危急值报告数

可能患者更倾向于去三级专科和三级综合医院看病有关(图 3-8-17)。

(四)结果指标分析

指标 7. 超声报告阳性率

超声报告阳性率反映疾病检出情况,体现了超声检查的价值。本次调查要求上报医疗机构随机抽取 300 份超声报告,其中包括门诊、急诊及住院超声报告各 100 份,统计阳性结果的报告比率。其中门诊、急诊和住院超声报告的阳性率无明显差异。而总体超声阳性率均值约为 74%,即约一半的报告有阳性结果(图 3-8-18)。各类型医疗机构中,三级综合类

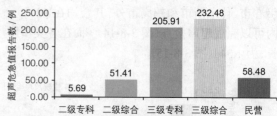

图 3-8-17 不同类型医疗机构超声危急值报告数平均值

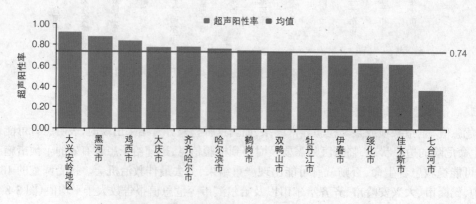

图 3-8-18 各地市医疗机构超声阳性率

医院的门诊、急诊和住院超声阳性率均较高；三级综合类医院的门诊超声阳性率最高，综合类医院的急诊超声阳性率高于专科类医院，三级及二级综合类医院住院超声阳性率均较高；在总体超声阳性率比较中，三级综合类医院的阳性率最高，这可能与患者大部分去三级综合类医院就诊有关；三级专科类和二级综合类医院次之，二级专科医院阳性率最低，可能是由于承担了较多正常产检或妇科筛查的缘故(图3-8-18、图3-8-19)。

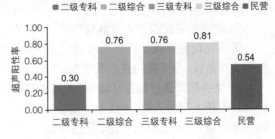

图 3-8-19　不同类型医疗机构超声阳性率

指标 8. 超声诊断符合率

超声诊断符合率是反映超声诊断质量最重要的指标，基本上能反映一定时期内超声科室诊断水平，对临床也有较大的诊疗价值。数据显示，各地市医疗机构的超声诊断符合率平均值约为89%(图 3-8-20)。不同类型医疗机构之间的超声诊断符合率没有太大差异性(图 3-8-21)。

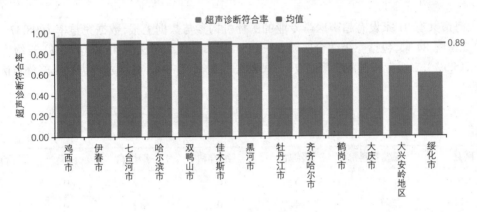

图 3-8-20　各地市医疗机构超声诊断符合率

二、问题分析及工作重点

(一) 存在的主要问题及原因分析

1. 超声检查医师水平差异较大

主要原因为：①黑龙江省超声开展始于20世纪 60 年代，由于专业人才的缺乏，部分医院选调其他科室人员进入超声科，尤其是超声科的老医师，临床经验丰富，但超声专业知识不够深入，知识理论水平较为陈旧；②一些刚进科室的年轻超声科医师，参与相关培训的机会

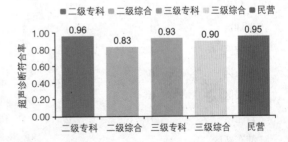

图 3-8-21　不同类型医疗机构超声诊断符合率

不多，对图像采集、识别及分析等方面经验不足；③超声诊断设备更新换代较快，然而大多超声医师工作量大，精力不足，缺乏对新知识学习的主动性及积极性。

2. 超声科工作量重且多

随着超声检查在临床上的广泛应用，每日接受超声检查的患者越来越多，但是医院对超声科室的检查设备及工作人员数量的安排却没有相应增多。

(二)下一步重点工作

1. 加强学科建设和人才队伍建设

学科建设是医院全面协调可持续发展的基础和内在动力,人才培养又是学科建设的关键和重要支撑条件,是医院的核心竞争力。

2. 完善超声医疗规范化培训,尤其是基层医院规范化培训

对于新上岗的人员,加强上岗前专业考核。对已从业的超声医师,提高其学历水平。进入医院从事超声工作的医师,可选派至上级医院进一步进修深造,推动他们了解、掌握当下先进的超声技术和超声设备。

3. 完善超声医疗质控相关制度并监督规范制度的执行情况

第九节 上海市

一、医疗服务与质量安全情况分析

(一)数据上报概况

上海市共有 91 家设有超声医学专业的医疗机构参与数据上报,数据完整率为 98.37%。其中,公立医院 84 家,包括三级综合医院 29 家(31.9%),二级综合医院 43 家(47.3%),三级专科医院 5 家(5.5%),二级专科医院 7 家(7.7%);民营医院 7 家(7.7%)。各区及各类别医院分布情况见表 3-9-1。

表 3-9-1 2018 年上海市超声专业医疗质量控制指标抽样医疗机构分布情况

单位:家

区县	二级专科	二级综合	三级专科	三级综合	民营	合计
宝山区	0	5	0	2	0	7
长宁区	1	4	0	1	0	6
崇明区	0	2	0	1	0	3
奉贤区	0	0	0	1	0	1
虹口区	0	4	0	2	1	7
黄浦区	1	1	0	3	0	5
嘉定区	1	3	0	0	2	6
金山区	0	2	0	1	0	3
静安区	0	5	1	1	0	7
普陀区	1	2	0	2	1	6
浦东新区	1	6	0	4	0	11
青浦区	0	1	0	1	1	3
松江区	0	4	0	0	0	4
徐汇区	0	0	2	5	0	7
杨浦区	0	2	1	3	0	6
闵行区	2	2	1	2	2	9
全市	7	43	5	29	7	91

(二)结构指标分析

指标 1. 超声医师配置情况

1. 超声医患比

上海市医疗机构超声科医患比为 0.67 人 / 万人次。各区医疗机构超声科医患比见图 3-9-1。

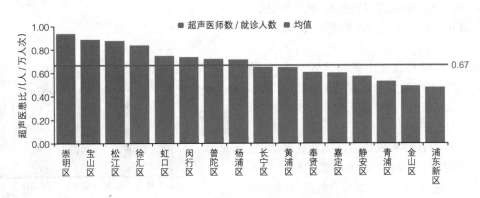

图 3-9-1　2018 年上海市各区医疗机构超声医患比

2. 各类医疗机构超声科医师学历分布情况

上海市不同类型医疗机构超声医学科医师学历构成比见图 3-9-2。三级专科医院和三级综合医院半数以上医师具有研究生学历。

博士学历构成比由高到低依次为:三级专科医院(16.79%)、三级综合医院(13.46%)、二级专科医院(2.22%)、二级综合医院(1.69%)、民营医院(0)。

硕士学历构成比由高到低依次为:三级专科医院(44.53%)、三级综合医院(41.12%)、二级专科医院(15.56%)、二级综合医院(12.96%)、民营医院(6.06%)。

学士学历构成比由高到低依次为:二级专科医院(77.78%)、二级综合医院(62.25%)、三级综合医院(40.75%)、三级专科医院(37.23%)、民营医院(21.21%)。

3. 各类型医疗机构超声科医师职称分布情况

上海市不同类型医疗机构超声医学科医师职称构成比见图 3-9-3。

主任医师构成比由高到低依次为:三级专科医院(9.49%)、三级综合医院(7.48%)、二级综合医院(5.92%)、二级专科医院(4.44%)、民营医院(0)。

副主任医师构成比由高到低依次为:民营医院(21.21%)、三级专科医院(20.44%)、三级综合医院(15.33%)、二级综合医院(12.96%)、二级专科医院(11.11%)。

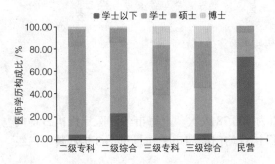

图 3-9-2　上海市不同类型医疗机构超声医学科医师学历构成比

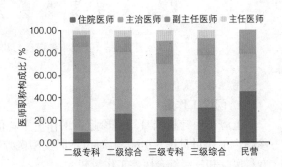

图 3-9-3　上海市不同类型医疗机构超声医学科医师职称构成比

主治医师构成比由高到低依次为：二级综合医院（54.93%）、三级专科医院（47.45%）、三级综合医院（45.98%）、二级专科医院（40.00%）、民营医院（33.33%）。

住院医师构成比由高到低依次为：民营医院（45.45%）、二级专科医院（44.44%）、三级综合医院（31.21%）、二级综合医院（26.20%）、三级专科医院（22.63%）。

4. 各类医疗机构超声科医师年龄分布情况

上海市不同类型医疗机构超声医学科医师年龄构成比见图3-9-4。

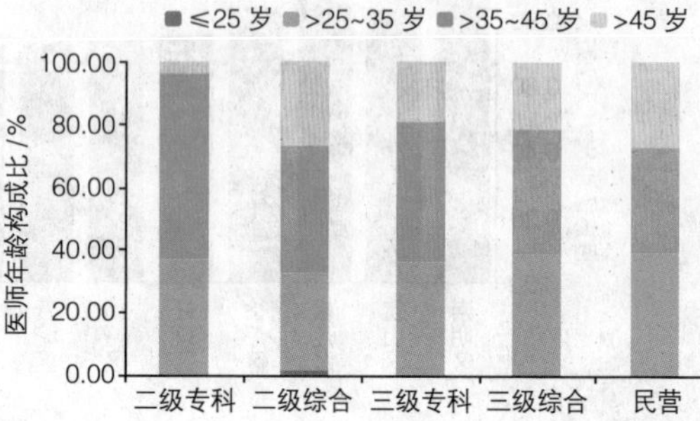

>45岁医师构成比由高到低依次为：民营医院（27.27%）、二级综合医院（26.48%）、三级综合医院（21.31%）、三级专科医院（18.98%）、二级专科医院（11.11%）。

>35~45岁医师构成比由高到低依次为：二级专科医院（51.11%）、三级专科医院（44.53%）、二级综合医院（40.56%）、三级综合医院（39.63%）、民营医院（33.33%）。

>25~35岁医师构成比由高到低依次为：民营医院（39.39%）、三级综合医院（38.32%）、二级专科医院（37.78%）、三级专科医院（36.50%）、二级综合医院（30.42%）。

图 3-9-4 上海市不同类型医疗机构超声医学科医师年龄构成比

≤25岁医师构成比由高到低依次为：二级综合医院（2.54%）、三级综合医院（0.75%）、三级专科医院（0.00%）、二级专科医院（0.00%）、民营医院（0.00%）。

指标2. 超声诊室配置情况

上海市医疗机构超声诊室数/就诊人次数平均值为0.53个/万人次。上海市各区医疗机构超声诊室数/就诊人次数见图3-9-5。

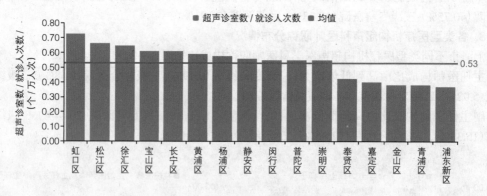

图 3-9-5 上海市各区医疗机构超声诊室数/就诊人次数

指标3. 工作量

1. 门诊工作量

上海市医疗机构日均门诊超声工作量平均值为400.78人次。上海市各区医疗机构日均门诊超声工作量见图3-9-6。上海市不同类型医疗机构日均门诊超声工作量见图3-9-7，其中三级专科医院和三级综合医院工作量较大。

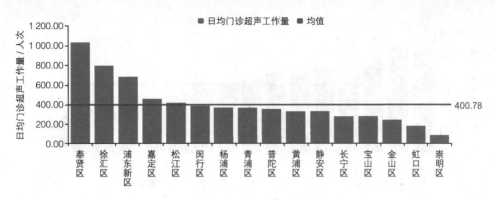

图 3-9-6　上海市各区医疗机构日均门诊超声工作量

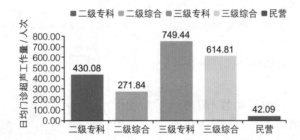

图 3-9-7　上海市不同类型医疗机构日均门诊超声工作量

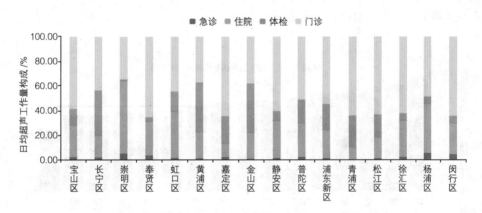

图 3-9-8　上海市各区医疗机构日均超声工作量构成

2. 日均超声工作量构成

上海市各区医疗机构日均超声工作量构成见图 3-9-8。上海市不同类型医疗机构日均超声工作量构成见图 3-9-9,不同类型医疗机构均为门诊超声工作量占比最高。

3. 人均日工作量

上海市医疗机构每日人均超声工作量平均值为 56.17 人次,各区医疗机构每日人均超声工作量见图 3-9-10。上海市不同类型医疗机构每日人均超声工作量见图 3-9-11,二级

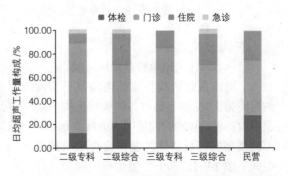

图 3-9-9　上海市不同类型医疗机构日均超声工作量构成

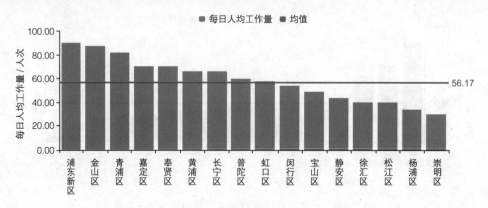

图 3-9-10　上海市各区医疗机构每日人均超声工作量

专科医院、二级综合医院和三级综合医院工作量较大。

指标 4. 超声科医师数与超声诊断仪器数比

上海市医疗机构超声科医师数 / 超声诊断仪器数之比平均值为 1.06。上海市各区医疗机构超声科医师数 / 超声诊断仪器数比见图 3-9-12。上海市不同类型医疗机构超声科医师数 / 超声诊断仪器数比见图 3-9-13。

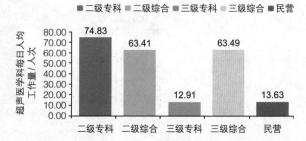

图 3-9-11　上海市不同类型医疗机构每日人均超声工作量

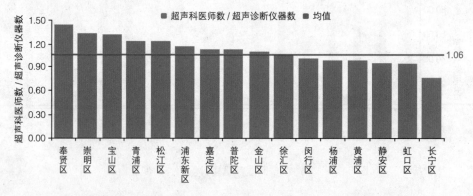

图 3-9-12　上海市各区医疗机构超声科医师数 / 超声诊断仪器数

(三) 过程指标分析

指标 5. 住院超声检查预约时间

上海市医疗机构住院超声检查平均预约时间为 1.73d。上海市各区医疗机构住院超声检查平均预约时间见图 3-9-14。上海市不同类型医疗机构住院超声检查平均预约时间见图 3-9-15,其中二级综合医院和三级综合医院预约时间较长。

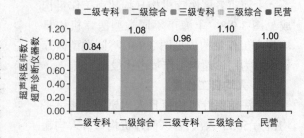

图 3-9-13　上海市不同类型医疗机构超声科医师数 / 超声诊断仪器数

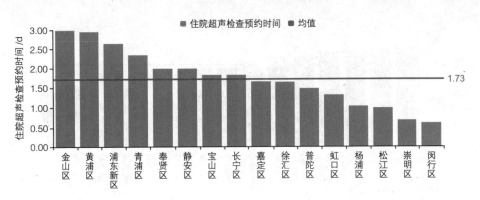

图 3-9-14　上海市各区医疗机构住院超声检查平均预约时间

指标 6. 危急值上报数

上海市医疗机构超声危急值报告数平均值为 47.73 例。上海市各区医疗机构超声危急值报告数见图 3-9-16。上海市不同类型医疗机构超声危急值报告数平均值见图 3-9-17,其中三级综合医院上报例数最多。

(四) 结果指标分析

指标 7. 超声报告阳性率

上海市医疗机构总体超声报告阳性率为 71%,上海市各区医疗机构总体超声报

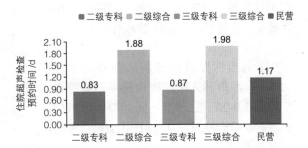

图 3-9-15　上海市不同类型医疗机构住院超声检查平均预约时间

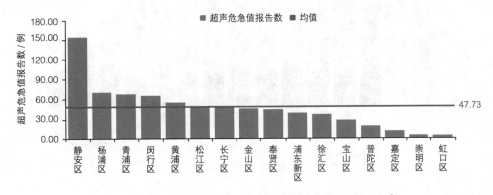

图 3-9-16　上海市各区医疗机构超声危急值报告数

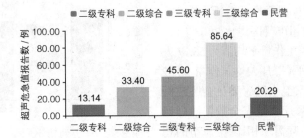

图 3-9-17　上海市不同类型医疗机构超声危急值报告数平均值

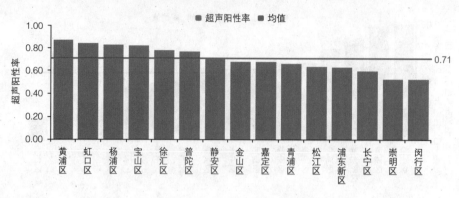

图 3-9-18　上海市各区医疗机构总体超声报告阳性率

告阳性率见图 3-9-18。上海市不同类型医疗机构总体超声报告阳性率见图 3-9-19。

指标 8. 超声诊断符合率

上海市医疗机构超声诊断符合率为 92%。上海市各区医疗机构超声诊断符合率见图 3-9-20。上海市不同类型医疗机构超声诊断符合率见图 3-9-21，其中民营医院相对稍低。

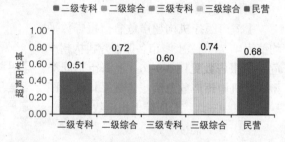

图 3-9-19　上海市不同医疗机构总体超声报告阳性率

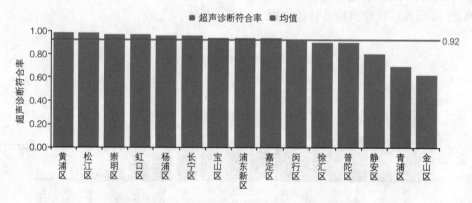

图 3-9-20　上海市各区医疗机构超声诊断符合率

二、问题分析及工作重点

（一）存在的主要问题及原因分析

上海市医疗机构超声科医患比为 0.67 人/万人次，每日人均超声工作量平均值为 56.17 人次，高于全国平均水平（每日人均工作量 30.22 人次，数据来源为国家卫生健康委员会医政医管局的 2017 年全国医疗质量安全数据抽样调查）。表明与巨大的医疗需求相比，上海市的超声医师短缺现象较显著。上海市医疗机构总

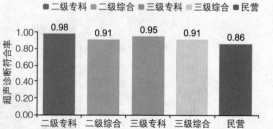

图 3-9-21　上海市不同类型医疗机构超声诊断符合率

体超声报告阳性率为71%,与全国平均水平持平(2018年全国超声报告阳性率平均为71%)。上海市医疗机构超声诊断符合率为92%,高于全国平均水平(2018年全国超声诊断符合率平均值为89%)。三级专科医院和三级综合医院高学历、高级职称医师占比高,以25~45岁中青年医师为主,具有人才储备优势。而三级综合医院也存在工作量大、危重病例多等压力,预约时间最长。上海市几个区,例如浦东新区、奉贤区、嘉定区、青浦区和金山区,由于地处上海周围地带,地域面积广阔,经济、教育、基础建设相对落后等原因,存在明显超声医师数量、超声诊断仪器和超声诊室等医疗资源不足;此外可能由于医院其他诊断技术的不足,间接造成超声诊断的需求增大,患者检查人均频次也增高,使得超声医师工作量较大。

(二)下一步重点工作

上海市超声质控中心分别在2013年和2018年进行过全市医疗机构超声学科的基线调查,采用的方法比较传统,为Excel表格填报和人工录入统计,工作量巨大而繁琐。而在2018年本中心启动了质控网络督查,大大提高了专家对所有本中心管辖范围内医疗机构的督查效率,充分体会到合理利用信息化手段的好处。本中心的下一步重点工作,也将紧跟国家超声质控中心的步伐,推进上海市基线调查的超声信息化系统建立,完善监督机制。

第十节　江苏省

一、医疗服务与质量安全情况分析

(一)数据上报概况

江苏省共有245家设有超声医学专业的医疗机构参与数据上报,数据完整率为97.5%。其中,公立医院165家,包括三级综合医院66家(26.9%),二级综合医院79家(32.3%),三级专科医院14家(5.7%),二级专科医院6家(2.4%);民营医院80家(32.7%)。各地市及各类别医院具体数据分布情况见表3-10-1。

表3-10-1　2018年江苏省超声专业医疗质量控制指标抽样医疗机构分布情况

单位:家

地市	二级专科	三级专科	二级综合	三级综合	民营	合计
常州市	0	3	2	4	7	16
淮安市	0	1	4	3	1	9
连云港市	0	0	1	3	7	11
南京市	0	2	9	8	7	26
南通市	0	1	15	7	3	26
苏州市	0	1	11	9	10	31
宿迁市	1	0	0	1	17	19
泰州市	1	0	7	5	2	15
无锡市	1	1	8	7	8	25
徐州市	0	3	9	5	3	20
盐城市	0	0	8	4	11	23
扬州市	1	1	5	2	2	11
镇江市	2	1	5	3	2	13
全省	6	14	79	66	80	245

(二)结构指标分析

指标 1. 超声医师配置情况

1. 超声医患比

超声医患比指的是每万人次超声就诊患者平均拥有的超声医师数。江苏省医疗机构超声科医患比为 0.99 人/万人次。各地区医疗机构超声科医患比见图 3-10-1,其中连云港市超声科医患比最高,为 1.33 人/万人次;扬州市最低,为 0.68 人/万人次。盐城市、南京市、南通市、徐州市、镇江市及扬州市低于全省平均水平,连云港市、宿迁市、无锡市、淮安市、泰州市、苏州市高于全省平均水平。

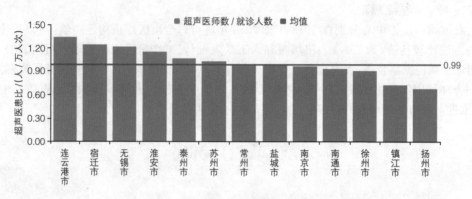

图 3-10-1　2018 年江苏省各地市超声医患比

2. 各类医疗机构超声科医师学历分布情况

江苏省不同类型医疗机构超声科医师学历构成情况见图 3-10-2,研究生以上学历在三级综合医院中的比例最高,其中博士学位占 2.14%,硕士学位占 25.49%,在二级专科医院中研究生以上学历的超声医师数量为 0。

3. 各类型医疗机构超声科医师职称分布情况

江苏省不同类型医疗机构超声科医师职称构成情况见图 3-10-3,高级职称在三级综合医院中的比例最高,其中主任医师占 5.22%,副主任医师位占 19.53%,在二级专科医院中职称为主任医师的超声医师数量为 0。

4. 各类医疗机构超声科医师年龄分布情况

江苏省不同类型医疗机构超声科医师年龄分布情况见图 3-10-4,>25~35 岁的超声医师在三级专科医院中的比例最高,占 51.61%;在二级专科医院中的比例最低,占 22.92%。

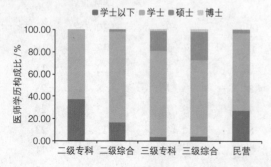

图 3-10-2　江苏省不同类型医疗机构超声医学科医师学历构成比

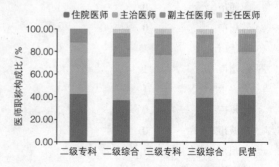

图 3-10-3　江苏省不同类型医疗机构超声医学科医师职称构成比

指标 2. 超声诊室配置情况

江苏省医疗机构超声科超声诊室数与就诊人次数的比值为 0.67 个 / 万人次。各地区医疗机构超声科超声诊室数与就诊人次数的比值见图 3-10-5,其中连云港市最高,为 0.91 个 / 万人次;扬州市最低,为 0.48 个 / 万人次。南京市、南通市、镇江市及扬州市低于全省平均水平,连云港市、宿迁市、淮安市、盐城市、泰州市、徐州市、无锡市、苏州市高于全省平均水平。

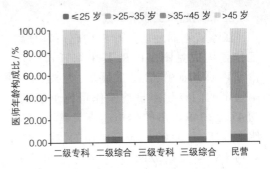

图 3-10-4 江苏省不同类型医疗机构超声医学科医师年龄构成比

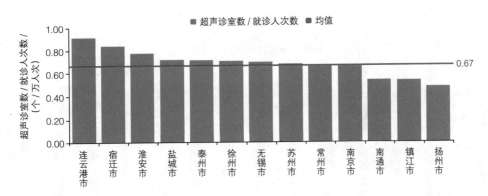

图 3-10-5 江苏省医疗机构超声诊室数 / 就诊人次数

指标 3. 工作量

1. 门诊工作量

江苏省医疗机构超声科日均门诊超声工作量为 270.44 人次。各地区医疗机构超声科日均门诊工作量见图 3-10-6,其中扬州市最高,为 414.50 人次,连云港市最低,为 143.46 人次,镇江市、无锡市、淮安市、泰州市、南通市、宿迁市、盐城市、连云港市低于全省平均水平,扬州市、苏州市、南京市、徐州市、常州市高于全省平均水平。

江苏省不同类型医疗机构超声科日均门诊工作量见图 3-10-7,其中三级专科医院最高,为 548.19 人次,民营医院最低,为 123.67 人次。

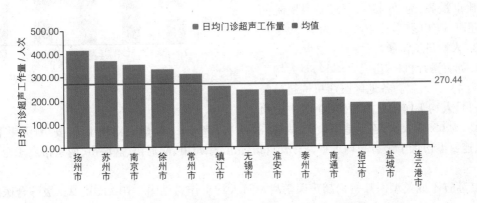

图 3-10-6 江苏省医疗机构日均门诊超声工作量

2. 日均超声工作量构成

江苏省不同地区医疗机构超声科日均工作量构成见图3-10-8,其中宿迁市的门诊超声日均工作量比重最高,为58.34%,南通市的门诊超声日均工作量比重最低,为45.53%;镇江市的体检超声日均工作量比重最高,为33.09%;连云港市的体检超声日均工作量比重最低,为7.84%;徐州市的住院超声日均工作量比重最高,为30.95%,镇江市的住院超声日均工作量比重最低,为

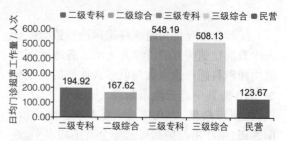

图 3-10-7 江苏省不同类型医疗机构日均门诊超声工作量

14.52%;无锡市的急诊超声日均工作量比重最高,为4.87%;南通市的急诊超声日均工作量比重最低,为2.48%。

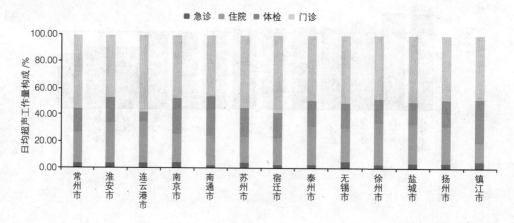

图 3-10-8 江苏省医疗机构日均超声工作量构成

江苏省不同类型医疗机构超声科日均工作量构成见图3-10-9,其中三级专科医院的门诊超声日均工作量比重最高,为69.85%,民营医院的体检超声日均工作量比重最高,为29.60%,三级综合医院的住院超声日均工作量比重最高,为26.48%,三级专科医院的急诊超声日均工作量比重最高,为7.75%。

3. 人均日工作量

江苏省医疗机构超声医学科每日人均工作量为43.35人次。各地区医疗机构超声医学科每日人均工作量见图3-10-10,其中扬州

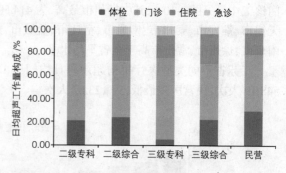

图 3-10-9 江苏省不同类型医疗机构日均超声工作量构成

市最高,为63.81人次;连云港市最低,为32.87人次;常州市、苏州市、泰州市、淮安市、无锡市、宿迁市、连云港市低于全省平均水平,扬州市、镇江市、徐州市、南通市、盐城市、南京市高于全省平均水平。

江苏省不同类型医疗机构超声医学科每日人均工作量见图3-10-11,其中三级综合医院最高,为45.77人次;二级专科医院最低,为36.68人次。

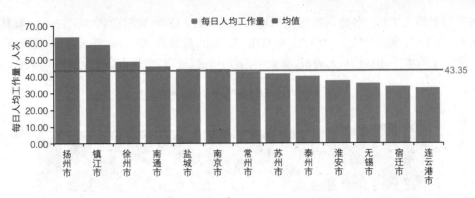

图3-10-10 江苏省医疗机构超声医学科每日人均工作量

4. 单位诊间工作量

江苏省医疗机构超声医学科单位诊间平均工作量为64.15人次。各地区医疗机构超声医学科单位诊间日人均工作量见图3-10-12,其中扬州市最高,为90.13人次;连云港市最低,为48.38人次;常州市、苏州市、徐州市、无锡市、泰州市、盐城市、淮安市、宿迁市、连云港市低于全省平均水平,扬州市、镇江市、南通市、南京市高于全省平均水平。

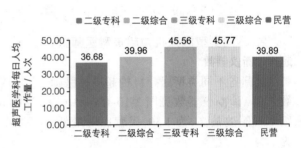

图3-10-11 江苏省不同类型医疗机构超声医学科每日人均工作量

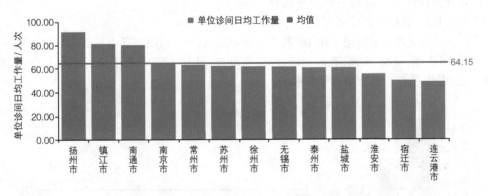

图3-10-12 江苏省医疗机构超声医学科单位诊间平均工作量

江苏省不同类型医疗机构超声医学科单位诊间平均工作量见图3-10-13,其中三级专科医院最高,为67.22人次;二级专科医院最低,为55.02人次。

指标4. 超声科医师数与超声诊断仪器数比

1: 医疗机构超声科医师数 / 超声诊断仪器数

江苏省医疗机构超声科医师数 / 超声

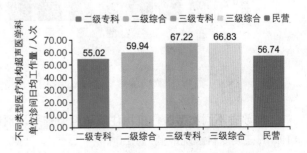

图3-10-13 江苏省不同类型医疗机构超声医学科单位诊间人均工作量

诊断仪器数平均为1.35。各地区医疗机构超声科医师数/超声诊断仪器数见图3-10-14,其中南通市最高,为1.56,徐州市最低,为1.23,南京市、苏州市、盐城市、镇江市、连云港市、扬州市、徐州市低于全省平均水平,南通市、无锡市、淮安市、泰州市、宿迁市、常州市高于全省平均水平。

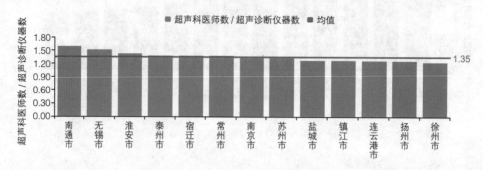

图 3-10-14　江苏省医疗机构江苏省医疗机构超声科医师数/超声诊断仪器数

2. 不同类型医疗机构超声科医师数/超声诊断仪器数

江苏省不同类型医疗机构超声科医师数/超声诊断仪器数见图3-10-15,其中二级专科医院最高,为1.50,民营医院最低,为1.24。

（三）过程指标分析

指标5. 住院超声检查预约时间

江苏省医疗机构住院超声检查平均预约时间为1.36d。各地区医疗机构超声科住

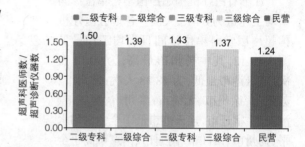

图 3-10-15　江苏省不同类型医疗机构超声科医师数/超声诊断仪器数

院超声检查平均预约时间见图3-10-16,其中无锡市最高,为3.37d;宿迁市最低,为0.23d;南京市、苏州市、常州市、南通市、泰州市、淮安市、连云港市、扬州市、宿迁市低于全省平均水平,无锡市、徐州市、盐城市、镇江市高于全省平均水平。

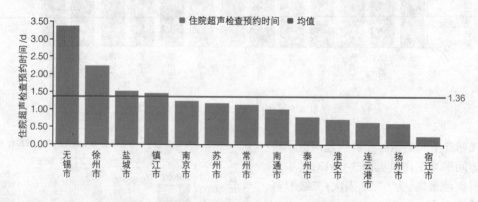

图 3-10-16　江苏省医疗机构住院超声检查平均预约时间

江苏省不同类型医疗机构住院超声检查平均预约时间见图3-10-17,其中民营医院最高,为1.61d;三级专科医院最低,为1.06d。

指标6. 危急值上报数

江苏省医疗机构超声危急值报告数平均为66.16例。各地区医疗机构超声科超声危急值

报告数见图 3-10-18,其中扬州市最高,为189.40 例;淮安市最低,为 22.11 例;南京市、镇江市、连云港市、宿迁市、盐城市、无锡市、苏州市、淮安市低于全省平均水平,扬州市、常州市、徐州市、南通市、泰州市高于全省平均水平。

江苏省不同类型医疗机构超声危急值报告数见图 3-10-19,其中三级专科医院最高,为 131.86 例;二级专科医院最低,为 18.50 例。

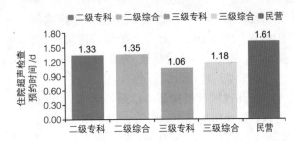

图 3-10-17　江苏省不同类型医疗机构住院超声检查平均预约时间

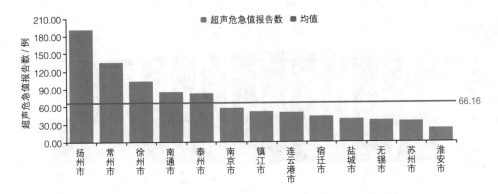

图 3-10-18　江苏省医疗机构超声危急值报告数

(四)结果指标分析

指标 7. 超声报告阳性率

江苏省医疗机构总体超声报告阳性率平均为 0.68。各地区医疗机构总体院超声报告阳性率见图 3-10-20,其中盐城市最高,为0.78;常州市最低,为 0.55;无锡市、苏州市、南京市、镇江市低于全省平均水平,盐城市、宿迁市、徐州市、扬州市、南通市、淮安市、泰州市、连云港市高于全省平均水平。

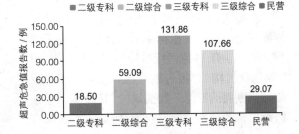

图 3-10-19　江苏省不同类型医疗机构超声危急值报告数平均值

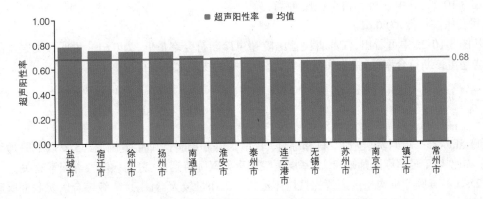

图 3-10-20　江苏省医疗机构总体超声报告阳性率

江苏省不同类型医疗机构总体超声报告阳性率见图3-10-21,其中二级综合医院最高,为0.71,二级专科医院最低,为0.39。

指标8. 超声诊断符合率

江苏省医疗机构超声诊断符合率为0.83。各地区医疗机构超声诊断符合率见图3-10-22,其中宿迁市最高,为0.93;连云港市最低,为0.37。仅有连云港市低于全省平均水平,宿迁市、扬州市、南通市、南京市、盐城市、淮安市、镇江市、无锡市、泰州市、苏州市、常州市高于全省平均水平。

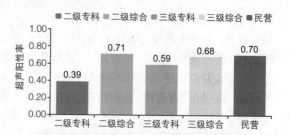

图 3-10-21　江苏省不同类型医疗机构总体超声报告阳性率

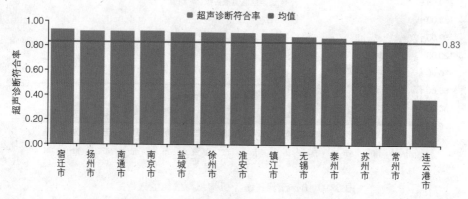

图 3-10-22　江苏省医疗机构超声诊断符合率

从图3-10-22中可看出,连云港市的超声诊断符合率最低。根据原始表格数据,连云港市此次一共有11家医疗机构参与数据上报,因7家医疗机构的"报告期内超声诊断与病理或临床诊断符合例数"数据缺失,只计算了4家医疗机构的超声诊断符合率,因此超声医师应当注重日常工作的随访,提高超声诊断水平,同时也应当鼓励医院积极进行数据真实填写。

江苏省不同类型医疗机构超声诊断符合率见图3-10-23,其中二级专科合医院最高,为0.95;民营医院最低,为0.61。

从图3-10-23中可看出,江苏省民营医院超声诊断符合率最低,为0.61。说明该类医院的超声报告超声诊断符合率低,报告质量较差,超声医师的技能水平有待提高。

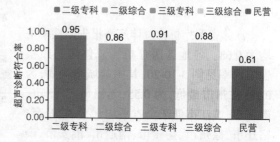

图 3-10-23　江苏省不同类型医疗机构超声诊断符合率

二、问题分析及工作重点

(一) 存在的主要问题及原因分析

(1) 江苏省二级医院(包括专科和综合)、民营医院超声科医师年龄偏大,45岁以上医师约占1/4及以上,与年轻超声医师缺口大,基层医院超声科医师待遇低、劳动强度大等因素有关。

(2) 江苏省医疗机构超声医师的日均体检超声工作量较大,且南京三级综合医院数据遥遥领先,与各大型综合医院超声科缺乏统一管理,超声科自身跟临床沟通不紧密,致大量人才、人力为体检所用有关。

(3) 二级医院及民营医院危急值上报平均值较三级医院明显减低,与江苏省二级医院及民营医院整体危重患者救治能力、超声科对危急值重视程度不足有关。

(4) 二级专科医院超声诊断符合率较其他类型医院显著减低,与江苏省二级专科医院外科实力、超声科不重视病理随访、病理科室水平有关。

(二) 下一步重点工作

(1) 提高江苏省超声医师尤其是基层医院超声医师的待遇,制定相关引进人才的优惠政策。

(2) 注重江苏省三级医院超声学科的统一管理,可从质控、人员准入、资质考核等多方面入手,在相关医院增设超声技师岗位用于体检等技术要求较低的岗位,将超声医学研究生以上学历的医师回归临床和科研岗位。

(3) 对二级医院及民营医院超声科加强危急值上报和病例随访的监管工作。

第十一节 浙江省

一、医疗服务与质量安全情况分析

(一) 数据上报概况

浙江省共有267家设有超声医学专业的医疗机构参与数据上报,数据完整率为95.1%。其中,公立医院242家,包括三级综合医院80家(30.0%),二级综合医院116家(43.4%),三级专科医院19家(7.1%),二级专科医院27家(10.1%);民营医院25家(9.4%)。各地市及各类别医院分布情况见表3-11-1。

表3-11-1 2018年浙江省超声专业医疗质量控制指标抽样医疗机构分布情况

单位:家

地市	二级专科	二级综合	三级专科	三级综合	民营	合计
杭州市	3	17	8	14	3	45
宁波市	4	20	3	11	6	44
金华市	2	13	2	8	7	32
温州市	3	13	0	11	3	30
绍兴市	3	9	2	9	0	23
台州市	3	10	0	7	2	22
湖州市	1	7	2	5	2	17
嘉兴市	2	7	1	7	0	17
衢州市	5	6	0	3	2	16
丽水市	1	10	0	3	0	14
舟山市	0	4	1	2	0	7
全省	27	116	19	80	25	267

(二) 结构指标分析

指标1. 超声医师配置情况

1. 超声医患比

超声医患比指的是每万人次就诊患者平均拥有的超声医师数。全省最高地区温州市1.0

人/万人次，最低地区嘉兴市 0.62 人/万人次，平均值 0.80 人/万人次；最高医院 4.37 人/万人次，最低医院 0.19 人/万人次（图 3-11-1）。

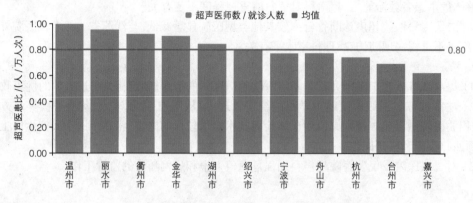

图 3-11-1　2018 年浙江省各地市超声医患比

2. 各类医疗机构超声科医师学历分布情况

见图 3-11-2。

3. 各类型医疗机构超声科医师职称分布情况

见图 3-11-3。

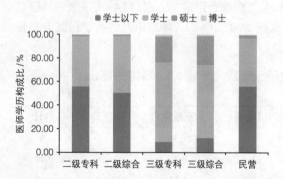

图 3-11-2　不同类型医疗机构超声医学科医师学历构成比

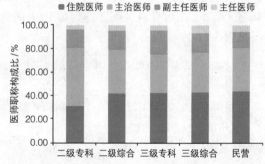

图 3-11-3　不同类型医疗机构超声医学科医师职称构成比

4. 各类医疗机构超声科医师年龄分布情况

见图 3-11-4。

指标 2. 超声诊室配置情况

每万人次就诊患者平均拥有的超声诊室数，全省最高地区为丽水市（0.8 个/万人次），最低地区为嘉兴市（0.45 个/万人次），平均 0.57 个/万人次；最高医院为 7.29 个/万人次，最低医院为 0.14 个/万人次（图 3-11-5）。

指标 3. 工作量

1. 门诊工作量

平均每日门诊超声检查人次，全省最高

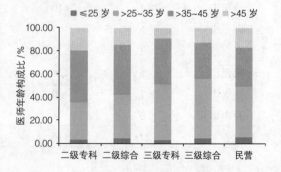

图 3-11-4　不同类型医疗机构超声医学科医师年龄构成比

地区杭州市 471.32 人次，最低地区衢州市 161.78 人次，平均 377.09 人次；最高医院为 1 763.25

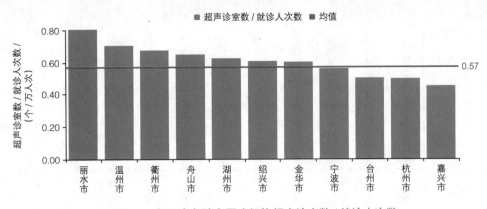

图 3-11-5 浙江省各地市医疗机构超声诊室数/就诊人次数

人次,最低医院为 7.33 人次(图 3-11-6)。三级医院远高于二级医院和民营医院(图 3-11-6、图 3-11-7)。

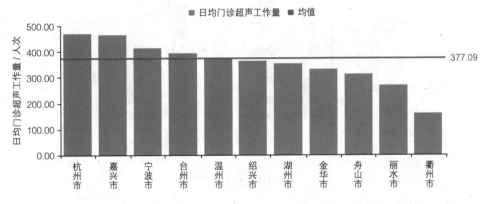

图 3-11-6 浙江省各地市医疗机构日均门诊超声工作量

2. 日均超声工作量构成

专科医院门诊工作量占较大比例,民营医院体检工作量占较大比例(图 3-11-8、图 3-11-9)。

3. 人均日工作量

平均每位医师每日超声检查人次,全省最高地区为嘉兴市(65.38 人次),最低地区为温州市(34.92 人次),平均 50.12 人次;最高医院为 222.03 人次,最低医院为 3.25 人次;三级医院高于二级医院,民营医院高于公立医院(图 3-11-10、图 3-11-11)。

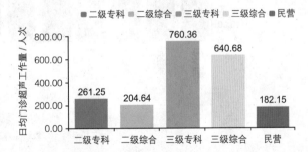

图 3-11-7 不同类型医疗机构日均门诊超声工作量

指标 4. 超声科医师数与超声诊断仪器数比

全省最高地区宁波市为 1.34,最低地区丽水市为 1.08,平均值 1.26;三级医院最高,为 3;二级专科医院最低,为 0.38,各类各级医院比例相对一致(图 3-11-12、图 3-11-13)。

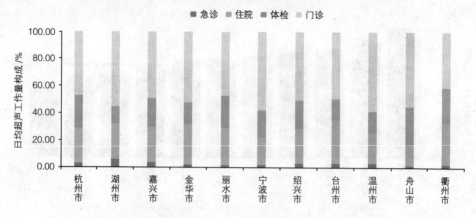

图 3-11-8 浙江省各地市医疗机构日均超声工作量构成

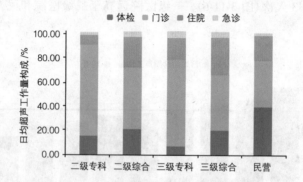

图 3-11-9 不同类型医疗机构日均超声工作量构成

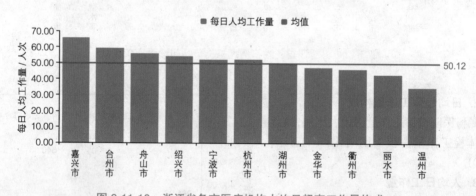

图 3-11-10 浙江省各市医疗机构人均日超声工作量构成

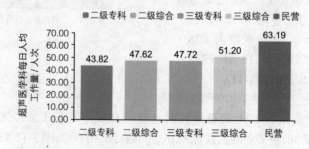

图 3-11-11 不同类型医疗机构人均日超声工作量构成

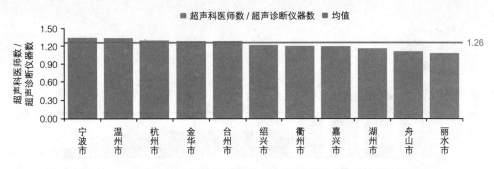

图 3-11-12　浙江省各地市医疗机构超声科医师数 / 超声诊断仪器数

(三) 过程指标分析

指标 5.　住院超声检查预约时间

全省最高地区为舟山市(5.44d),最低地区为衢州市(1.18d),平均值 1.49d;最高医院 22d,最低医院有 45 家医院为 0;综合医院长于专科医院(图 3-11-14、图 3-11-15)。

指标 6.　危急值上报数

全省全年最高地区台州市为 273 例,最低地区舟山市为 22.57 例,平均 103.97 例;最高医院为 2 013 例,最低医院有 4 家为 0;三级综合医院远高于其他医院(图 3-11-16、图 3-11-17)。

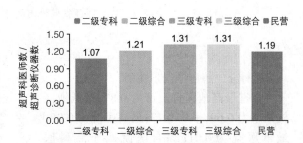

图 3-11-13　不同类型医疗机构单位超声科医师数 / 超声诊断仪器数

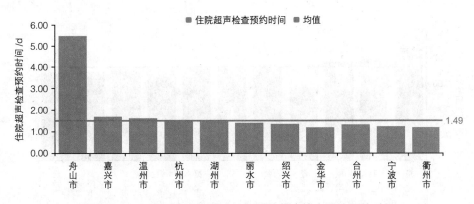

图 3-11-14　浙江省各市医疗机构住院超声检查平均预约时间

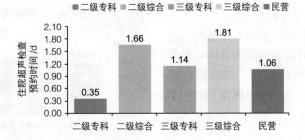

图 3-11-15　不同类型医疗机构住院超声检查平均预约时间

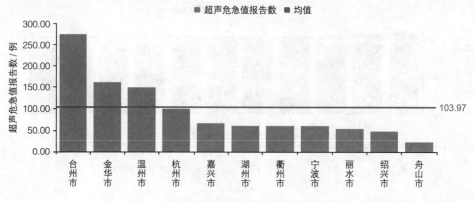

图 3-11-16　浙江省各地市医疗机构超声危急值报告数

（四）结果指标分析

指标 7．超声报告阳性率

全省最高地区舟山市为 0.87，最低地区杭州市为 0.69，平均 0.73；最高医院为 0.98，最低医院为 0.01；综合医院高于专科医院，三级医院高于二级医院（图 3-11-18、图 3-11-19）。

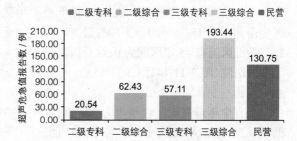

图 3-11-17　不同类型医疗机构超声危急值报告数平均值

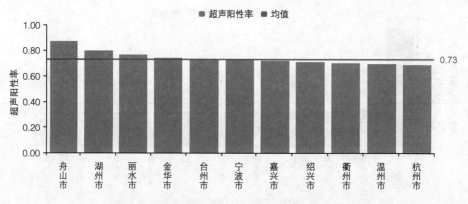

图 3-11-18　浙江省各地市医疗机构总体超声阳性率

指标 8．超声诊断符合率

全省最高地区湖州市为 0.94，最低地区嘉兴市为 0.8，平均 0.88；最高医院为 0.998，最低医院为 0.14；三级综合医院高于二级综合医院，二级专科医院高于三级专科医院（图 3-11-20、图 3-11-21）。

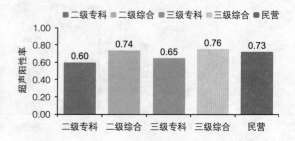

图 3-11-19　不同类型医疗机构总体超声阳性率

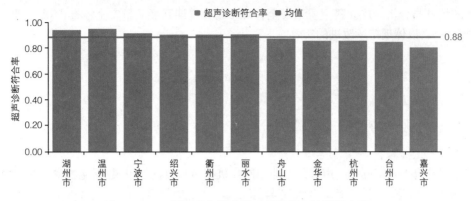

图 3-11-20 浙江省各地市医疗机构超声诊断符合率

二、问题分析及工作重点

(一)存在的主要问题及原因分析

(1)部分医院超声科主任或质控管理员对数据填报重视程度不够,没有完全理解所要上报的材料,部分数据不合逻辑,上报工作不仔细,造成浙江省有些数据统计存在一定偏差。比如:①有一部分医院上报工作量按检查人次,而非按项目次上报,造成本省及本地区工作量统计偏低;②有一部分医院不仔细,数据

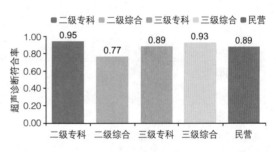

图 3-11-21 不同类型医疗机构超声诊断符合率

的小数点有误,造成结果增加或减少了 10 倍;③填写"超声报告阳性率"与"超声诊断符合率"这两项数据时理解有误,出现阳性率、符合率很高或者很低等。

(2)超声医患比、超声诊室配置情况、超声仪器配置情况三个指标反映浙江省与巨大的医疗需求相比,超声医师、超声诊室和超声仪器在全省均处于短缺状态,各地区短缺情况不平衡。

(3)人均工作量、单位诊间工作量、单位超声仪器工作量统计结果显示浙江省超声医师工作量强度大,三级医院和民营医院高于二级医院,在不同类型工作量的构成上门诊超声工作量占比最高,其次为住院超声,全省各地区情况基本相同。

(4)阳性率指标显示偏高,三级综合医院高于二级医院,全省各地区间差别较小。

(5)超声诊断符合率显示浙江省超声医师诊断水平高,基本符合临床诊断的需要,三级医院高于二级医院和民营医院。

(6)危急值上报数:总体上报例数偏少,三级综合医院远高于其他医院,实际中存在部分医院没有按实际例数上报,并且由于各家医院自己制定危急值,定义上存在不规范的情况。

(二)下一步重点工作

(1)针对超声质控数据网上填报偏差问题,通过会议培训、个别咨询、经验介绍等形式进行教育,在今后将数据网上填报工作扎实做好。

(2)当年超声质量报告进行全省范围广泛公布,让全省共识明确:超声医学专业质量管理控制指标,是为了实现超声医学专业医疗质量和服务水平的持续改进。

(3)根据指定的超声医学质量控制评价标准,定期开展督查。超声医学科人员资质规范准入,科室制定并不断完善各项制度,落实岗位职责,不断健全并严格遵守各项规范及规程。严格遵循超声扫查操作规范和诊断报告规范,严格执行危急值报告制度,定期超声检查阳性率与超声诊断符合率的统计与分析。成立科室质量安全管理小组并定期开展质量安全检查,不断提出改进措施并监督落实,以体现持续改进的实效。

第十二节　安徽省

一、医疗服务与质量安全情况分析

(一) 数据上报概况

安徽省共有 188 家设有超声医学专业的医疗机构参与数据上报,数据完整率为 95.22%。其中,公立医院 119 家,包括三级综合医院 44 家(23.4%),二级综合医院 67 家(35.6%),三级专科医院 5 家(2.7%),二级专科医院 3 家(1.6%),民营医院 69 家(36.7%)。各地市及各类别医院分布情况见表 3-12-1。

表 3-12-1　2018 年安徽省超声专业医疗质量控制指标抽样医疗机构分布情况

单位:家

地市	二级专科	二级综合	三级专科	三级综合	民营	合计
安庆市	0	3	0	2	0	5
蚌埠市	1	1	0	5	3	10
池州市	0	3	0	1	2	6
滁州市	0	7	0	1	9	17
阜阳市	0	6	1	5	8	20
合肥市	0	3	2	10	7	22
淮北市	0	3	0	2	4	9
淮南市	1	6	0	1	13	21
黄山市	0	4	0	1	2	7
六安市	0	5	0	3	0	8
马鞍山市	0	2	1	2	1	6
宿州市	0	8	0	1	9	18
铜陵市	0	1	1	2	1	5
芜湖市	1	5	0	5	2	13
宣城市	0	6	0	1	1	8
亳州市	0	4	0	2	7	13
全省	3	67	5	44	69	188

(二) 结构指标分析

指标 1. 超声医师配置情况

1. 超声医患比

全省共 16 个地市,188 家医疗机构上报的数据中平均超声医患比为 1.16 人/万人次,位居前三位的地市分别为黄山市(1.76 人/万人次)、铜陵市(1.52 人/万人次)、宿州市(1.48 人/万人次);后三位的地市分别为亳州市(1.00 人/万人次)、合肥市(0.97 人/万人次)及芜湖市(0.95 人/万人次)。医患比高于平均值的地市有淮北市(1.43 人/万人次)、安庆市(1.36 人/万人次)、淮南市

(1.29 人 / 万人次)、马鞍山市(1.28 人 / 万人次)、阜阳市(1.28 人 / 万人次)、六安(1.25 人 / 万人次)、池州(1.18 人 / 万人次)、蚌埠(1.16 人 / 万人次)。医患比高低直接由超声科医师人数和超声科完成超声检查总人数决定,超声医师人数越少,而超声科检查总人数越多,医患比越低;反之超声医师人数越多,而超声科检查总人数越少,医患比越高。见图 3-12-1。

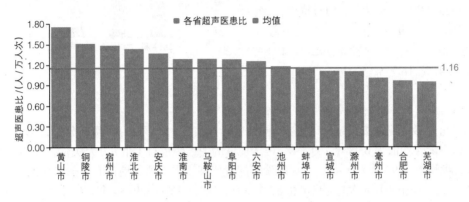

图 3-12-1 2018 年各地市超声医患比

2. 各类医疗机构超声科医师学历分布情况

目前,188 家医疗机构超声科医师学历分布情况,学士学历以下构成比为:二级专科医院 31.25%、二级综合医院 42.19%、三级专科医院 6.93%、三级综合医院 10.74%、民营医院 63.24%;学士学历构成比为:二级专科医院 68.75%、二级综合医院 56.64%、三级专科医院 81.19%、三级综合医院 67.91%、民营医院 35.51%;硕士构成比为:二级专科医院 0%、二级综合医院 1.17%、三级专科医院 11.88%、三级综合医院 20.39%、民营医院 1.25%;博士构成比为:二级专科医院 0、二级综合医院 0、三级专科医院 0、三级综合医院 0.97%、民营医院 0。结果显示,硕士及以上学历的医师主要分布在三级医院,二级医院超声医师主要为学士及以下学历。见图 3-12-2。

3. 各类医疗机构超声科医师职称分布情况

安徽省 188 家医疗机构住院医师和主治医师占主要部分,按医院级别:二级专科、二级综合、三级专科、三级综合及民营医院,其住院医师和主治医师占比依次为:43.75%、50.00%;46.88%、43.36%;46.53%、40.59%;37.76%、43.55%;52.34%、34.89%;副主任依次为:6.25%、8.98%、9.90%、14.72%、10.90%;而主任医师职称主要分布在三级专科和三级综合医院,分别占 2.97%、3.98%;二级综合、二级专科和民营医院占比较少,分别为:0.78%、0.00%、1.87%。见图 3-12-3。

4. 各类医疗机构超声科医师年龄分布情况

据统计,各类医疗机构超声科医师按年龄分,>25~35 岁,>35~45 岁占主要部分,其构成比由

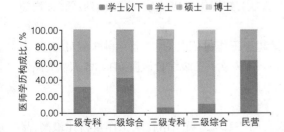

图 3-12-2 不同类型医疗机构超声医学科医师学历构成比

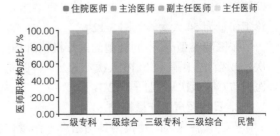

图 3-12-3 不同类型医疗机构超声医学科医师职称构成比

各年龄段人数 / 年末科室医师总人数组成,二级专科、二级综合、三级专科、三级综合及民营医院分别为:50.00%、31.25%;41.02%、30.47%;48.52%、26.73%;49.82%、31.00%;33.65%、32.40%;≤25 岁及 >45 岁占比相对较少,二级专科、二级综合、三级专科、三级综合及民营医院分别为:0.00%、18.75%;9.38%、19.14%;10.89%、13.86%;2.41%、16.77%;9.97%、23.99%。见图3-12-4。

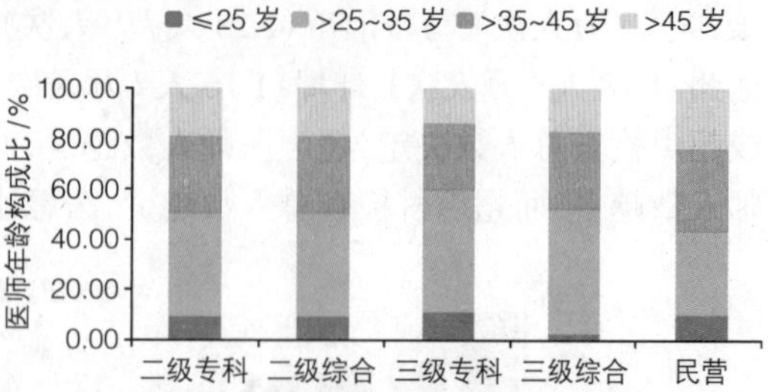

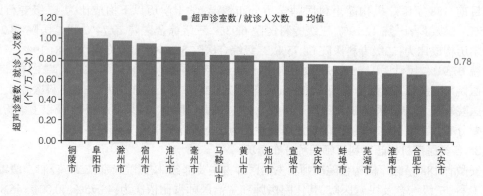

图 3-12-4 不同类型医疗机构超声医学科医师年龄构成比

指标 2. 超声诊室配置情况

全省超声诊室配置按照超声诊室数 / 同期就诊人次数(个 / 万人次)情况分析,188 家医疗机构超声诊室配置均值为 0.78 个 / 万人次,位居前三的为铜陵市(1.1 个 / 万人次)、阜阳市(0.99 个 / 万人次)、滁州市(0.97 个 / 万人次)。其他诊室配置比高于平均值的地市有宿州市(0.95 个 / 万人次)、淮北市(0.91 个 / 万人次)、亳州市(0.87 个 / 万人次)、马鞍山市(0.84 个 / 万人次)、黄山市(0.83 个 / 万人次)、池州市(0.79 个 / 万人次)、宣城市(0.78 个 / 万人次);后三位为淮南市(0.66 个 / 万人次)、合肥市(0.65 个 / 万人次)、六安市(0.54 个 / 万人次)。就诊总人数直接影响诊室配置比例的高低,就诊人数越多,诊室需求量越大。见图 3-12-5。

图 3-12-5 各地市医疗机构超声诊室数 / 就诊人次数

指标 3. 工作量

1. 门诊工作量

188 家医疗机构超声科日均门诊工作量为 208.87 人次,最高的是合肥市 350 人次。有 8 个地市日门诊量在 210 人以上,分别是亳州市(319 人次)、芜湖市(285 人次)、马鞍山市(258 人次)、铜陵市(257 人次)、安庆市(256 人次)、宣城市(227 人次)、蚌埠市(219 人次);黄山市最低,日均门诊工作量为 54 人次。见图 3-12-6。

按医院类型分,不同类型的医疗机构日均门诊超声工作量依次为:二级专科医院(152.12 人次)、二级综合医院(170.16 人次)、三级专科医院(439.33 人次)、三级综合医院(414.65 人次)、民营医院(77.41 人次)。见图 3-12-7。

2. 日均超声工作量构成

安徽省各地区医疗机构日均超声工作量构成见图 3-12-15,黄山市住院工作量占比最高,阜阳市门诊工作量占比最高,池州市和安庆市分别在体检工作量方面和急诊工作量方面占比最高。安徽省不同类型医疗机构日均超声工作量构成见图 3-12-16,不同类型医疗机构均为门诊超声工

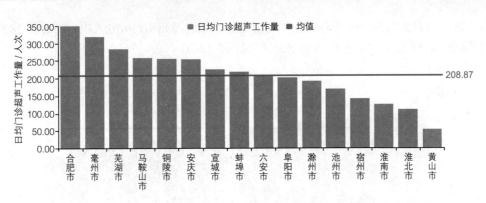

图 3-12-6　各地市医疗机构日均门诊超声工作量

作量占比最高。见图 3-12-8、图 3-12-9。

3. 人均日工作量

188 家医疗机构超声每日人均工作量平均为 36.52 人次,每日人均超声工作量较高排名前三位的地市依次为芜湖市(44.27人次)、合肥市(42.14 人次)、亳州市(40.69 人次)。淮北市、铜陵市、黄山市每日人均工作量相对较低,依次为 30.02 人次、27.85 人次、

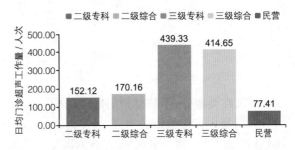

图 3-12-7　不同类型医疗机构日均门诊超声工作量

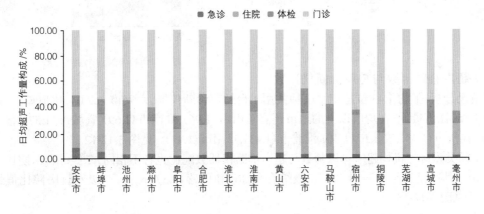

图 3-12-8　各地市医疗机构日均超声工作量构成

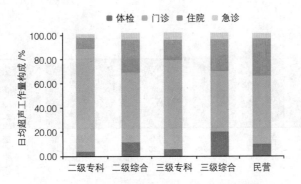

图 3-12-9　不同类型医疗机构日均超声工作量构成

24.53人次。每日人均超声工作量高于平均值的地市还有滁州市(39.76人次)、宣城市(38.54人次)、蚌埠市(38.37人次)、六安市(36.84人次)。见图3-12-10。

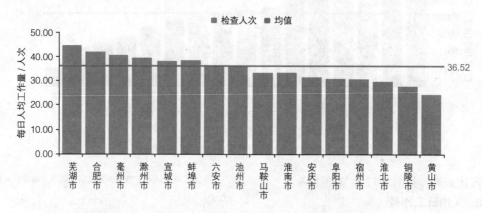

图 3-12-10 各地市医疗机构每日人均超声工作量

按医院类型分,不同类型的医疗机构每日人均超声工作量依次为:二级专科医院(33.79人次)、二级综合医院(33.3人次)、三级专科医院(30.07人次)、三级综合医院(43.75人次)、民营医院(25.16人次)。见图3-12-11。

指标4. 超声科医师数与超声诊断仪器数比

从超声科医师数与超声诊断仪器数

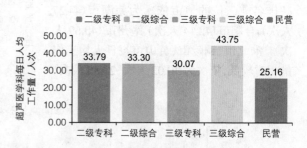

图 3-12-11 不同类型医疗机构每日人均超声工作量

配比情况分析,平均1.43位超声科医师共用1台超声诊断仪器,六安市为2.04,比值最高;芜湖市为1.15,比值最低;在均值以上的地市还有黄山市(1.96)、淮南市(1.69)、宣城市(1.57)、宿州市(1.50)、池州市(1.48)、安庆市(1.46)、淮北市(1.43)、阜阳市(1.43)。见图3-12-12。

不同类型医疗机构超声科医师数与超声诊断仪器数配比也各不相同,二级综合医院比值最高(1.61),其次是三级专科(1.51)、三级综合(1.36)和民营(1.37)医院,二级专科医院比值最低(0.89)。见图3-12-13。

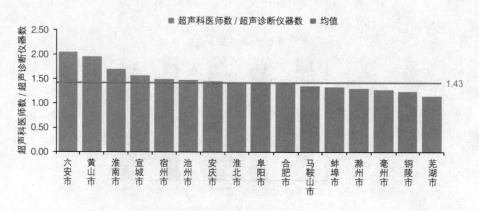

图 3-12-12 各地市医疗机构超声科医师数/超声诊断仪器数

(三) 过程指标分析

指标 5. 住院超声检查预约时间

从住院超声检查预约时间情况分析，188 家医疗机构住院超声检查预约时间均值为 1.14d，阜阳市最长，为 2.25d；其次大于 1d 的地市有滁州市(1.71d)、安庆市(1.5d)、淮北市(1.24d)、铜陵市(1.2d)、合肥市(1.18d)、淮南市(1.14d)、宿州市(1.08d)。低于 1d 的地市有：芜湖市、宣城市、马鞍山市、黄山市、六安市、池州市、蚌埠市；亳州市住院超声检查预约时间最低，为 0.18d。见图 3-12-14。

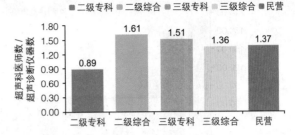

图 3-12-13　不同类型医疗机构超声科医师数 / 超声诊断仪器数

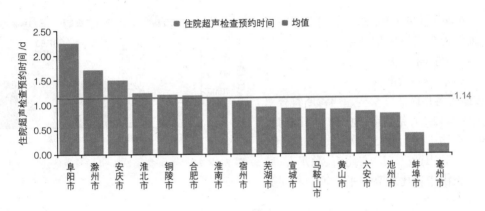

图 3-12-14　各地市医疗机构住院超声检查平均预约时间

按医院类型分，不同类型的医疗机构住院超声检查预约时间情况由高到低为：二级专科医院(2.33d)、民营医院(1.19d)、二级综合医院(1.13d)、三级综合医院(1.04d)、三级专科医院(1d)。见图 3-12-15。

指标 6. 危急值上报数

从 188 家医疗机构数据上报情况来看，各地区医疗机构超声危急值报告数存在差异。按地市统计，16 个地市中最高的是亳州市，为 197.75 例，平均值为 71.95 例。高于平

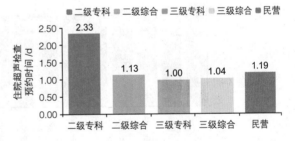

图 3-12-15　不同类型医疗机构住院超声检查平均预约时间

均值的地市还有六安市(178.78 例)、黄山市(122.17 例)、阜阳市(77.11 例)、安庆市(75.25 例)、淮南市(73.24 例)；后三位依次是铜陵市(30.00 例)、马鞍山市(27.67 例)、宣城市(21.88 例)。见图 3-12-16。

不同类型的医疗机构超声危急值报告数由高到低为：三级综合医院(87.5 例)、二级综合医院(83.72 例)、民营医院(53.42 例)、三级专科医院(53 例)、二级专科医院(22.67 例)。见图 3-12-17。

(四) 结果指标分析

指标 7. 超声报告阳性率

188 家医疗机构中门诊超声报告阳性率平均值为 0.74，最高的是池州市，为 0.85。其中大于平均值的有黄山市(0.82)、滁州市(0.79)、马鞍山市(0.79)、淮南市(0.79)、淮北市(0.78)、六安市(0.78)、

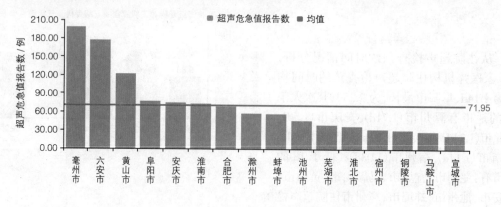

图 3-12-16　各地市医疗机构超声危急值报告数

合肥市(0.76)、铜陵市(0.75)。不同类型医疗机构中,三级综合医院阳性率占比最高。见图 3-12-18、图 3-12-19。

指标 8. 超声诊断符合率

安徽省各地区医疗机构超声诊断符合率构成见图 3-12-20,芜湖市、池州市占比最高,为 0.95,平均占比为 0.85。黄山市、宣城市、蚌埠市、合肥市、安庆市、淮北市、滁州市、阜阳市、马鞍山市占比均高于平均值。不同类

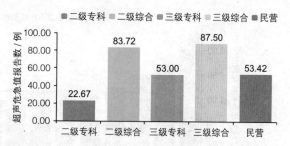

图 3-12-17　不同类型医疗机构超声危急值报告数平均值

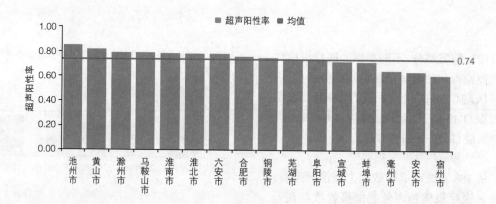

图 3-12-18　各地市医疗机构总体超声阳性率

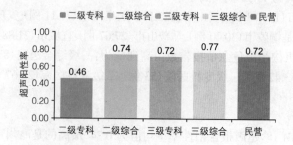

图 3-12-19　不同类型医疗机构总体超声阳性率

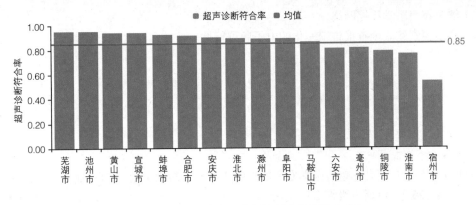

图 3-12-20　各地市医疗机构超声诊断符合率

型医疗机构中二级专科超声诊断符合率占比
最高(图 3-12-21)。

二、问题分析及工作重点

(一) 存在的主要问题及原因分析

1. 超声医师缺口大

综前结构分析指标可见,各地市医疗机
构每日平均超声科工作量基本在 100%,每日
人均工作量平均在 36.52 人次,平均医患比为

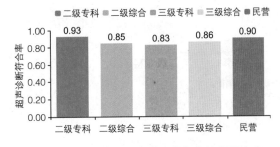

图 3-12-21　不同类型医疗机构超声诊断符合率

1.16。随着超声的临床应用范围更加广泛,省内各医院床位扩张,加之新建医院增多,导致超声
专业从业人员严重不足,而本专业培养周期长,大医院广泛社会招聘,造成市、县级医院人员缺口
大。人满为患是超声检查诊区的常态。候诊时间长,患者满意度低。

2. 高学历、高职称人才分布不均

通过对 188 家医疗机构超声科医师学历及职称情况分析,高学历、高职称人才多集中在大医
院,而人才梯队建设是学科建设的核心要素,有丰富工作经验的高学历、高职称人才,在实际超声
工作中对年轻医师的指导及超声质控等方面,甚至在超声科未来发展的规划中发挥了重大的作
用。一大批高级人才很早就开展亚专科发展,使其在某一专业上有较高的造诣,产生品牌效应吸
引患者。而二级及以下医院亚专业建设相对滞后,主要跟高级职称的人才缺口大、精细化发展相
对滞后等因素有关,高学历、高职称人才是亚专业发展的重要保障,健全的人才梯队,亚专业发展
才有可持续性、有后劲。

3. 三级医院超声人员工作压力大,阳性率高

结果显示,省内三级医院日均工作量、超声科医师数与超声诊断仪器数比均高于二级及以下
医院,同时超声报告阳性率亦高于省内平均水平。随着医改的深入推进,分级诊疗可以根据疾病
的轻重缓急及治疗的难易程度进行分级,常见病、多发病分散到二级及以下医院,不同疾病的治
疗由不同级别的医疗机构承担。实行医联体通过信息互联、资源共享等方法,既可提高整体超声
医学质量水平,又可缓解大医院的就医压力。

(二) 下一步重点工作

(1) 继续完善安徽省超声技能大赛的规则和形式,促进各医院超声知识和技能的互通,以此
提高安徽省整个超声医学水平。

(2) 分地区有计划地进行超声医学从业人员规范化培训。

（3）健全超声医学质控网络。

（4）初步摸索建立全省报告统一化的电子版可行性。

第十三节 福建省

一、医疗服务与质量安全情况分析

（一）数据上报概况

福建省共有 159 家设有超声医学专业的医疗机构参与数据上报，数据完整率为 93.92%。其中，公立医院 126 家，包括三级综合医院 35 家（22.0%），二级综合医院 71 家（44.7%），三级专科医院 7 家（4.4%），二级专科医院 13 家（8.2%）；民营医院 33 家（20.8%）。福建省各地市及各类别医院分布情况见表 3-13-1。

表 3-13-1 福建省各地市及各类别医院分布情况

单位：家

地市	二级专科	二级综合	三级专科	三级综合	民营	合计
福州市	1	15	3	7	7	33
龙岩市	2	3	0	2	3	10
南平市	5	9	0	3	0	17
宁德市	0	7	0	3	2	12
莆田市	1	7	0	2	6	16
泉州市	3	7	1	7	5	23
三明市	0	10	0	3	0	13
厦门市	1	1	3	6	6	17
漳州市	0	12	0	2	4	18
全省	13	71	7	35	33	159

（二）结构指标分析

指标 1. 超声医师配置情况

图 3-13-1 显示，福建省三明市医疗机构的超声科医患比全省最高，达 1.93 人 / 万人次，明显高于全省平均值（1.42 人 / 万人次），而其他各地市医疗机构的超声科医患比则相当，均接近平均值。

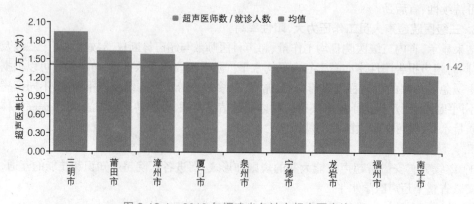

图 3-13-1 2018 年福建省各地市超声医患比

这可能是由于三明市作为国家新医改的示范城市,积极推行"三医联动"改革模式,优化政府投入模式,并推进分级诊疗制度,切实解决了广大基层群众"看病难、看病贵"等问题。图 3-13-2~图 3-13-4 显示,三级医疗机构超声科具有硕、博士学历的医师构成比明显高于二级及民营医疗机构;三级医疗机构超声科具有副主任医师以上职称的医师构成比略高于二级综合与民营医疗机构,而 35 岁以上医师构成比则略低于二级综合与民营医疗机构。这表明二级医疗机构超

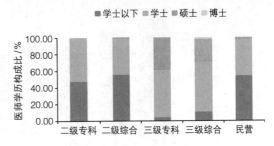

图 3-13-2　福建省不同类型医疗机构超声医学科医师学历构成比

声专业高级人才匮乏,且超声从业人员出现老龄化趋势,未能构建合理的人才梯队;而三级医疗机构拥有更加完善、合理的人才梯队,以及更具活力的人才培养机制,有利于学科的持续发展。

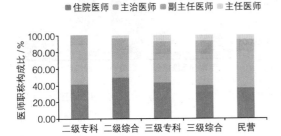

图 3-13-3　福建省不同类型医疗机构超声医学科医师职称构成比

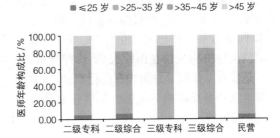

图 3-13-4　福建省不同类型医疗机构超声医学科医师年龄构成比

指标 2.　超声诊室配置情况

福建省各地市医疗机构超声诊室数 / 就诊人次数平均为 1.08 个 / 万人次(图 3-13-5)。

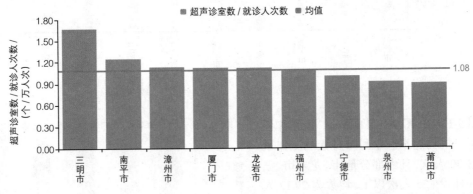

图 3-13-5　福建省各地市医疗机构超声诊室数 / 就诊人次数

指标 3.　工作量

图 3-13-6~ 图 3-13-9 显示,福建省内各地市医疗机构日均门诊 / 住院 / 急诊超声工作量均呈阶梯状分布,其中福州、厦门、泉州以及宁德地区医疗机构超声科的日均门诊超声检查人次高于平均水平(198.14 人次)。这可能与上述地区具有较高的医疗、经济水平以及较大的人口基数密

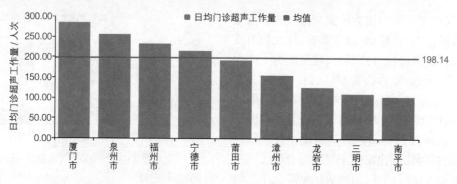

图 3-13-6　福建省各地市医疗机构日均门诊超声工作量

切相关。另外，全省范围内，三级医疗机构的日均门诊/住院/急诊/体检超声工作量均明显高于二级及民营医疗机构，这可能是由于：一方面三级医疗机构具备较高的医疗水平，更容易获得患者的信任感，而二级及民营医疗机构无论在医疗人员、诊疗技术，还是仪器设备配置方面均有待提高；另一方面也从侧面反映出分级诊疗制度还有待于进一步推广。

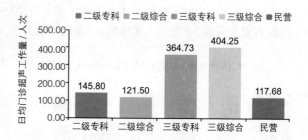

图 3-13-7　福建省不同类型医疗机构日均门诊超声工作量

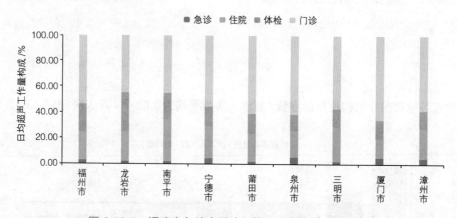

图 3-13-8　福建省各地市医疗机构日均超声工作量构成

图 3-13-10、图 3-13-11 显示，福建省各地市医疗机构超声医学科每日人均工作量均超过 20 人次，且大部分地市（龙岩市、三明市除外）在 25 人次以上，均数为 29.17 人次，数量适中。全省各类型医疗机构超声医学科每日人均工作量相当，其中三级综合医疗机构最多，约 30.63 人次。

指标 4. 超声科医师数与超声诊断仪器数比

图 3-13-12 显示，全省范围内，莆田市医

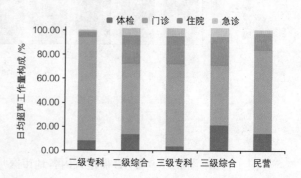

图 3-13-9　福建省不同类型医疗机构日均超声工作量构成

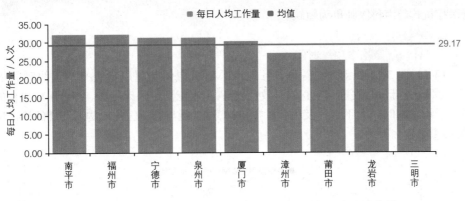

图 3-13-10　福建省各地市医疗机构超声医学科每日人均工作量

疗机构超声科医师数与超声诊断仪器数比最高,约 1.58,其余各地市均接近平均水平(1.2),表明莆田地区超声医学专业从业人员较为充足,而其他各地市医疗机构超声专业人员与仪器配比相对更趋合理,即在保证发挥仪器最大使用效率的基础上尽可能降低人力成本。图 3-13-13 显示,民营医疗机构超声科医师数与超声诊断仪数比略小于 1,二级、三级医疗机构超声科医师数与超声诊断仪数比均大于 1(1.08~1.26),说

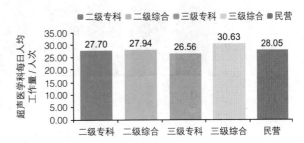

图 3-13-11　福建省不同类型医疗机构超声医学科每日人均工作量

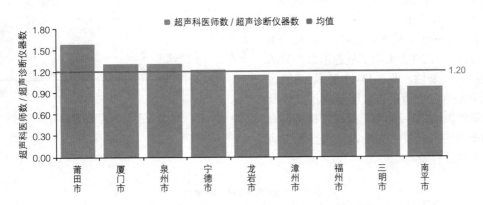

图 3-13-12　福建省各地市医疗机构超声科医师数 / 超声诊断仪数

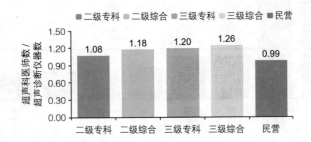

图 3-13-13　福建省不同类型医疗机构超声科医师数 / 超声诊断仪数

明民营医疗机构超声科医师更为短缺。

（三）过程指标分析

指标 5. 住院超声检查预约时间

图 3-13-14、图 3-14-15 显示，福建省各地市医疗机构住院超声检查平均预约时间均数约 1.50d，且大部分小于 2d，故超声检查的时效性较高，基本能满足临床需求。综合医疗机构的住院超声检查平均预约时间大于专科及民营医疗机构，这可能与综合医疗机构所开展的诊疗项目较全面、就诊患者较多有关。

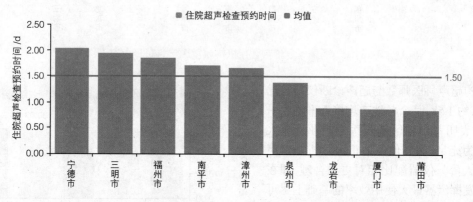

图 3-13-14　福建省各地市医疗机构住院超声检查平均预约时间

指标 6. 危急值上报数

图 3-13-16 显示，龙岩市及泉州市医疗机构超声危急值报告数明显高于其他地市，但本次调查仅简单统计危急值报告总数，且全省各地市所上报的医院数量不一、类型不均衡，故一定程度上影响了危急值报告数的准确性和代表性。图 3-13-17 显示，三级医疗机构超声危急值报告数明显高于二级及民营医疗机构，这可能与三级医疗机构拥有更加雄厚的医疗技术力量以及实行危重病例转诊制度有关。

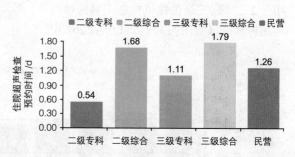

图 3-13-15　福建省不同类型医疗机构住院超声检查平均预约时间

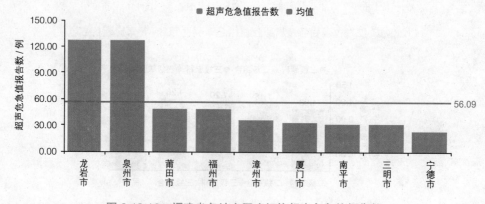

图 3-13-16　福建省各地市医疗机构超声危急值报告数

（四）结果指标分析

指标 7. 超声报告阳性率

图 3-13-18、图 3-13-19 显示，福建省各地市医疗机构的超声报告阳性率为 76%，三级医疗机构的总体超声报告阳性率略高于二级及民营医疗机构。这表明大部分临床医师能够较好掌握超声检查的适应证和禁忌证，且以三级医疗机构临床医师尤为突出；另一方面也说明，相对于二级及民营医疗机构，总体上三级医疗机构的超声医师诊疗技术水平更高，故超声检查阳性率相对较高。

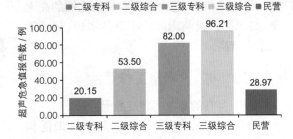

图 3-13-17　福建省不同类型医疗机构超声危急值报告数平均值

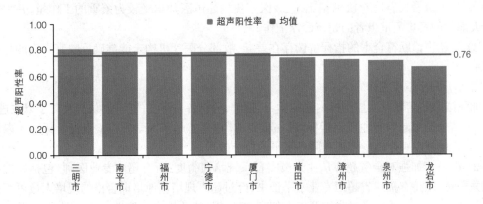

图 3-13-18　福建省各地市医疗机构超声阳性率

指标 8. 超声诊断符合率

图 3-13-20 显示，除厦门市和南平市外，福建省其他各地市医疗机构超声诊断符合率均≥90%，保持在高水平，这表明全省范围内超声诊疗水平较高，且得到较均衡的发展。图 3-13-21 显示，福建省二、三级医疗机构超声诊断符合率相当，两者均略高于民营医疗机构，这是由于相较于民营医疗机构，公立医疗机构（尤其

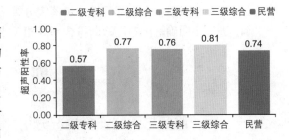

图 3-13-19　福建省不同类型医疗机构超声阳性率

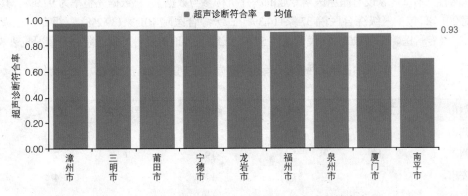

图 3-13-20　福建省各地市医疗机构超声诊断符合率

是三级医疗机构）超声科拥有较高比例的高学历、高职称以及临床经验丰富的医师，超声诊断水平较高。

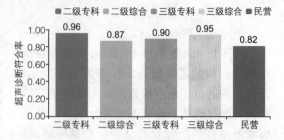

图 3-13-21　福建省不同类型医疗机构超声诊断符合率

二、问题分析及工作重点

（一）存在的主要问题及原因分析

（1）二级及民营医疗机构超声科未能构建合理的人才梯队，缺乏高素质的超声专业人才；其中相当数量的超声从业人员缺乏系统的专业培训，超声医学基础知识（包括超声物理学、工程学、解剖学、病理学等）较匮乏，操作及诊断水平偏低。

（2）与二级及民营医疗机构相比，三级医疗机构超声医师承受较为繁重的工作量，并承担了全省大部分的疑难危重患者的超声诊疗工作。

（3）对超声诊断符合率的指标解读存在差异，故部分医疗机构未能准确反映其真实的超声诊疗水平。

（二）下一步重点工作

加强国家超声专业质控指标内涵的学习、理解，分析各自存在的问题，认真及时予以改进。

（1）结合国家超声专业质控指标，进一步完善《福建省超声医学质控检查评价标准》，以评促改，从而实现超声医疗质量管理和服务水平的持续改进。

（2）进一步加强对全省超声从业人员实行系统培训制度：所有超声专业医师（包括体检中心与相关科室）须持有福建省超声专业水平证书，经过超声规培基地培训合格的规培人员可直接获得水平证书，其他人员须经过省级及以上超声规培基地或质控中心培训基地培训一年，并经过国家级超声继续教育专业学习班培训，考试合格者可获得福建省超声专业水平证书。

（3）配合上级卫生主管部门进一步落实分级诊疗制度以及远程会诊工作。

（4）进一步明确解读超声诊断符合率等相关指标，使其更具操作性和评价价值。

第十四节　江西省

一、医疗服务与质量安全情况分析

（一）数据上报概况

江西省共有258家设有超声医学专业的医疗机构参与数据上报，数据完整率为97.9%。其中，公立医院201家，包括三级综合医院37家（14.3%），二级综合医院101家（39.2%），三级专科医院10家（3.9%），二级专科医院53家（20.5%）；民营医院57家（22.1%）。各地市及各类别医院分布情况见表3-14-1。

表 3-14-1　2018 年江西省超声专业医疗质量控制指标抽样医疗机构分布情况

单位：家

地市	二级专科	三级专科	二级综合	三级综合	民营	合计
抚州市	2	0	16	1	5	24
赣州市	13	2	19	7	7	48
吉安市	8	1	13	3	4	29
景德镇市	2	0	4	4	3	13

续表

地市	二级专科	三级专科	二级综合	三级综合	民营	合计
九江市	4	1	12	3	2	22
南昌市	2	3	4	7	7	23
萍乡市	5	1	7	3	3	19
上饶市	7	1	11	2	18	39
新余市	2	1	2	3	3	11
宜春市	5	0	10	2	4	21
鹰潭市	3	0	3	2	1	9
全省	53	10	101	37	57	258

本次调研显示江西省各级各类医院超声医学专业数据完整率为97.9%,反映了各医院超声部门(科、室)、医院职能部门医务科或质量控制科和院领导,以及卫生行政主管部门各地市卫生健康委员会和江西省卫生健康委员会对此医疗服务与质量安全报告的高度重视。同时显示超声医学专业已在江西省专科医院、综合医院,以及民营医院普及应用,至今已发展成为上述医院不可或缺的的专业,超声医学为人民卫生健康、健康体检、疾病预防和疾病诊治发挥了巨大作用。

(二)结构指标分析

指标1. 超声医师配置情况

1. 江西省各地市超声医患比

本次调研显示,江西省各地市超声医患比,在经济相对比较发达和发展较快的城市,如省会南昌市、赣州市、九江市,此比值远比上饶市、宜春市、鹰潭市、抚州市、吉安市、景德镇市、萍乡市、新余市低。说明南昌市、赣州市、九江市的医院,一方面患者明显较其他地市多,另一方面超声医师的相对数量要比其他地市要少;因此,要加强赣州市、南昌市等医院超声医师队伍建设,使全省超声医师队伍建设更加均衡。见图3-14-1。

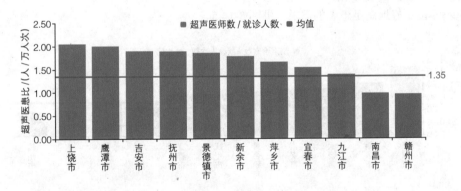

图 3-14-1 2018 年江西省各市医疗机构超声医患比

2. 江西省各类医疗机构超声科医师学历分布情况

本次调研显示,民营医院、二级医院以学士以下的超声医师为主,几乎没有硕士和博士,显示超声医师的学历层次明显较低。三级医院以学士为主,博士极少,显示学历层次也明显较低。反映江西省超声医师队伍引进和留住高学历和高素质人才相当困难。见图3-14-2。

3. 江西省各类型医疗机构超声科医师职称分布情况

本次调研显示各级医院超声医学科住院医师和主治医师占大部分,其中各级各类医院高级职称医师所占医师的比例低,与各级各类医院超声医师队伍学历层次普遍低密切相关。见图3-14-3。

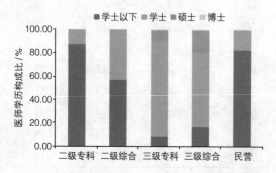

图 3-14-2 江西省不同类型医疗机构超声医学科医师学历构成比

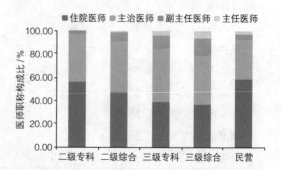

图 3-14-3 江西省各市不同类型医疗机构超声医学科医师职称构成比

4. 江西省各类医疗机构超声科医师年龄分布情况

本次调研显示在各级各类医院机构,超声医师以 25~45 岁为主,超声医师队伍较为年轻。见图 3-14-4。

指标 2. 超声诊室配置情况

在 11 个地市中,有 2 个市的超声诊室数 / 就诊人次数比低于均值,9 个地市与均值相当或高于均值。其中经济条件相对较好的南昌市、赣州市的比值明显低于均值。说明经济发展相对较好的地市医院超声接诊人数较多,超声诊室数相对较少,不能更好地满足患者的需求。见图 3-14-5。

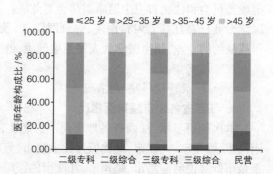

图 3-14-4 江西省不同类型医疗机构超声医学科医师年龄构成比

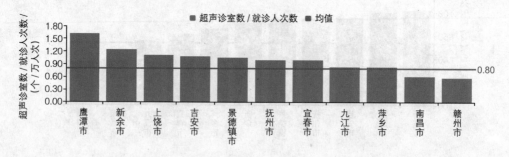

图 3-14-5 江西省各市医疗机构超声诊室数 / 就诊人次数

指标 3. 工作量

1. 门诊工作量

本次调研显示日均门诊超声工作量各级各类医院南昌市、九江市、赣州市的门诊工作量高于均值,尤其是省会城市南昌市。其余地市均低于均值,鹰潭市日均门诊超声工作量接诊人次数最少。反映省会城市南昌超声医师技术力量较全面和雄厚,居住人口多,且疑难患者较多前往南昌就诊。各级医疗机构中,三级专科医院日均门诊工作量最多,民营医院门诊工作量最少。三级专科医院日均超声工作量明显高于三级综合医院,分析其原因:三级专科医院主要是省妇幼保健院超声日均就诊者多,主要是生育期妇女,尤其是妇科就诊人数多。因此,需要增加妇产领域超声医师数量,以更好地保障妇女儿童超声检查的需要。见图3-14-6、图3-14-7。

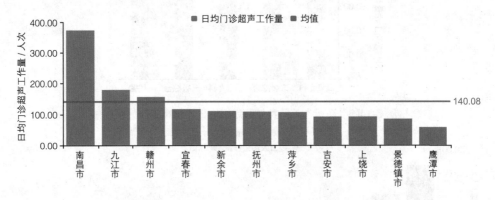

图 3-14-6 江西省各市医疗机构日均门诊超声工作量

2. 日均超声工作量构成

本次调研显示各地市医院一般门诊患者要明显多于住院患者,因此,各地市和各级医疗机构的日均超声工作量构成均以门诊为主。在各级医疗机构中,二级专科和二级综合医院的超声门诊构成比要分别高于三级专科和三级综合医院,反映县区级医疗机构门诊患者比住院患者占比高。见图3-14-8、图 3-14-9。

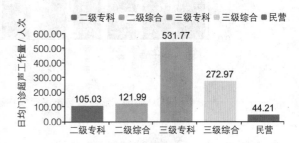

图 3-14-7 江西省不同类型医疗机构日均门诊超声工作量

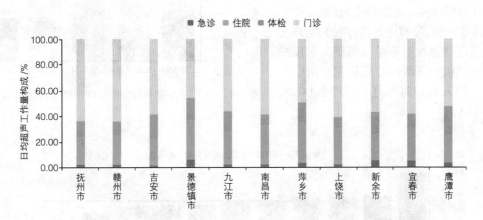

图 3-14-8 江西省各市医疗机构日均超声工作量构成

3. 人均日工作量

本次调研显示,南昌市各二级和三级医疗机构超声医学科的人均工作量明显高于均值,高于其他地市医疗机构。各级医疗机构中,三级专科医疗机构每日人均工作量最高。反映南昌市超声医学科和三级专科医院医师相对数量不足,接诊人数相对多。见图3-14-10、图3-4-11。

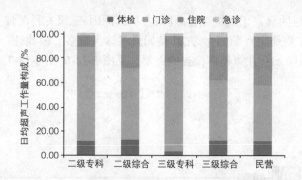

图 3-14-9 江西省不同类型医疗机构日均超声工作量构成

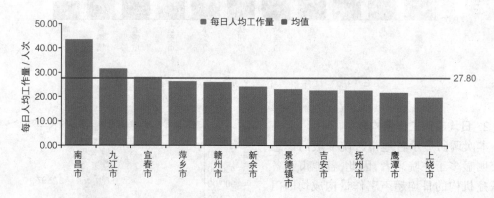

图 3-14-10 江西省各市医疗机构超声医学科每日人均工作量

指标 4. 超声科医师数与超声诊断仪器数比

抚州市各二级和三级医疗机构超声医学科的超声科医师数／超声诊断仪器数明显高于均值，反映上述医疗机构超声医学科超声仪器相对不足。调研同时反映鹰潭市二级和三级医疗机构超声医学科超声医师人数相对不足。见图 3-14-12、图 3-4-13。

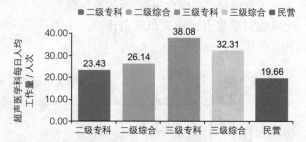

图 3-14-11 江西省不同类型医疗机构超声医学科每日人均工作量

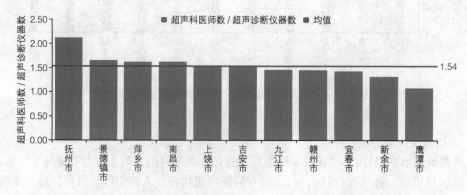

图 3-14-12 江西省各市医疗机构超声科医师数／超声诊断仪器数

(三)过程指标分析

指标 5. 住院超声检查预约时间

江西省各地市医疗机构住院超声检查平均预约时间数据显示上饶市预约时间明显较长。三级专科医院超声平均预约时间明显长,考虑与人员仪器相对不足,超声检查的患者相对较多有关。见图 3-14-14、图 3-14-15。

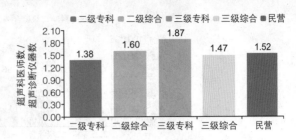

图 3-14-13 江西省不同类型医疗机构超声科医师数/超声诊断仪器数

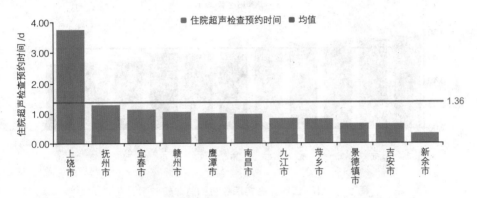

图 3-14-14 江西省各市医疗机构住院超声检查平均预约时间

指标 6. 危急值上报数

宜春市、鹰潭市、上饶市和南昌市超声危急值报告数相对高。三级综合医院超声危急值报告数明显高于二级和其他医院,反映三级医院的急危重症超声检查的患者多。见图 3-14-16、图 3-14-17。

(四)结果指标分析

指标 7. 超声报告阳性率

本次调研发现,九江市、萍乡市、抚州市、赣州市、和上饶市总体超声阳性率略高

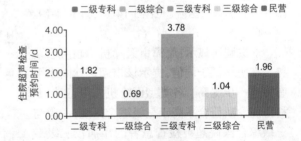

图 3-14-15 江西省不同类型医疗机构住院超声检查平均预约时间

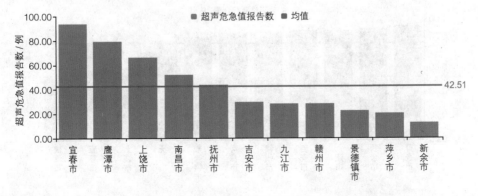

图 3-14-16 江西省各市医疗机构超声危急值报告数

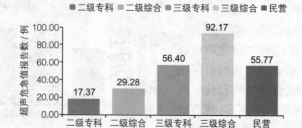

图 3-14-17 江西省不同类型医疗机构超声危急值报告数平均值

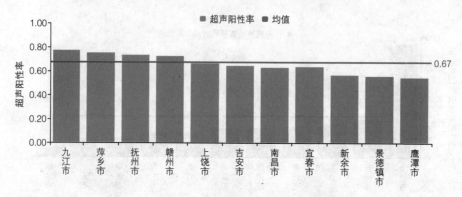

图 3-14-18 江西省各市医疗机构总体超声阳性率

于均值,各类型医疗机构中,专科医院总体超声阳性率低于综合医院。见图 3-14-18、图 3-14-19。

指标 8. 超声诊断符合率

本次调研显示:鹰潭市医疗机构超声诊断符合率明显低于均值,提示该市超声诊断水平有待进一步提高。各类型医疗机构中,三级专科医院诊断符合率高于三级综合医院,考虑与三级综合医院超声检查患者的疾病较三级专科医院病种多、疑难复杂病例也相对多有关。见图 3-14-20、图 3-14-21。

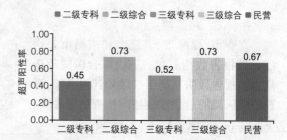

图 3-14-19 江西省不同类型医疗机构总体超声阳性率

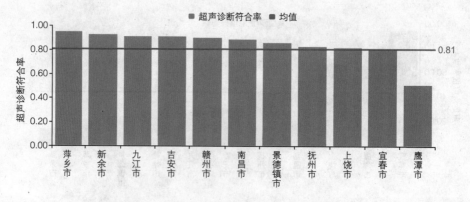

图 3-14-20 江西省各市医疗机构超声诊断符合率

二、问题分析及工作重点

(一) 存在的主要问题及原因分析

1. 江西省超声学科发展不均衡

调研资料显示省会城市南昌市超声检查工作量高于其他市,考虑省会城市医疗机构的超声医学整体诊疗水平高于地市。

2. 江西省超声质控水平参差不一

随着健康江西战略推进,大家越来越重视超声质控,但省市水平不一。

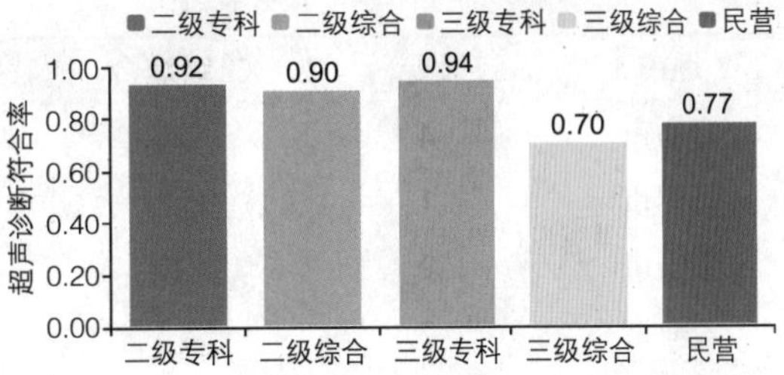

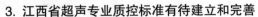

图 3-14-21　江西省不同类型医疗机构超声诊断符合率

3. 江西省超声专业质控标准有待建立和完善

4. 超声专业缺乏集中管理

随着临床各学科及亚专科快速发展,不少临床科室有超声仪,增加本专业质控标准化、同质化、信息化评估的难度。因此,加强超声医学质量控制工作是不断提升超声医师诊治能力和水平的迫切需要,是助推和践行健康江西和健康中国战略,更好地为人民卫生健康事业服务和人民对美好生活向往的迫切需要。

(二) 下一步重点工作

加强二级和地市医院超声医师队伍专业技术培训,加大省会城市三级医院对地市医院尤其是二级医院的指导力度,运用 PDCA [计划(plan)、执行(do)、检查(check)、处理(action)]管理方法扎实推进全省超声质控工作,共同呼吁和尽力保障超声学科由各亚专科组成功能的完整性。

第十五节　山东省

一、医疗服务与质量安全情况分析

(一) 数据上报概况

山东省共有 378 家设有超声医学专业的医疗机构参与数据上报,数据完整率为 98.17%。其中,公立医院 307 家,包括三级综合医院 86 家(22.8%),二级综合医院 156 家(41.3%),三级专科医院 18 家(4.8%),二级专科医院 47 家(12.4%);民营医院 71 家(18.8%)。各地市及各类别医院分布情况见表 3-15-1。

表 3-15-1　2018 年山东省超声专业医疗质量控制指标抽样医疗机构分布情况

单位:家

地市	二级专科	二级综合	三级专科	三级综合	民营	合计
滨州市	2	11	0	4	6	23
德州市	6	11	1	2	1	21
东营市	0	10	0	4	0	14
济南市	1	18	5	12	6	42
济宁市	11	12	1	5	2	31
莱芜市	0	2	0	1	0	3
聊城市	2	11	1	3	3	20
临沂市	5	12	2	5	6	30

续表

地市	二级专科	二级综合	三级专科	三级综合	民营	合计
青岛市	4	20	3	11	17	55
日照市	1	4	1	3	1	10
泰安市	2	10	1	5	3	21
威海市	2	3	1	5	3	14
潍坊市	7	13	1	7	11	39
烟台市	0	6	0	10	2	18
枣庄市	1	6	0	3	1	11
淄博市	3	7	1	6	9	26
全省	47	156	18	86	71	378

（二）结构指标分析

指标 1. 超声医师配置情况

山东省医疗机构超声科医患比为 0.77 人 / 万人次，各地市医疗机构超声科医患比见图 3-15-1，其中莱芜市超声科医患比最高，为 2.53 人 / 万人次，潍坊市最低，为 0.16 人 / 万人次；潍坊市、低于全省平均水平。三级综合机构硕士及以上高学历人才比例最高，其次为三级专科，民营机构最低（图 3-15-2）。三级综合医院及民营医院高级职称比例最高，为 0.19 人 / 万人次；三级专科医院次之，为 0.17 人 / 万人次（图 3-15-3）。年龄构成比基本相近（图 3-15-4）。

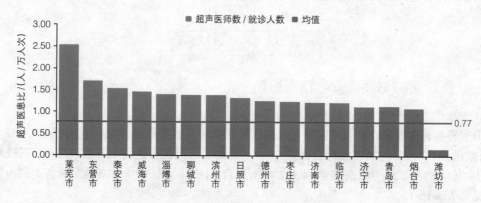

图 3-15-1　山东省各地市超声医患比

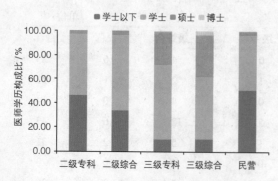

图 3-15-2　不同类型医疗机构超声医学科医师学历构成比

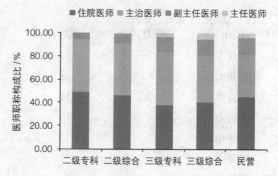

图 3-15-3　不同类型医疗机构超声医学科医师职称构成比

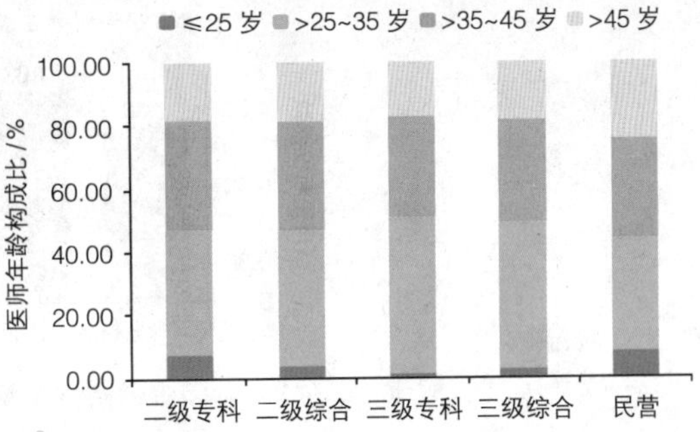

指标 2. 超声诊室配置情况

山东省医疗机构超声诊室配置情况见图 3-15-5,其中莱芜市超声科诊室配置最高,为 0.78 个 / 万人次,临沂最低为 0.60 个 / 万人次;平均 0.78 个 / 万人次。聊城市、青岛市、枣庄市、烟台市、济宁市、德州市、日照市、临沂市低于全省平均水平。

指标 3. 超声科医师数与超声诊断仪器数比

山东省医疗机构超声科医师数 / 超声诊断仪器数见图 3-15-6,临沂市最高为 2.32,淄博市最低为 1.21,平均为 1.53。济宁市、潍坊市、聊城市、青岛市、枣庄市、威海市、滨州市、济南市、淄博市在均数以下。

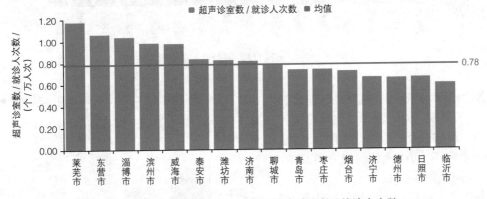

图 3-15-4 不同类型医疗机构超声医学科医师年龄构成比

不同类型医疗机构超声科医师数 / 超声诊断仪器数见图 3-15-7,三级综合医院为 1.56:1,三级专科医院为 1.32:1。

图 3-15-5 山东省各地市医疗机构超声诊室数 / 就诊人次数

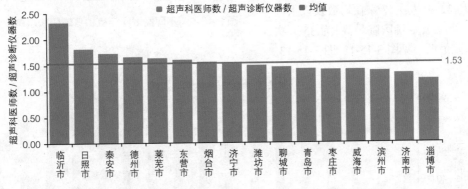

图 3-15-6 各省医疗机构超声科医师数 / 超声诊断仪器数

指标 4. 工作量

日均门诊超声工作量见图 3-15-8。临沂 310 人次,莱芜 57 人次,平均 221.9 人次,临沂市、枣庄市、济宁市、聊城市、济南市、潍坊市、烟台市在均数以上。三级专科及三级综合医院明显高于其他医疗机构(图 3-15-9)。

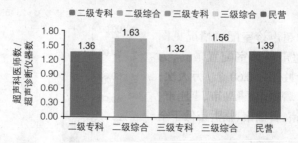

图 3-15-7　不同类型医疗机构超声科医师数 / 超声诊断仪器数

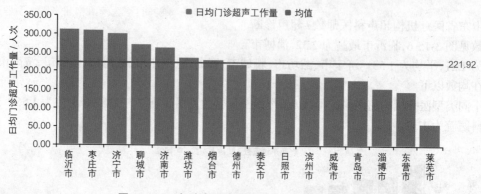

图 3-15-8　各地市医疗机构日均门诊超声工作量

各地市日均超声工作量构成：门诊为主，其次为住院、体检、急诊。住院比例较高的为三级综合及二级综合医院，门诊量各机构差距不大，体检量三级专科最少。见图 3-15-10、图 3-15-11。

各地市医疗机构人均超声工作量：烟台市最高，为 39 人次，莱芜最低，为 17 人次，平均 32.29 人次，7 家在均数及以上；三级综合及三级专科医院最高，为 35 人次，民营医院最低。见图 3-15-12、图 3-15-13。

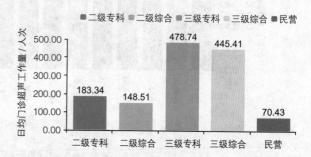

图 3-15-9　不同类型医疗机构日均门诊超声工作量

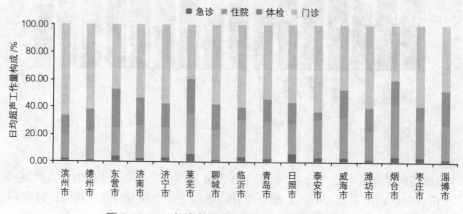

图 3-15-10　各地市医疗机构日均超声工作量构成

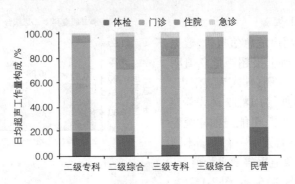

图 3-15-11　不同类型医疗机构日均超声工作量构成

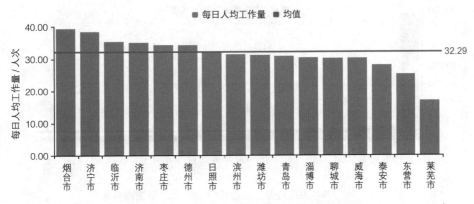

图 3-15-12　各地市医疗机构人均超声工作量

（三）过程指标分析

指标 5. 住院超声检查预约时间

山东省医疗结构住院超声检查平均预约时间淄博市最长（1.78d），德州市最短（0.42d），平均 0.96d；不同类型医疗机构住院超声检查平均预约时间，民营医院最长（1.45d），其次为三级综合、二级综合医院。见图 3-15-14、图 3-15-15。

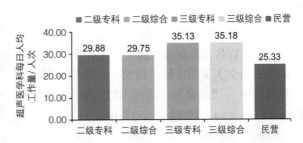

图 3-15-13　不同类型医疗机构超声医学科每日人均工作量

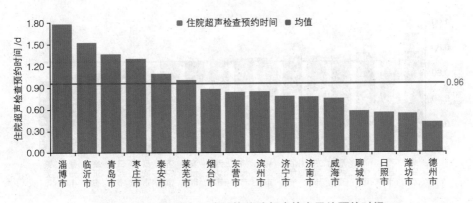

图 3-15-14　各地市医疗机构住院超声检查平均预约时间

指标 6. 危急值上报数

山东省医疗机构超声危急值报告,数据统计有待规范。莱芜所上报超声危急值明显高于其他地市,为 674 例;其次为济南市,为 76.32 例;淄博市最低,为 18.77 例。莱芜危急值明显高于其他地市,可能与抽样医院少(3 家)或危急值指标解读不一有关。不同类型医疗机构超声危急值报告数平均值,三级专科医院最高。见图 3-15-16、图 3-15-17。

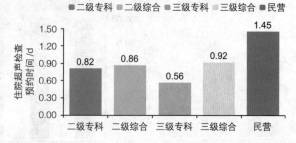

图 3-15-15 不同类型医疗机构住院超声检查平均预约时间

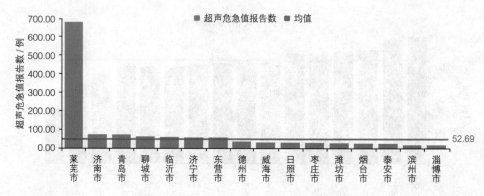

图 3-15-16 山东省各地市医疗机构超声危急值报告数

(四)结果指标分析

指标 7. 超声报告阳性率

山东省各地市医疗机构超声阳性率威海市最高(0.77),莱芜市最低(0.55),不同类型医疗机构中三级综合医院最高,其次为二级综合医院。见图 3-15-18、图 3-15-19。

指标 8. 超声诊断符合率

各地市医疗机构超声诊断符合率,威海市最高 98%,莱芜市最低 73%,12 个地市在

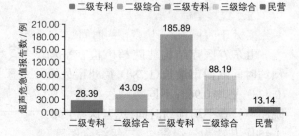

图 3-15-17 不同类型医疗机构超声危急值报告数平均值

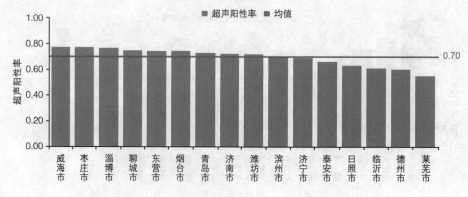

图 3-15-18 山东省各地市医疗机构超声阳性率

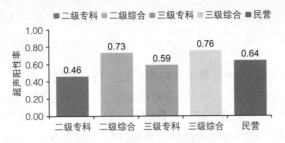

图 3-15-19 不同类型医疗机构超声阳性率

90% 以上。不同类型医疗机构超声诊断符合率，三级专科、二级专科及二级综合医院在 90% 以上，三级综合医院最低。见图 3-15-20、图 3-15-21。

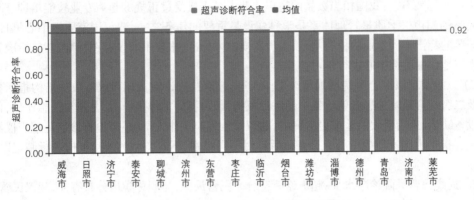

图 3-15-20 各地市医疗机构超声诊断符合率

二、问题分析及工作重点

（一）主要指标分析

1. 结构指标分析

结构指标评估整个医疗服务环境的特征，可反映医院超声科的工作负荷水平。在山东省超声质量结构指标分析中，三级综合医疗机构硕士及以上高学历人才比例最高，其次为三级专科，民营机构最低。三级综合医院及民营医院高级职称比例最高，为 19%；三级专科其

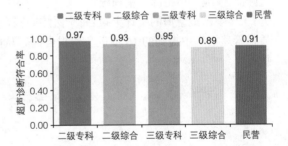

图 3-15-21 不同类型医疗机构超声诊断符合率

次，为 17%。年龄构成比基本相近。16 个地市中，医患比莱芜市最高，为 2.53∶1，诊室配置及仪器配置情况莱芜市较高，因此带来的工作量方面有关指标较低，反映了莱芜市工作负荷水平较低。临沂市单位诊间工作量及单位超声仪器工作量远远高于平均值，反映了临沂市超声工作处于高负荷水平，与较低的诊室与仪器配置有关。

按照不同类型医疗机构，三级综合及二级综合工作量最高，民营最低。按照门诊、住院、急诊及查体几方面统计，三级综合医院工作量最高，民营最低。虽然不同类型医疗机构超声科医师数 / 超声诊断仪器数数据显示，三级综合医院高于民营（1.56/1.39），但负荷仍大。

2. 过程指标分析

其目标是评估医疗服务过程中的表现。山东省医疗机构超声危急值报告，数据统计有待规

范。莱芜所报超声危急值明显高于其他地市,建议进一步核实。不同类型医疗机构超声危急值报告数平均值,三级专科最高。

3. 结果指标分析

结果指标分析是对超声检查结果与诊断质量的评价。在阳性率评价中,山东省各地市医疗机构超声阳性率中,枣庄市最高,为 0.77;莱芜市最低,为 0.55;不同类型医疗机构中三级综合最高,其次二级综合;在门诊超声、急诊超声及住院超声阳性率中,三级综合及二级综合医院位于前两位,二级专科医院最低。超声 - 病理诊断符合率,120 个地市在 90% 以上。不同类型医疗机构超声诊断符合率,三级专科,民营、二级专科及二级综合 90% 以上,三级综合最低。

(二)建议及下一步工作

(1)提高超声医师专业水平,规范行业标准是根本超声检查结果显著依赖于医师操作水平。由于超声学科的特点和建制的历史背景及临床的巨大需求,超声从业人员队伍发展迅速,超声医师队伍准入标准不一,我国相当数量的超声执业人员未接受过正规的超声专业技能培训,建立规范和完整的超声医学质量管理体系是学科建设最重要的任务之一,建议国家质控中心早日出台权威规范的超声不同专业的检查规范、人员资质准入标准、报告书写及存图标准、考核标准等,并经各省市地区的质控中心进行学习普及。

(2)三级及二级综合医院增加超声工作人员,超声检查诊室及超声仪器数从结构指标分析,三级及二级综合医院是患者就诊集中的医疗机构,超声科的工作负荷大,尤其在医患比低、仪器、诊室设备缺少,患者量大的地市更为突出。建议增加超声工作人员、超声检查诊室及超声仪器数。具体配置指标由国家质控中心充分调研后针对不同级别、不同类型的医疗机构进行制定以便参考评估。

(3)提高民营医院诊断水平:超声诊断符合率民营最低,与职称学历分布有关,建议民营医院增加高职称高学历超声专业人员。

(4)将体检超声部分单独统计:如果将体检人群也纳入统计,可导致某些指标不准确,如医患比降低,故应将体检部分单独统计。

(5)规范危急值的统计上报:每个医院应联合超声科、医务部及相关临床科室共同协商,围绕质控管理报告中提到的 16 项危急值报告内容从内容到名称上规范上报利于危急值制度的有效执行。

第十六节 河南省

一、医疗服务与质量安全情况分析

(一)数据上报概况

河南省共有219家设有超声医学专业的医疗机构参与数据上报,数据完整率为97.6%。其中,公立医院175家,包括三级综合医院39家(17.8%),二级综合医院103家(47.0%),三级专科医院9家(4.1%),二级专科医院24家(11.0%);民营医院44家(20.1%)。各地市及各类别医院分布情况见表3-16-1。

(二)结构指标分析

指标1. 超声医师配置情况

1. 超声医患比

河南省超声医患比平均值为 1.28 人 / 万人次,超声医师承担大量的超声检查任务。见图3-16-1。

表 3-16-1　2018 年河南省超声专业医疗质量控制指标抽样医疗机构分布情况

单位：家

地市	二级专科	三级专科	二级综合	三级综合	民营	合计
安阳市	2	1	2	1	1	7
鹤壁市	0	0	1	0	1	2
济源市	1	0	1	1	0	3
焦作市	1	0	4	2	2	9
开封市	6	0	6	3	1	16
洛阳市	0	1	6	4	6	17
南阳市	2	0	14	4	6	26
平顶山市	1	1	9	1	1	13
三门峡市	1	0	5	2	0	8
商丘市	0	0	8	2	1	11
新乡市	1	0	8	4	2	15
信阳市	2	0	9	1	1	13
许昌市	0	0	3	1	3	7
郑州市	2	6	7	8	8	31
周口市	0	0	4	0	3	7
驻马店市	2	0	9	2	5	18
漯河市	2	0	3	1	0	6
濮阳市	1	0	4	2	3	10
全省	24	9	103	39	44	219

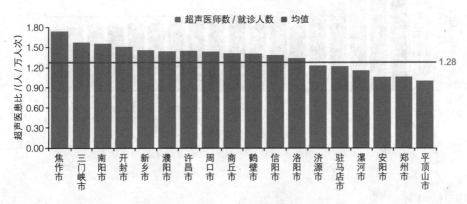

图 3-16-1　2018 年河南省超声医患比

2. 各类医疗机构超声科医师学历分布情况

从不同类型医疗机构超声医学科医师学历构成比可以看出，高学历（硕士、博士）医师主要集中在三级医院。见图 3-16-2。

3. 各类型医疗机构超声科医师职称分布情况

河南省不同类型医疗机构超声医学科医师职称构成比例相似，住院医师及主治医师占多数，三级医院高职称医师相对增多。见图3-16-3。

4. 各类医疗机构超声科医师年龄分布情况

河南省不同类型医疗机构超声医学科医师年龄主要集中在 >25~35 岁及 >35~45 岁，中青年是超声医学科的主力军（图3-16-4）。

指标 2. 超声诊室配置情况

河南省超声诊室总数 / 同期超声科完成超声检查总人次平均值为 0.79 个 / 万人次，诊室利用率比较高。见图3-16-5。

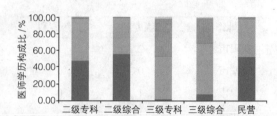

图 3-16-2　不同类型医疗机构超声医学科医师学历构成比

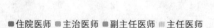
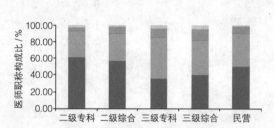

图 3-16-3　不同类型医疗机构超声医学科医师职称构成比

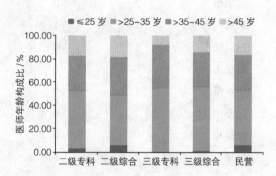

图 3-16-4　不同类型医疗机构超声医学科医师年龄构成比

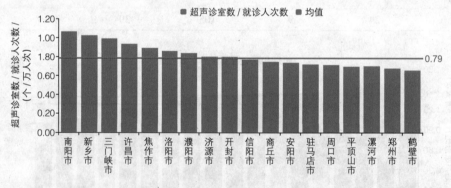

图 3-16-5　河南省各市医疗机构超声诊室数 / 就诊人次数

指标 3. 工作量

1. 门诊工作量

河南省各市医疗机构日均门诊超声工作量平均值为 213.58 人次，三级医院日均门诊工作量明显高于二级及民营医院，其中三级专科医院人数最多。三级医院具有更优质的医疗资源，患者更倾向于三级医院就诊，从而使三级医院超声门诊工作量增多。见图3-16-6、图3-16-7。

2. 日均超声工作量构成

从河南省各市医疗机构日均超声工作量构成可以看出，不同类型医疗机构患者来源相似，主要以门诊和住院为主，其次是体检和急诊患者。见图3-16-8、图3-16-9。

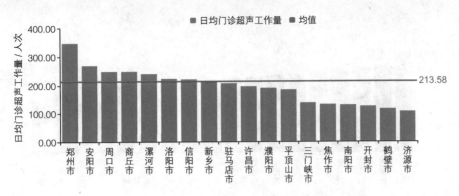

图 3-16-6　河南省各市医疗机构日均门诊超声工作量

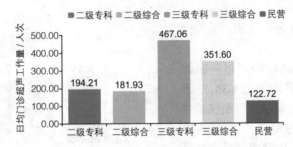

图 3-16-7　不同类型医疗机构日均门诊超声工作量

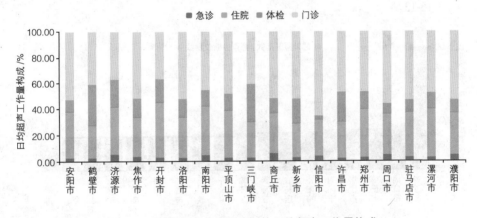

图 3-16-8　河南省各市医疗机构日均超声工作量构成

3. 人均日工作量

河南省各市医疗机构每日人均工作量平均值为 29.30 人次，三级专科医院高于其他类型医疗机构，三级专科医院在某一疾病领域的诊断质量、治疗质量、护理质量、工作质量、综合质量等方面相对较强，造成同一病种患者相对集中，从而使超声医师人均日工作量相对增高。见图 3-16-10、图 3-16-11。

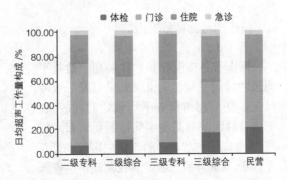

图 3-16-9　不同类型医疗机构日均超声工作量构成

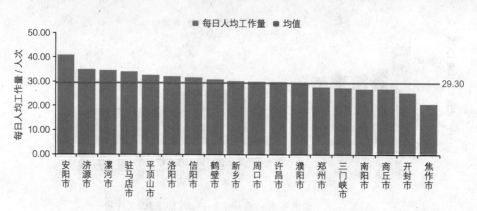

图 3-16-10　河南省各市医疗机构每日人均工作量

指标 4. 超声科医师数与超声诊断仪器数比

河南省各市医疗机构单位超声医师数/超声诊断仪器数平均值为 1.38,三级综合医院超声科医师数与超声诊断仪器数比值最低。三级综合医院规模大,超声诊断仪器配置相对充足,从而造成其超声科医师数与超声诊断仪器数比值较低。见图 3-16-12、图 3-16-13。

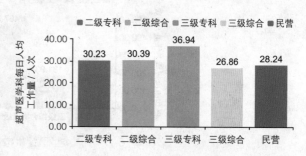

图 3-16-11　不同类型医疗机构每日人均工作量

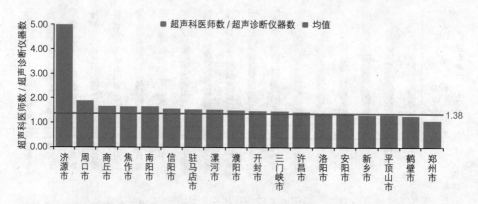

图 3-16-12　河南省各市医疗机构单位超声科医师数/超声诊断仪器数

(三)过程指标分析

指标 5. 住院超声检查预约时间

河南省各市医疗机构住院超声检查平均预约时间平均值为 0.96d,民营及三级专科医院住院超声检查平均预约时间较长。三级专科医院对某些疾病诊断要求相对较高,需要高职称或者经验丰富的医师进行专业诊断,从而导致三级专科住院超声检查预约时间较长。民营医院受制于其医疗水平

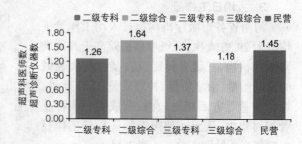

图 3-16-13　不同类型医疗机构超声科医师数/超声诊断仪器数

及医疗资源的影响,其住院超声预约时间相对较长。见图 3-16-14、图 3-16-15。

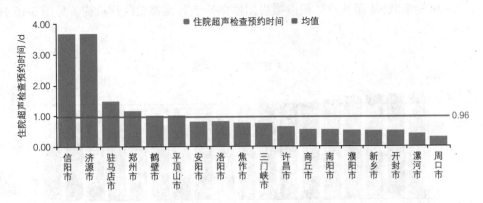

图 3-16-14 河南省各市医疗机构住院超声检查平均预约时间

指标 6. 危急值上报数

河南省各市医疗机构超声危急值报告数平均值为 121.21 例,三级综合医院报告数明显高于其他医院,说明三级综合医院对危急值上报制度要求严格,落实更到位。见图 3-16-16、图 3-16-17。

(四) 结果指标分析

指标 7. 超声报告阳性率

河南省各市医疗机构超声阳性率平均

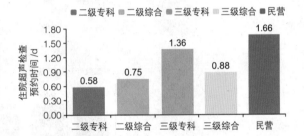

图 3-16-15 不同类型医疗机构住院超声检查平均预约时间

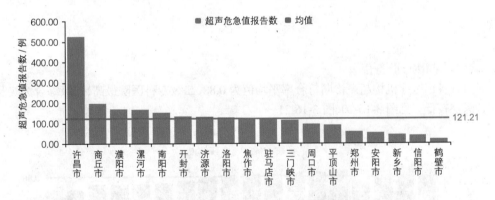

图 3-16-16 河南省各市医疗机构超声危急值报告数

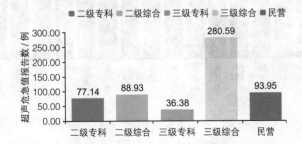

图 3-16-17 不同类型医疗机构超声危急值报告数平均值

值为 0.79,其中专科医院总体阳性率较低。专科医院住院患者来源相对局限,与疾病无直接相关部位报告阳性率低,从而其总体超声报告阳性率低于其他类型医疗机构。见图 3-16-18、图 3-16-19。

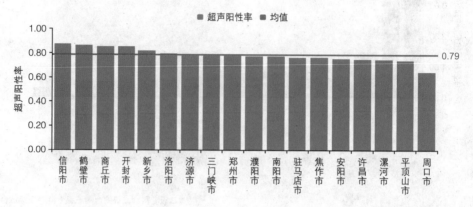

图 3-16-18　河南省各市医疗机构超声阳性率

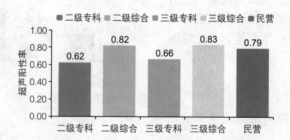

图 3-16-19　不同类型医疗机构超声阳性率

指标 8. 超声诊断符合率

河南省各市医疗机构超声诊断符合率平均值为 0.88,二级专科医院最高,二级综合医院及三级综合医院较低。见图 3-16-20、图 3-16-21。

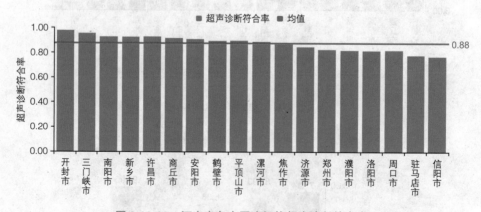

图 3-16-20　河南省各市医疗机构超声诊断符合率

二、问题分析及工作重点

(一)存在的主要问题及原因分析

1. 超声医学科人才短缺

由于人力的不足,对每人单位时间的工作量提出了高要求,在高负荷的状态下,留给超声医师对疾病探讨与思考的时间就少之又少,难免会出现漏诊、误诊现象。

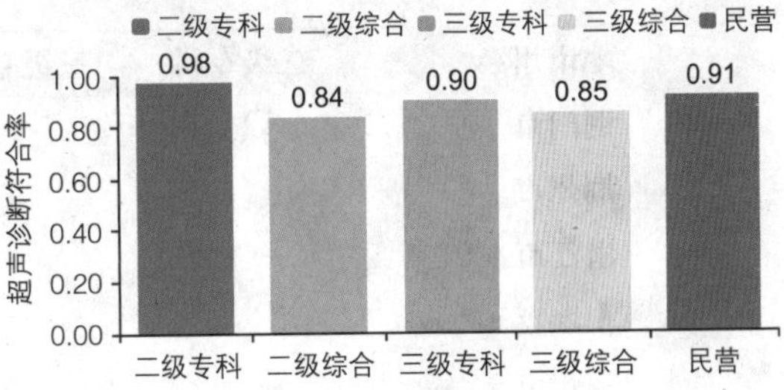

2. 超声医学科临床需求高,并向三级医院集中

大部分超声都集中在三级综合医院;三级医院拥有较多的高学历、高职称超声医师;三级医院超声诊断符合率比较高。这体现了三级医院的重要性和导向性。

3. 未进行统一超声医学专业医疗机构单位培训

由于河南省超声医学质量控制中心成立时间较短,目前未能对所有超声医学专业医疗机构通知到位,未对参与上报单位进行统一培训,培训单位仅限于河南省超声医学哨点医院。

(二)下一步重点工作

1. 高质量、分批次建立河南省超声医学质量控制中心分中心

鼓励各市较大规模的医院积极申请成立分中心,形成超声医学质控网络,覆盖超声专业的三级、二级乃至社区卫生服务中心,真正做到省内全覆盖。

2. 积极进行质量控制网络建设

河南省超声医学质控中心将依托各级超声医学质控分中心,建立国家级 - 省级 - 市级 - 县级 - 社区医院联动机制,使超声医学质量控制相关质控标准及制度得到广泛推广并落实。同时,建立超声质量控制网络管理平台及微信公众号,加强对各地市超声医学进行督查、指导和信息交流。

图 3-16-21　不同类型医疗机构超声诊断符合率

第十七节　湖北省

一、医疗服务与质量安全情况分析

(一)数据上报概况

湖北省共有 224 家设有超声医学专业的医疗机构参与数据上报,数据完整率为85.7%。其中,公立医院 202 家,包括三级综合医院 68 家(30.4%),二级综合医院 80 家(35.7%),三级专科医院 10 家(4.5%),二级专科医院 44 家(19.7%);民营医院 22 家(9.8%)。各地市州及各类别医院分布情况见表3-17-1。

表 3-17-1　2019 年湖北省超声专业医疗质量控制指标抽样医疗机构分布情况

单位:家

地市州	二级专科	三级专科	二级综合	三级综合	民营	合计
鄂州市	0	1	0	2	1	4
恩施土家族苗族自治州	6	0	7	5	2	20
黄冈市	5	0	9	3	0	17
黄石市	0	1	1	4	2	8

续表

地市州	二级专科	三级专科	二级综合	三级综合	民营	合计
荆门市	3	0	4	3	0	10
荆州市	1	1	5	6	0	13
潜江市	1	0	1	1	1	4
十堰市	6	1	10	4	0	21
随州市	2	0	2	3	1	8
天门市	1	0	0	1	0	2
武汉市	3	3	6	20	7	39
仙桃市	1	0	0	2	3	6
咸宁市	0	0	6	1	0	7
襄阳市	2	1	6	4	1	14
孝感市	5	1	10	4	0	20
宜昌市	8	1	13	5	4	31
全省	44	10	80	68	22	224

（二）结构指标分析

指标1. 超声医师配置情况

1. 超声医患比

鄂州市、恩施土家族苗族自治州、随州市等地超声医患比相对较高，最高 1.82/ 万人次；武汉、潜江、天门等市医患比相对较低，最低 1.00 人 / 万人次；全省医患比均值为 1.24 人 / 万人次，相当于湖北省平均每名超声医师每年完成约 8 065 人次的超声检查工作量（图 3-17-1）。

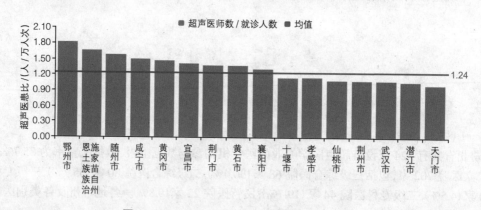

图 3-17-1 2018 年湖北省各地市州超声医患比

2. 各类医疗机构超声科医师学历分布情况

三级综合医院和三级专科医院高学历人员（硕士博士）构成比较高，分别占 35.24% 和 31.69%，其次是民营医院为 11.91%；二级综合医院和二级专科医院学士以下医师的比例相对较高。说明高学历超声医师主要集中在三级医院、民营医院，而二级医院相对较少（图 3-17-2）。

3. 各类型医疗机构超声科医师职称分布情况

各种类型医疗机构中均表现为初中级职称医师居多，构成比为 71.43%~83.26%，副高及以上高级职称医师相对较少。二级专科、二级综合和三级专科医院中初中高三级医师职称构成比未见明显差异,高级职称构成比为范围为 16.75%~18.83%,其中三级专科医院主任医师构成比较高,约6.70%。三级综合医院高级职称医师较多为21.38%,民营医院最高为28.57%(图3-17-3)。

4. 各类医疗机构超声科医师年龄分布情况

三级综合和三级专科医院35岁以下医师较多,分别为54.32%和51.34%。而二级专科、民营和二级综合医院以35岁以上居多,分别为67.37%、58.73%和54.80%,间接反映年轻人多选择三级医院就业,二级医院及民营医院中以较高年资医师所占构成比较大(图3-17-4)。

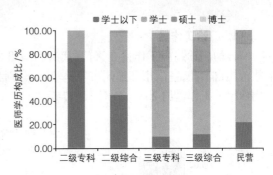

图 3-17-2　湖北省不同类型医疗机构超声医学科医师学历构成比

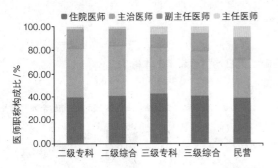

图 3-17-3　湖北省不同类型医疗机构超声医学科医师职称构成比

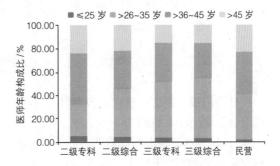

图 3-17-4　湖北省不同类型医疗机构超声医学科医师年龄构成比

指标 2. 超声诊室配置情况

超声诊室数/就诊人次数反映平均每个诊室完成工作量的差别,其在鄂州、宜昌和随州等市较高,在仙桃、荆州和武汉等市较低,说明仙桃、荆州和武汉等市诊室数量配置相对较少、更为缺乏。全省诊室数量均值为0.81个/万人次,相当于湖北省平均每个超声诊室去年完成工作量约12 346人次(图3-17-5)。

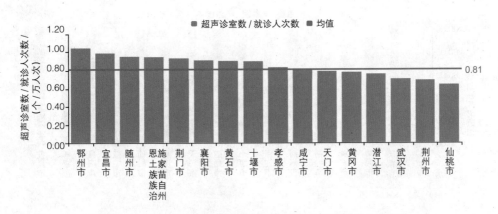

图 3-17-5　湖北省各地市州医疗机构超声诊室数/就诊人次数

指标3. 工作量

1. 门诊工作量

日均门诊超声工作量在天门、武汉和荆州等市较高，分别为392、331和259人次，恩施土家族苗族自治州、宜昌市和随州市等地较低，分别为125、133和153人次。全省医疗机构平均每日门诊超声工作量约203人次（图3-17-6）。

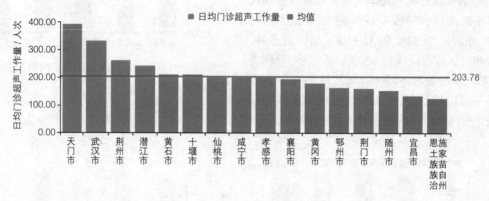

图 3-17-6 湖北省各地市州医疗机构日均门诊超声工作量

日均门诊超声工作量在三级专科和三级综合医院较多，最高约368.95人次，而在二级综合、民营和二级专科医院明显较少，最低约104.11人次（图3-17-7）。

2. 日均超声工作量构成

湖北省各地市州医疗机构日均超声工作量均以门诊工作量最多，最高为全天工作量的65.99%（仙桃市），其次为住院超声，最多占全天工作量的39.96%（武汉市），所有地区均以门诊和住院工作量的总和所占的比例最

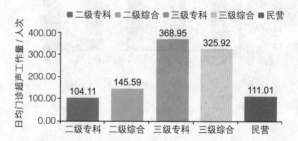

图 3-17-7 湖北省不同类型医疗机构日均门诊超声工作量

大（范围为71.46%~93.38%），第三为体检超声，工作量所占比例从4.45%至26.14%不等。急诊超声所占比例均为最低（图3-17-8）。

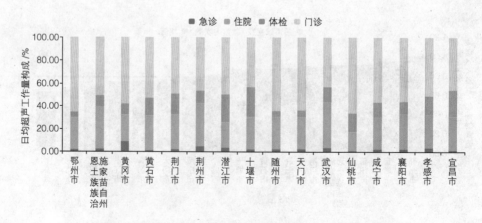

图 3-17-8 湖北省各地市州医疗机构日均超声工作量构成

门诊超声在各级医疗机构超声工作量构成中比例均为最大，尤其是二级专科和三级专科医院，分别达 67.13% 和 70.17%；住院超声在三级综合、二级综合和民营医院均占 30% 以上。不同类型医院均以门诊和住院所占比例较高，急诊和体检所占比例均较低（图3-17-9）。

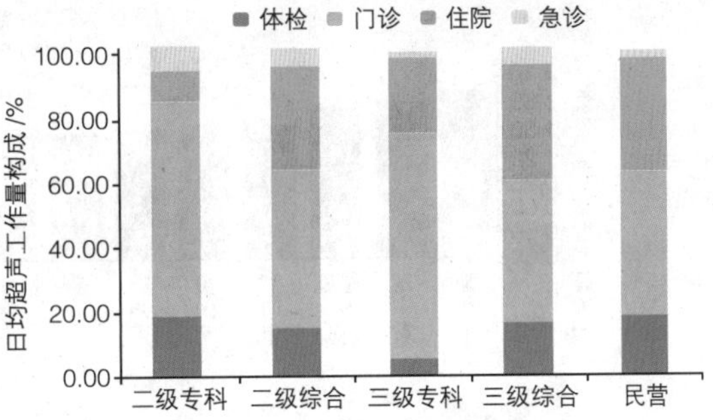

3. 人均日工作量

人均每日工作量在天门、潜江和仙桃等市较高，最高 43 人次，恩施土家族苗族自治州、鄂州市和襄阳市等地相对较低，最低 23人次。全省每日人均工作量约 31 人次（图3-17-10）。

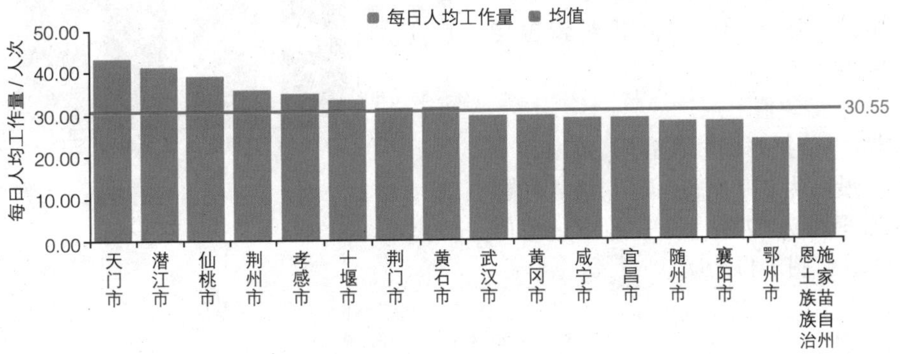

图 3-17-9 湖北省不同类型医疗机构日均超声工作量构成

图 3-17-10 湖北省各地市州医疗机构每日人均工作量

人均每日工作量排列顺序为民营 > 三级综合 > 二级综合 > 二级专科 > 三级专科医院，反映出民营医院和三级综合医院每日人均工作量相对较大（图3-17-11）。

指标 4. 超声科医师数与超声诊断仪器数比

超声科医师数与超声诊断仪数比在随州市、咸宁市、恩施等地相对高于湖北其他地区，最高为 1.91，约两名超声医师共用一台超声诊断仪；而天门、十堰和襄阳等市该

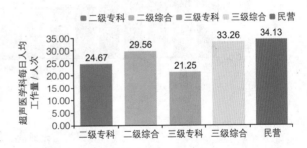

图 3-17-11 湖北省不同类型医疗机构超声医学科每日人均工作量

比值相对较低，最低为 1.04，约一名超声医师使用一台超声诊断仪。不同地区发展不平衡，超声医师数和仪器数比值有一定差异（图3-17-12）。

超声科医师数与超声诊断仪数比在公立医院（二级医院、三级医院）相对较高，而在民营医院相对稍低。民营医院超声医师数与诊断仪器数配比基本为 1 : 1，公立医院医师数量相对稍多（图3-17-13）。

（三）过程指标分析

指标 5. 住院超声检查预约时间

住院超声检查预约时间 >1d 有黄石、黄冈、武汉和潜江市等 4 个城市，其余地市州超声预约

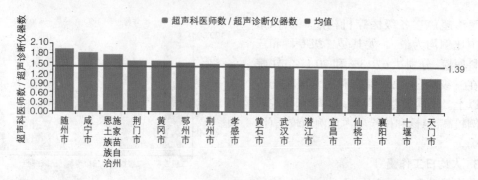

图 3-17-12 湖北省各地市州医疗机构超声科医师数／超声诊断仪数

时间均在 1d 以内；预约时间最长约 1.6d，最短约 0.17d（约 4h）（图 3-17-14）。

住院超声检查预约时间在三级综合医院 >1d，在其余医院预约时间相对较短均 <1d（图 3-17-15）。

指标 6. 危急值上报数

超声危急值报告例数在襄阳、黄冈和十堰市较多，最高为 279 例；在天门、潜江和鄂州市较低，最少为 27 例。全省超声危急值平均约 114 例（图 3-17-16）。

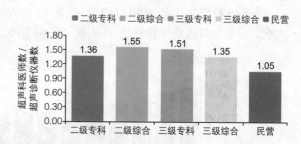

图 3-17-13 湖北省不同类型医疗机构超声科医师数与超声诊断仪数比

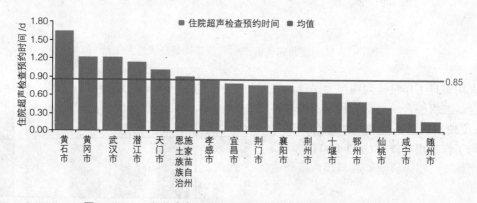

图 3-17-14 湖北省各地市州医疗机构住院超声检查预约时间

超声危急值报告数在三级综合医院最多，约 209.91 例，明显高于其他类型医疗机构，而在三级专科医院相对较少，约 44.2 例（图 3-17-17）。

（四）结果指标分析

指标 7. 超声报告阳性率

全省各地区医疗机构总体超声阳性率约 72%。总体超声阳性率较高的地区为仙桃、随州和鄂州市，最高约 79%；阳性率最低的地区约 58%（图 3-17-18）。

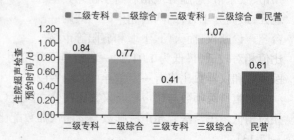

图 3-17-15 湖北省不同类型医疗机构住院超声检查预约时间

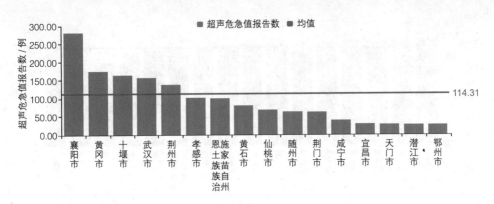

图 3-17-16 湖北省各地市州医疗机构超声危急值报告数

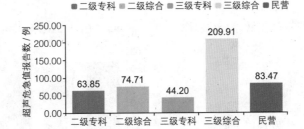

图 3-17-17 湖北省不同类型医疗机构超声危急值报告数

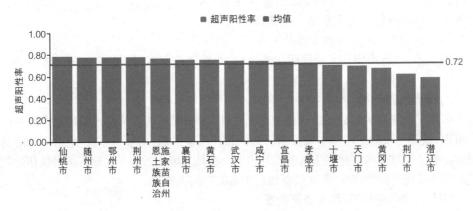

图 3-17-18 湖北省各地市州医疗机构总体超声阳性率

总体超声阳性率在民营医院相对较高,约79%,其次为三级综合、二级综合和三级专科医院,而在二级专科医院总体阳性率只有50%(图3-17-19)。

指标 8. 超声诊断符合率

全省超声诊断符合率约90%。符合率较高的地区有黄石、天门和潜江市,最高约97%,最低约61%(图3-17-20)。

超声诊断符合率在民营医院最高,约97%,三级专科和三级综合医院超声诊断符合率

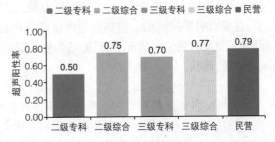

图 3-17-19 湖北省不同类型医疗机构总体超声阳性率

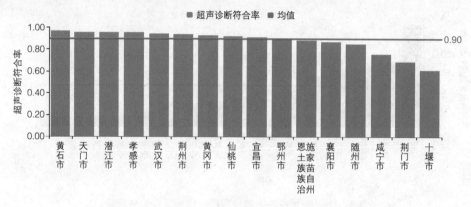

图 3-17-20 湖北省各地市医疗机构超声诊断符合率

>90%；而在二级综合医院相对较低，为80%(图3-17-21)。

二、问题分析及工作重点

(一) 存在的主要问题及原因分析

通过前期开展质控工作发现以下问题：

1. 质控标准化难度大

虽然各地区均高度重视质控工作，但是由于缺乏各亚专业质控指南或规范等，造成标准不一，加上各级医院超声医师水平参差不齐、

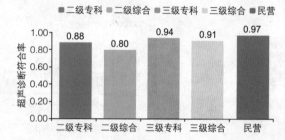

图 3-17-21 湖北省不同类型医疗机构超声诊断符合率

超声设备档次不一，超声质控完全同质化难度较大，建议按照不同医院等级分级实行相应质控标准。

2. 人才培养周期长

由于临床工作繁重大部分超声医师超负荷工作，而按照新的政策新入院的超声医师要进行规范化培训，这样一段时间内基本质控指标如医患比明显偏低，而日工作量、患者平均等待时间等则偏高。但是短时间内这种临床与患者对超声检查日益增长的需要与超声医师队伍发展的需要不平衡的现象仍将持续存在，需要给予他们更多的时间去缓冲。

3. 超声诊疗单元空间不足，设备更新慢

部分医院超声科面积小，导致诊室空间不足，甚至多台仪器共用诊室，加上候诊区域较小，就诊高峰易出现拥挤爆满，存在安全隐患，所在单位短时间内不能解决超声科使用面积问题。另外超声设备使用年限较长、存在超期服役现象，而旧的低档设备明显不能满足现阶段临床工作的需要，直接影响质控结果。但是新超声设备从申报、审批、招标到最后使用，经历周期较长，在新的设备不能及时到位的情况下，只能适当使用原设备，以缓解每日临床和患者需求与医师设备数量不匹配的现状。

(二) 下一步重点工作

为解决各地区超声发展水平参差不齐及各等级医院对超声质控的迫切需要，湖北省超声质控中心从2019年开始在省内各地区实施省级超声规范化巡讲活动，从心脏超声规范化、血管超声规范化、乳腺超声规范化质控开始巡讲，计划把腹部、肌骨、介入、妇产等各亚专业在省内依次巡讲，为各地区普及超声质控标准，从基础切实提高地区超声诊疗的基本水平。

第十八节 湖南省

一、医疗服务与质量安全情况分析

(一)数据上报概况

湖南省共有 171 家设有超声医学专业的医疗机构参与数据上报,数据完整率为 93.8%。其中,公立医院 146 家,包括三级综合医院 40 家(23.4%),二级综合医院 75 家(43.9%),三级专科医院 11 家(6.4%),二级专科医院 20 家(11.7%);民营医院 25 家(14.6%)。各地市州及各类别医院分布情况见表 3-18-1。

表 3-18-1 2018 年湖南省超声专业医疗质量控制指标抽样医疗机构分布情况

单位:家

地市州	二级专科	三级专科	二级综合	三级综合	民营	合计
常德市	4	1	6	5	4	20
长沙市	2	4	6	9	7	28
郴州市	2	0	12	2	0	16
衡阳市	0	1	5	5	2	13
怀化市	1	2	11	3	1	18
娄底市	2	1	4	2	2	11
邵阳市	1	0	4	3	4	12
湘潭市	2	0	1	3	1	7
湘西土家族苗族自治州	1	0	8	1	0	10
益阳市	4	0	4	1	0	9
永州市	1	0	8	1	2	12
岳阳市	0	0	2	0	0	2
张家界市	0	0	2	0	0	2
株洲市	0	2	2	5	2	11
全省	20	11	75	40	25	171

(二)结构指标分析

指标 1. 超声医师配置情况

1. 超声科医患比

湖南省 171 家超声医学专业的医疗机构中,超声科医患比均值为 1.56 万人次,岳阳市超声科医患比最高(2.38 万人次),株洲市最低(1.26 万人次);其中岳阳市等 9 个市高于均值,常德市等 5 个市低于均值。湖南省各地市州超声医患比见图 3-18-1。

2. 各类医疗机构超声科医师学历分布情况

三级医院超声科医师学历普遍高于二级医院及民营医院。二级专科、二级综合以及民营医院超声科医师学历主要为学士以下学历,其构成比超过 50%;三级专科、三级综合医院超声科医师学历主要为学士学历,其构成比超过 57%。三级医院超声科硕士学历构成比超过 20%,二级专科医院无硕士学历的超声科医师,二级综合医院以及民营医院的超声科硕士学历医师不超过 1%,二级医院以及民营医院无博士学历超声科医师,三级医院的博士学历医师所占比例亦较低。湖南省不同类型医疗机构超声医学科医师学历构成比见图 3-18-2。

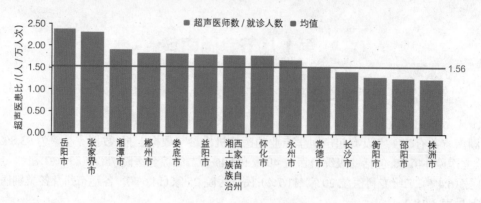

图 3-18-1　湖南省各地市州超声医患比

3. 各类型医疗机构超声科医师职称分布情况

二级专科、二级综合以及民营医院超声科医师职称均以住院医师为主,构成比均超过50%(民营医院超过60%),均高于三级专科医院(28.72%)以及三级综合医院(38.29%)。三级专科医院超声科医师职称构成比以主治医师为主,为42.65%,均高于其他各类型医疗机构。副主任医师构成比中,三级专科医院构成比最高(22.05%),民营医院构成比最低(7.32%)。各

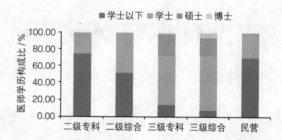

图 3-18-2　湖南省不同类型医疗机构超声医学科医师学历构成比

类型医疗机构主任医师构成比均只占较小比例(不超过7%),二级专科医院仅占0.61%。湖南省不同类型医疗机构超声医学科医师职称构成比见图3-18-3。

4. 各类医疗机构超声科医师年龄分布情况

各医疗机构超声科医师年龄层以中青年为主,年龄层次集中于>25~45岁,该阶段构成比超过80%,富有朝气,各医疗机构均以>25~35岁年龄层次的构成比最高,超过40%;在≤25岁的年龄层次中,各医疗机构构成比均较低;各医疗机构医师>45岁年龄构成比接近(10%左右)。湖南省不同类型医疗机构超声医学科医师年龄构成比见图3-18-4。

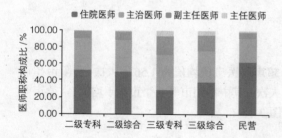

图 3-18-3　湖南省不同类型医疗机构超声医学科医师职称构成比

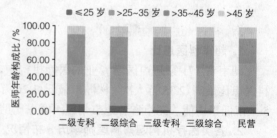

图 3-18-4　湖南省不同类型医疗机构超声医学科医师年龄构成比

指标 2. 超声诊室配置情况

各地市州超声科诊室平均年检查人次均值为0.91万人次,岳阳市超声科诊室平均年检查人次最高(1.24万人次),邵阳市最低(0.79万人次);其中岳阳市等5个市高于均值,永州市等9个市

低于均值。湖南省各地市州超声医疗机构超声诊室数/就诊人次数见图 3-18-5。

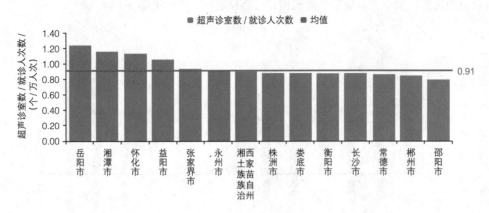

图 3-18-5　湖南省各地市州医疗机构超声诊室数/就诊人次数

指标 3. 工作量

1. 门诊工作量

各地市州超声科日均门诊工作量均值为 178.03 人次,日均门诊工作量检查人次最高的为长沙市(304.5 人次),岳阳市最低(49.64 人次)。其中长沙等 3 个市高于均值,益阳等 11 个市低于均值。湖南省各地市医疗机构日均门诊超声工作量见图 3-18-6。

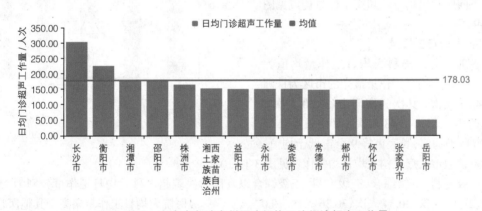

图 3-18-6　湖南省各地市州医疗机构日均门诊超声工作量

超声科日均门诊量最高的医疗机构为三级专科医院(397.21 人次),其次为三级综合医院(301.26 人次),最低的为民营医院(52.56 人次),二级专科、三级综合医院日均门诊量接近,分别为 127.52 人次、125.61 人次。三级医院的超声科日均门诊量显著高于二级医院以及民营医院。湖南省不同医疗机构日均门诊超声工作量见图 3-18-7。

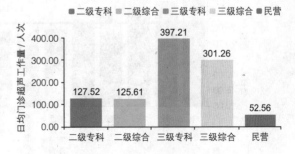

图 3-18-7　湖南省不同类型医疗机构日均门诊超声工作量

2. 日均超声工作量构成

岳阳市医疗机构日均超声工作量以体

检为主(44.69%)，余各地市日均超声工作量构成主要以门诊工作量为主。急诊工作量在各地市均占较小的比例。湖南省各地市医疗机构日均体检超声工作量见图 3-18-8。

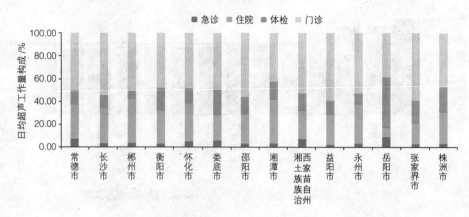

图 3-18-8　湖南省各地市州医疗机构日均超声工作量构成

各类型医疗机构日均超声工作量均以门诊患者为主，三级专科医院构成比最高(67.90%)，其次为二级专科医院(61.23%)。湖南省不同医疗机构日均超声工作量构成见图 3-18-9。

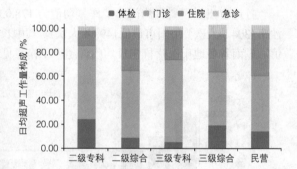

图 3-18-9　湖南省不同类型医疗机构日均超声工作量构成

3. 人均日工作量

各地市州超声科人均日工作量均值为 26.42 人次，人均日工作量最高的市区为株洲市(34.25 人次)，其次为衡阳市(33.20 人次)，最低的为岳阳市(5.43 人次)；其中长沙市等 5 个市高于均值，娄底市等 9 个市低于均值。湖南省各地市医疗机构人均日均工作量见图 3-18-10。

二级专科、二级综合、三级专科、三级综合以及民营医院超声科人均日工作量分别为 25.75 人次、21.77 人次、30.34 人次、30.36 人次、19.07 人次。三级医院人均日工作量略高于其他医疗机

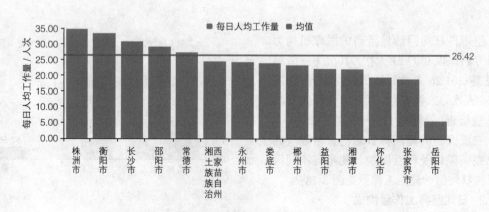

图 3-18-10　湖南省各地市州医疗机构人均日工作量

构。湖南省不同类型医疗机构人均日工作量见图 3-18-11。

指标 4. 超声科医师数与超声诊断仪器数比

各地市州超声科医师数与超声诊断仪器数比均值为 1.57,超声科医师数 / 超声诊断仪器数最高的市为张家界市(2.14),株洲市最低(1.36);其中张家界市等 9 个市高于均值,其余 5 个市低于均值。湖南省各地市超声科医师数与超声诊断仪器数比见图 3-18-12。

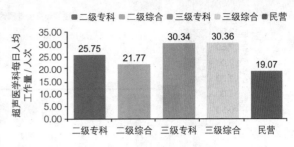

图 3-18-11　湖南省不同类型医疗机构人均工作量

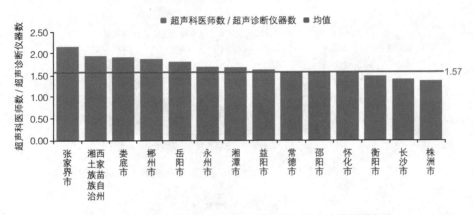

图 3-18-12　湖南省各地市超声科医师数与超声诊断仪器数比

二级专科、二级综合、三级专科、三级综合以及民营医院超声科医师数与超声诊断仪器数比分别为 1.52、1.93、1.21、1.48、1.43。二级综合医院略高于其他医疗机构。湖南省不同类型医疗机构超声医师数与超声诊断仪器数比见图 3-18-13。

(三) 过程指标分析

指标 5. 住院超声检查预约时间

各地市住院超声检查预约时间均值为 1.18d,仅常德市预约时间高达 3.08d,长沙市

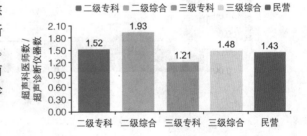

图 3-18-13　湖南省各类型医疗机构超声科医师数与超声诊断仪器数比

1.3d,其余市区均低于均值,张家界市仅为 0.5d。湖南省各地市医疗机构住院超声检查预约时间见图 3-18-14。

二级专科、二级综合、三级专科、三级综合以及民营医院住院超声检查平均预约时间分别为 1.5d、0.89d、0.82d、1.05d、2.21d,民营医院高于其他各类型机构医院。湖南省不同类型医疗机构住院超声检查平均预约时间见图 3-18-15。

指标 6. 危急值上报数

各地市危急值上报数均值为 82.41 例,衡阳市高达 260 例,岳阳市仅 26.50 例,衡阳市等 6 个市高于均值,长沙市等 8 个市低于均值,各市区的危急值上报数目断层明显。湖南省各地市医疗机构危急值上报数见图 3-18-16。

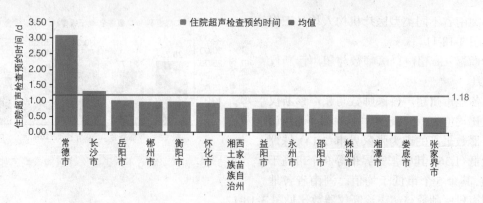

图 3-18-14　湖南省各地市州医疗机构住院超声检查平均预约时间

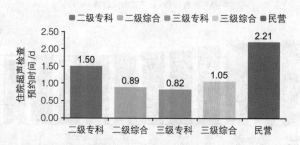

图 3-18-15　湖南省不同类型医疗机构住院超声检查平均预约时间

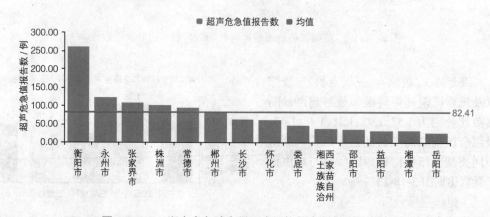

图 3-18-16　湖南省各地市州医疗机构超声危急值报告数

二级专科、二级综合、三级专科、三级综合以及民营医院危急值上报数分别为 14.84 例、84.20 例、52.82 例、153.93 例、22.87 例，三级综合医院的危急值上报数远高于其他各类型医院。湖南省不同类型医疗机构危急值上报数见图 3-18-17。

（四）结果指标分析

指标 7. 超声报告阳性率

各地市州总体超声报告阳性率均值为 79%，岳阳市总体超声报告阳性率为 62%，余

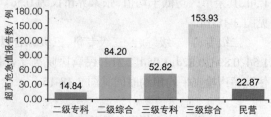

图 3-18-17　湖南省不同类型医疗机构超声危急值报告数

各地市总体超声报告阳性率接近,湖南省各地市医疗机总体院超声报告阳性率见图 3-18-18。

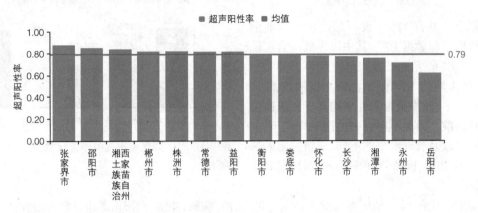

图 3-18-18　湖南省各地市州医疗机构总体超声报告阳性率

二级专科、二级综合、三级专科、三级综合以及民营医院总体超声报告阳性率分别为62%、82%、76%、83%、77%,二级专科医院总体超声报告阳性率低于其他各类型医院。湖南省不同类型医疗机构总体超声报告阳性率见图3-18-19。

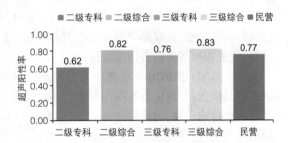

图 3-18-19　湖南省不同类型医疗机构总体超声报告阳性率

指标 8.　超声诊断符合率

各地市超声诊断符合率均值为 86%,郴州市(65%)超声诊断符合率较低,余各地市超声诊符合率接近,湖南省各地市医疗机超声诊断符合率见图 3-18-20。

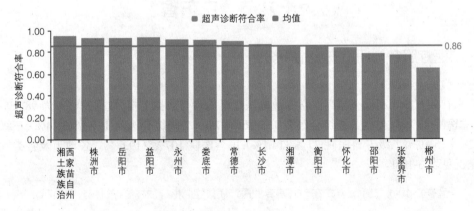

图 3-18-20　湖南省各地市州医疗机构超声诊断符合率

二级专科、二级综合、三级专科、三级综合以及民营医院超诊断符合率分别为:92%、86%、76%、86%、90%,二级专科医院的超声诊断符合率高于其他各类型机构医院。湖南省不同类型医疗机构超声诊断符合率见图 3-18-21。

二、问题分析及工作重点

湖南省共有 171 家设有超声医学专业的医疗机构参与数据上报，其中以二级综合医院为主（43.9%）。湖南省三级医院超声医师的学历、三级医院的工作量、危急值上报例数、超声诊断符合率、超声报告阳性率均高于二级医院及民营医院。因为不同级别的医院规模不同、技术水平以及管理水平的不同，三级医院的诊断水平、工作量、医师学历等都较二级医院及民营医院高。

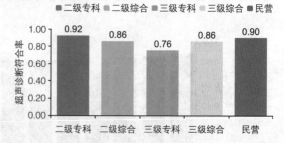

图 3-18-21　湖南省不同类型医疗机构超声诊断符合率

湖南省共有 14 个地区参与此次数据上报，长沙、株洲、湘潭、衡阳市等市区经济较发达，故这些市区的工作量、超声仪器 / 医师人员比、超声诊间数目等均较经济欠发达的市区高，郴州市的超声诊断符合率较低（65%），常德市区预约时间较长（3.08d）；各地区的危急值上报数目断层明显，岳阳市区以及张家界市区因只有两所二级综合医院参与此次数据上报，无三级医院、民营医院、二级专科医院参与，故多项数据低于其他市区，建议各个市区都应有各类型医疗机构参与数据上传，以便更加准确分析各地市数据。

改进措施：于 2020 年在湖南省全省范围内进行临床超声规范巡讲，以进一步促进湖南省超声的规范检查；于湖南省范围内开展超声危急值临床诊断及上报的超声讲座；积极鼓励每个市区开展病例讨论活动，与病理进行对照，提高超声诊断符合率；针对基层医院，开展基层培训及下基层指导活动（包含讲座、义诊等活动）。

工作重点：提高基层医疗机构超声诊断水平，规范超声检查诊断行为，规范危急值上报，降低超声检查预约时间、提高湖南地区超声诊断检查结果的同质化水平，逐步实现医疗机构间检验检查结果互认。

第十九节　广东省

一、医疗服务与质量安全情况分析

（一）数据上报概况

广东省共有 546 家设有超声医学专业的医疗机构参与数据上报，数据完整率为 98.83%。其中，公立医院 439 家，包括三级综合医院 135 家（24.7%），二级综合医院 199 家（36.4%），三级专科医院 28 家（5.1%），二级专科医院 77 家（14.1%）；民营医院 107 家（19.6%）。各地市及各类别医院分布情况见表 3-19-1。

表 3-19-1　2018 年广东省超声专业医疗质量控制指标抽样医疗机构分布情况

单位：家

地市	二级专科	三级专科	二级综合	三级综合	民营	合计
广州市	7	32	8	28	23	98
深圳市	4	4	7	27	12	54
东莞市	0	31	1	6	10	48
惠州市	3	7	2		9	28

续表

地市	二级专科	三级专科	二级综合	三级综合	民营	合计
湛江市	6	8	0	6	7	27
佛山市	1	6	3	8	8	26
河源市	6	10	0	1	9	26
梅州市	7	14	0	2	2	25
江门市	6	12	0	3	2	23
汕头市	4	7	1	7	2	21
揭阳市	5	10	0	3	2	20
茂名市	4	6	1	7	2	20
肇庆市	5	8	1	4	2	20
清远市	2	7	1	4	3	17
韶关市	2	10	0	3	1	16
珠海市	1	5	1	6	3	16
阳江市	4	5	0	3	3	15
潮州市	4	3	0	2	4	13
云浮市	3	5	0	3	0	12
中山市	0	5	0	4	1	11
汕尾市	3	4	0	1	2	10
全省	77	199	28	135	107	546

(二)结构指标分析

指标 1. 超声医师配置情况

1. 超声医患比

广东省超声医患比平均为 1.16 人 / 万人次,其中梅州市最高,超过 2.0 人 / 万人次,而广州市最低,接近 1.0 人 / 万人次。说明广州、中山、清远等经济较发达市医师数量相对不足。见图 3-19-1。

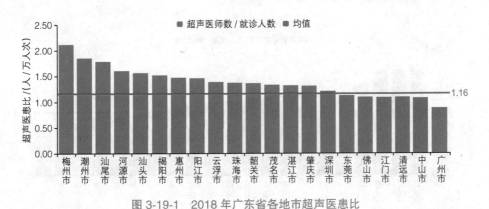

图 3-19-1 2018 年广东省各地市超声医患比

2. 各类医疗机构超声科医师学历分布情况

三级医院医师的学历相对较高,硕士、博士比例超过 20%。而二级医院和民营医院医师学历相对偏低,学士以下学历医师比例甚至超过 50%。因此有必要加强医师培训,提高基层医院超声医师学历水平。见图 3-19-2。

3. 各类型医疗机构超声科医师职称分布情况

和学历分布情况类似,三级医院超声医师职称普遍偏高,主治医师及以上级别的医师超过60%,而二级医院及民营医院住院医师比例较高,超过50%。因此需要加强基层医院继续教育及职称的提高。见图3-19-3。

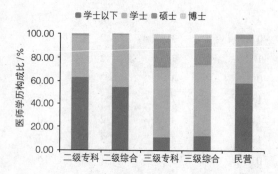

图3-19-2　广东省不同类型医疗机构超声医学科医师学历构成比

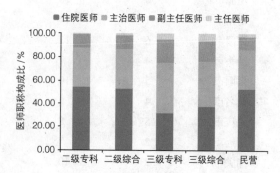

图3-19-3　广东省不同类型医疗机构超声医学科医师职称构成比

4. 各类医疗机构超声科医师年龄分布情况

各级医院超声医师年龄构成比基本类似,以青壮年医师为主,35岁以下的青年医师比例较高,接近50%。见图3-19-4。

指标2. 超声诊室配置情况

广东省全省超声诊室/就诊人次比均值为0.88个/万人次,说明每间诊室年接诊患者平均超过1万例,与医患比的趋势接近。广州、东莞等经济较发达地区该比例较低,说明需要在相应地区增加超声诊室建设。见图3-19-5。

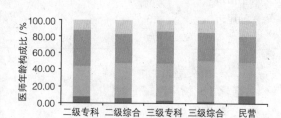

图3-19-4　广东省不同类型医疗机构超声医学科医师年龄构成比

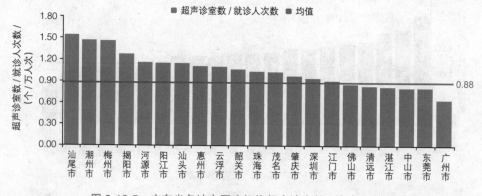

图3-19-5　广东省各地市医疗机构超声诊室数/就诊人次数

指标3. 工作量

1. 门诊工作量

广东省门诊超声日均工作量为246人次,但分布不平均,中山、深圳等市日均门诊超声工作量超过 400 人次,而河源、潮州等市日均工作量仅为 100 人次,相差近 4 倍。地域之间发展不平衡现象较明显。见图 3-19-6。

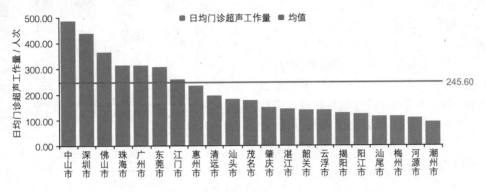

图 3-19-6 广东省各地市医疗机构日均门诊超声工作量

不同医疗机构的日均门诊超声工作量以三级医院最高,二级医院及民营医院较低,两者相差 4 倍以上。见图 3-19-7。

2. 日均超声工作量构成

广东省各地市日均超声工作量构成比比较接近,以门诊超声为主,超过 50%。不同类型医疗机构日均超声构成比也基本类似,以门诊患者为主。见图 3-19-8、图 3-19-9。

3. 人均日工作量

全省超声人均日工作量为 33.35 人次,

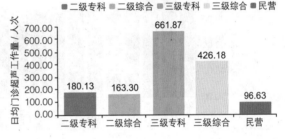

图 3-19-7 广东省不同类型医疗机构日均门诊超声工作量

工作量最大的地市约为最小地市的 2 倍,在经济较发达城市人均工作量较高。不同类型医疗机构每日人均工作量构成基本接近,约为 31 人次。见图 3-19-10、图 3-19-11。

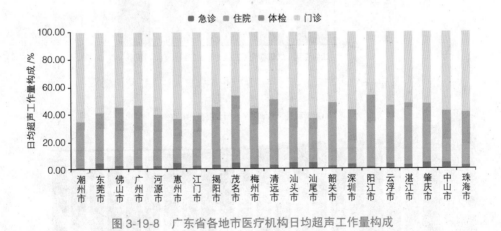

图 3-19-8 广东省各地市医疗机构日均超声工作量构成

指标 4. 超声科医师数与超声诊断仪器数比

全省超声仪器与医师比平均为 1.19,所有城市超声仪器与医师比均在 1.0 以上。不同类型医疗机构超声科医师数与超声诊断仪器数比在二级综合医院最高,为 1.29;在三级专科医院为

1.14。说明在二级医院应加大超声仪器购买，三级医院应加大超声医师的培养。见图 3-19-12、图 3-19-13。

（三）过程指标分析

指标 5. 住院超声检查预约时间

省内各地市住院超声平均预约时间约为 1.5d，其中最高为汕头市（超过 2d），最低茂名市（不到 1d）。不同类型医疗机构住院超声检查平均预约时间在三级医院中偏长，均超过 1.5d；而在二级和民营医院多在 1.5d 内。见图 3-19-14、图 3-19-15。

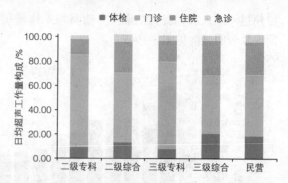

图 3-19-9　广东省不同类型医疗机构日均超声工作量构成

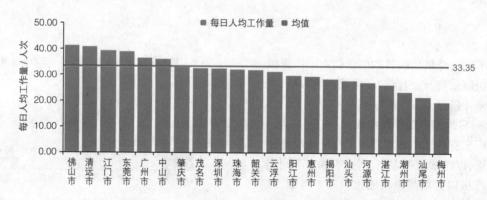

图 3-19-10　广东省各地市医疗机构每日人均工作量构成

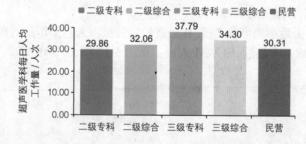

图 3-19-11　广东省不同类型医疗机构每日人均工作量构成

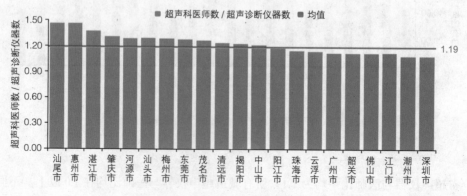

图 3-19-12　广东省各地市医疗机构超声科医师数 / 超声诊断仪器数

指标 6. 危急值上报数

全省各地市危急值上报例数平均为68.92 例,在佛山、深圳等市均超过 100 例/年。三级医院报告危急值数目较多,这与三级医院接诊患者复杂疑难程度高有关。见图 3-19-16、图 3-19-17。

(四)结果指标分析

指标 7. 超声报告阳性率

全省总体超声阳性率平均为 0.64。不

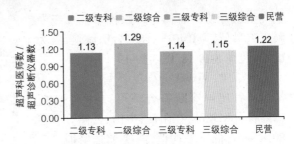

图 3-19-13　广东省不同类型医疗机构超声科医师数/超声诊断仪器数

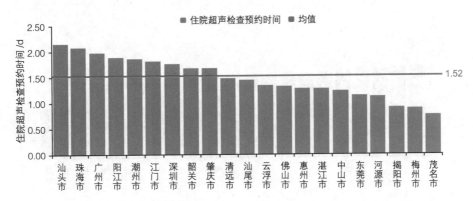

图 3-19-14　广东省各地市医疗机构住院超声检查平均预约时间

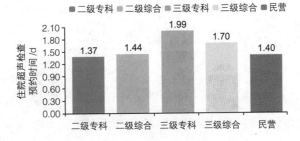

图 3-19-15　广东省不同类型医疗机构住院超声检查平均预约时间

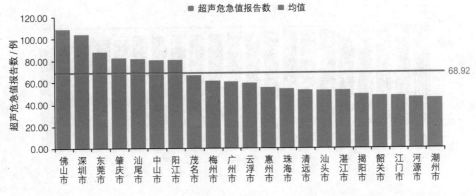

图 3-19-16　广东省各地市医疗机构超声危急值报告数

同类型医疗机构总体超声阳性率在二级专科医院最低,为0.40;三级综合医院最高,为0.72。见图3-19-18、图3-19-19。

指标8. 超声诊断符合率

全省超声诊断符合率可以达到94%,诊断符合率较高;在阳江、中山、云浮等市在80%左右,低于平均值,需要加强培训。广东省不同类型医疗机构超声诊断符合率在86%~95%。见图3-19-20、图3-19-21。

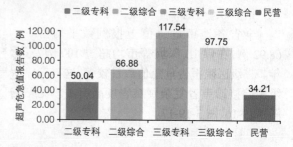

图3-19-17　广东省不同类型医疗机构超声危急值报告数平均值

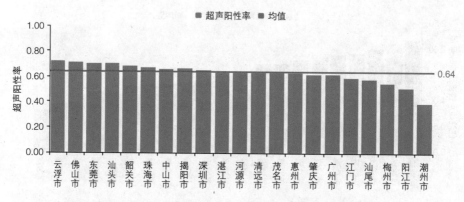

图3-19-18　广东省各地市医疗机构总体超声报告阳性率

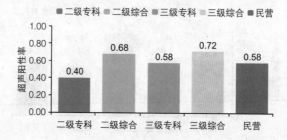

图3-19-19　广东省各地市医疗机构总体超声报告阳性率

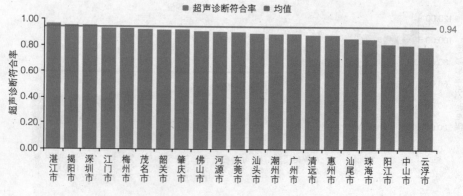

图3-19-20　广东省各地市医疗机构超声诊断符合率

二、问题分析及工作重点

（一）存在的主要问题及原因分析

广东省超声地域发展不均衡，广州、深圳、中山等经济较发达城市超声医患比较低，医院日均门诊、急诊及住院超声检查人次均较高，最高平均接近 500 人次。同时，超声诊室和超声仪器与就诊患者数之比趋势类似。说明在较发达城市，就诊患者数量较多，而仪器设备、诊室以及超声医师相对较少。

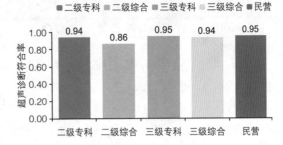

图 3-19-21　广东省不同类型医疗机构超声诊断符合率

在不同医疗机构发展也不均衡，三级医院日均超声工作量超过 600 人次，而二级医院仅为 200 人次左右。在医师构成方面，不同医疗机构超声医师年龄构成比基本类似，45 岁以下医师比例接近 50%。但在三级医院硕士、博士学历医师比例较高，副高级职称医师比例也较高。在结果指标方面，全省平均超声阳性率为 64%，三级综合医院阳性率最高，但仍只有 72%，不排除存在漏报的情况。在超声诊断符合率方面，三级综合医院诊断符合率最高，达到 94%，二级医院较低。说明三级医院超声医师学历、职称高，诊断水平高，但工作量大。

（二）下一步重点工作

（1）提高超声检查医师的临床准入及水平。

（2）加大医疗设备投入，提高设备采购效率、使用效率。

（3）加强不同地域、不同级别医疗机构间超声医师间的交流、学习、帮扶，共同促进，提高超声专业医师水平。

（4）成立区域医疗联盟，利用信息技术手段，建立健全远程疑难病例会诊及讨论制度。

第二十节　广西壮族自治区

一、医疗服务与质量安全情况分析

（一）数据上报概况

广西壮族自治区共有 198 家设有超声医学专业的医疗机构参与数据上报，数据完整率为 92.67%。其中，公立医院 185 家，包括三级综合医院 42 家（21.2%），二级综合医院 89 家（44.9%），三级专科医院 13 家（6.6%），二级专科医院 41 家（20.7%）；民营医院 13 家（6.6%）。各地市及各类别抽样医疗机构分布情况见表 3-20-1。

表 3-20-1　2018 年广西壮族自治区超声专业医疗质量控制指标抽样医疗机构分布情况

单位：家

地市	二级专科	二级综合	三级专科	三级综合	民营	合计
百色市	9	13	1	2	0	25
北海市	0	1	0	2	0	3
崇左市	3	9	0	1	0	13
防城港市	1	3	0	1	1	6
桂林市	5	8	0	5	5	23
贵港市	2	5	1	2	1	11

续表

地市	二级专科	二级综合	三级专科	三级综合	民营	合计
河池市	3	9	1	2	2	17
贺州市	0	1	0	0	0	1
来宾市	3	9	1	2	0	15
柳州市	3	10	2	5	2	22
南宁市	6	8	4	9	2	29
钦州市	2	4	1	4	0	11
梧州市	2	4	1	3	0	10
玉林市	2	5	1	4	0	12
全自治区	41	89	13	42	13	198

(二)结构指标分析

指标1. 超声医师配置情况

1. 超声医患比

广西壮族自治区医疗机构超声科医患比为1.29人/万人次。各地区医疗机构超声科医患比见图3-20-1,其中防城港市超声科医患比最高,为2.44人/万人次,玉林市最低,为1.09人/万人次;玉林市、贵港市、南宁市、柳州市、崇左市低于全省平均水平,防城港市、贺州市、来宾市、桂林市、北海市、百色市、钦州市、河池市、梧州市高于全省平均水平。从图中可看出,玉林市、贵港市、南宁市的医患比最低,说明这些地区的医疗需求巨大,超声医师数量短缺。

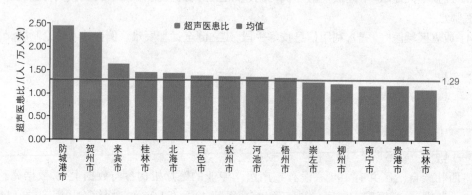

图3-20-1　广西壮族自治区各地区超声医患比

2. 各类别医疗机构超声科医师学历分布情况

广西壮族自治区各类别医疗机构超声科医师学历分布情况见图3-20-2。其中三级综合医疗机构的高学历医师(硕士及博士)占比最高,约占26.16%;而二级医疗机构(含二级专科与二级综合医院)高学历医师占比最低,均为1%以下,其中二级专科医院学士以下医师占比高达72.2%;民营医疗机构高学历医师仅占1.85%。这些数据说明该二级及民营医疗机构高学历超声医师数量短缺。

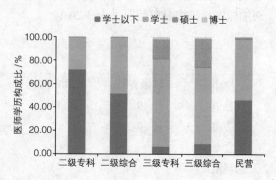

图3-20-2　广西壮族自治区不同类别医疗机构超声医学科医师学历构成比

3. 各类别医疗机构超声科医师职称分布情况

广西壮族自治区各类别医疗机构超声科医师职称分布情况见图 3-20-3,其中三级综合医疗机构的高级职称(含主任与副主任医师)占比最高,为 25.19%;二级专科医疗机构高级职称占比最低,仅为 8.34%;此外,二级综合及民营医疗机构高职称占比分别为 11.24%,11.12%。从图中可看出,说明该地区三级医疗机构高中低职称分布基本均衡,而二级与民营医疗机构高级职称医师短缺。

4. 各类别医疗机构超声科医师年龄分布情况

广西壮族自治区各类别医疗机构超声科医师年龄分布情况见图 3-20-4,其中 45 岁以上医师在民营医疗机构占比最高,为 22.22%,其次为二级专科与二级综合医疗机构,分别占比 18.33% 和 17.95%;三级综合及三级专科医疗机构的占比分别为 14.74% 和 11.39%。而 35 岁以下医师在二级专科医疗机构仅占 38.34%;而二级综合、三级综合、民营及三级专科医疗机构占比分别为 49.33%、52.82%、57.41%、56.94%。

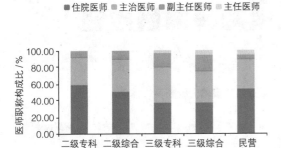

图 3-20-3　广西壮族自治区不同类别医疗机构超声医学科医师职称构成比

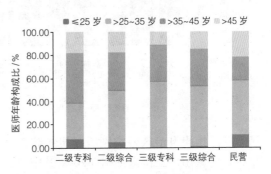

图 3-20-4　广西壮族自治区不同类别医疗机构超声医学科医师年龄构成比

指标 2. 超声诊室配置情况

广西壮族自治区医疗机构超声科超声诊室数 / 就诊人次数比为 0.90 个 / 万人次。各地区医疗机构超声科超声诊室数 / 就诊人次数比见图 3-20-5,其中防城港市超声科超声诊室数 / 就诊人次数比最高,为 1.38 个 / 万人次,贺州市最低,为 0.58 个 / 万人次;防城港市、来宾市、梧州市、百色市、河池市、崇左市、北海市高于全省平均水平,而贺州市、南宁市、玉林市贵港市低于全省平均水平。从图中可看出,贺州市、南宁市、玉林市的超声诊室数 / 就诊人次数比最低,提示该地区的患者就诊人数多,超声诊室相对较少。

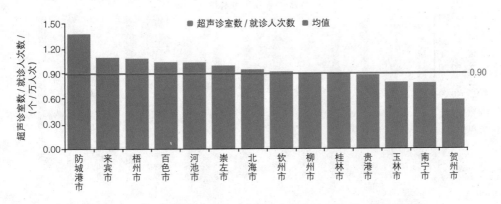

图 3-20-5　广西壮族自治区各地市医疗机构超声诊室数 / 就诊人次数

指标 3. 工作量

1. 门诊工作量

广西壮族自治区医疗机构超声科日均门诊工作量为 176.94 人次。各地区医疗机构超声科日均门诊工作量见图 3-20-6,其中北海市超声科日均门诊工作量最高,为 413.97 人次,来宾市最低,为 83.28 人次。来宾市、防城港市、崇左市、贺州市、河池市、桂林市、梧州市、百色市低于全省平均水平;北海市、南宁市、柳州市、玉林市、钦州市、贵港市高于全省平均水平。从图中可看出,北海市、南宁市、柳州市、玉林市门诊工作量最大,提示该地区的病源量大、就诊人数众多。

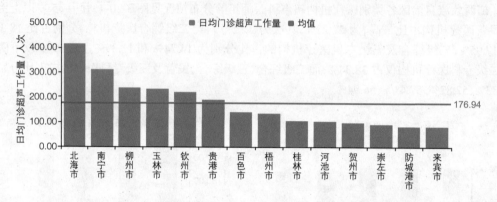

图 3-20-6　广西壮族自治区各地市医疗机构日均门诊超声工作量

广西壮族自治区各类别医疗机构超声科日均门诊超声工作量见图 3-20-7,其中三级医院(包括三级专科医院与三级综合医院)的日均门诊超声工作量显著高于其他级别医疗机构。三级专科医院高,达 370.14 人次,三级综合医院为 337.32 人次;二级医院及民营医院工作量偏低,其中民营医院仅为 55.69 人次。提示三级医院的门诊超声就诊人数众多、工作量大。

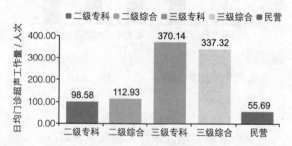

图 3-20-7　广西壮族自治区不同类型医疗机构日均门诊超声工作量

2. 日均超声工作量构成

广西壮族自治区不同地区超声科日均工作量构成见图 3-20-8,各地区医疗机构均以门诊占

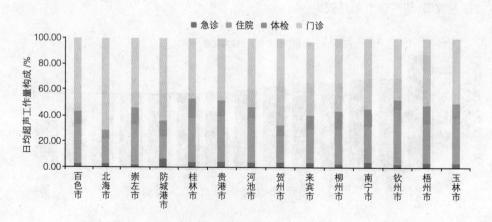

图 3-20-8　广西壮族自治区不同地市医疗机构日均超声工作量构成

工作量比率最高,其次为住院,而体检及急诊所占比率相对较低。其中门诊量占比最高的地区为北海市,而门诊量占比较低的地区为桂林市。

广西壮族自治区不同类别医疗机构超声科日均工作量构成见图3-20-9,专科医院(含二级医院和三级医院)及民营医院门诊工作量占日工作量的比率较综合性医疗机构比率高;而综合医院(含二级医院和三级医院)住院工作量的比率较专科及民营医疗机构比率高。

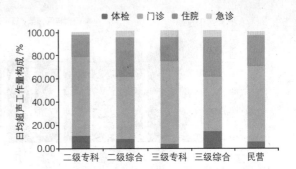

图3-20-9 广西壮族自治区不同类型医疗机构日均超声工作量构成

3. 人均日工作量

广西壮族自治区医疗机构超声科每日人均工作量为32.87人次。各地区医疗机构超声科每日人均工作量见图3-20-10,其中贵港市超声科每日人均超声工作量最高,为36.73人次,防城港市最低,为18.61人次;贵港市、南宁市、玉林市、柳州市、崇左市高于全省平均水平;防城港市、贺州市、来宾市、百色市、桂林市、北海市、钦州市、河池市、梧州市低于全省平均水平。从图中可看出,贵港市、南宁市、玉林市每日人均超声工作量较大,提示该地区每个超声科医师每日承担的检查人数多、工作量大。

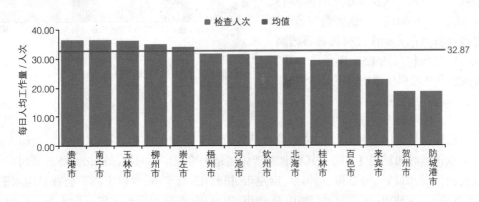

图3-20-10 广西壮族自治区不同地市医疗机构每日人均工作量

广西壮族自治区不同类型医疗机构超声科每人日均工作量构成见图3-20-11,三级医疗机构(含三级综合医院与三级专科医院)每日人均工作量较其他类别医疗机构高,其中三级综合医院高,达38.05人次;民营医疗机构工作量最低,仅为20.88人次。提示患者就诊多趋向于三级医院,导致该级别医疗机构超声工作量大。

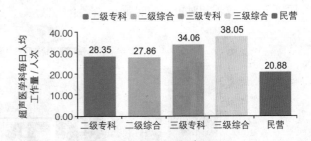

图3-20-11 广西壮族自治区不同类型医疗机构超声科每日人均超声工作量构成

指标4. 超声科医师数与超声诊断仪器数比

广西壮族自治区医疗机构超声科医师数与超声诊断仪器数比平均为1.30。各地区医疗机构超声科医师数与超声诊断仪器数比见图3-20-12,其中百色市该比值最低,仅为1.15,贺州市最

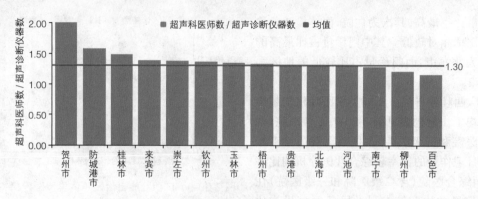

图 3-20-12 广西壮族自治区不同地市医疗机构超声科医师数 / 超声诊断仪器数

高,为 2.0,贺州市、防城港市、桂林市、来宾市、崇左市、钦州市、玉林市高于全省平均水平;百色市、柳州市、南宁市低于全省平均水平。从图中可看出,贺州市、防城港市、桂林市的超声科医师数与超声诊断仪器数比较高,提示该地区超声仪器相对短缺。

广西壮族自治区不同类别医疗机构超声科医师数与超声诊断仪器数比见图 3-20-13,民营及二级综合机构超声科医师数与超声诊断仪器数比较其他类别医疗机构显著增高,其中民营医疗机构高达 1.57,提示民营及二级综合医院存在超声仪器相对不足的情况。

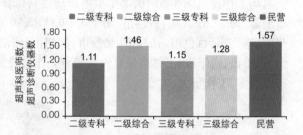

图 3-20-13 广西壮族自治区不同类型医疗机构超声科医师数 / 超声诊断仪器数

(三) 过程指标分析

指标 5. 住院超声检查预约时间

广西壮族自治区医疗机构住院超声检查预约时间平均为 1.18d。各地区医疗机构超声科住院超声检查预约时间见图 3-20-14,其中北海市住院超声检查预约时间最短,为 0.5d,贺州市住院超声检查预约时间最长,为 2.3d;贺州市、崇左市、梧州市、南宁市、百色市高于全省平均水平;北海市、防城港市、桂林市、贵港市、河池市、柳州市、玉林市、来宾市低于全省平均水平。从图中可看出,贺州市、崇左市、梧州市、南宁市住院预约时间较长,提示该地区可能存在病源量大、或超声医师 / 超声仪器相对短缺的问题。

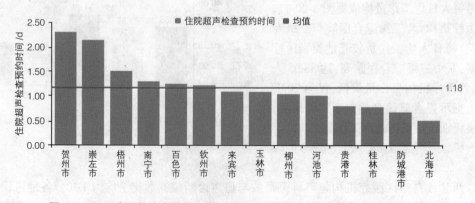

图 3-20-14 广西壮族自治区不同地市医疗机构住院超声检查平均预约时间

广西壮族自治区不同类别医疗机构超声科住院超声检查预约时间见图 3-20-15，三级综合医院与二级综合医院预约时间显著长于其他类别医疗机构。其中三级综合类医疗机构住院超声检查预约时间长达1.61d，而二级专科医疗机构住院超声检查预约时间仅为 0.38d，提示三级及二级综合医院可能由于住院患者就诊量大、仪器/医师相对不足的原因导致患者检查预约时间延长。

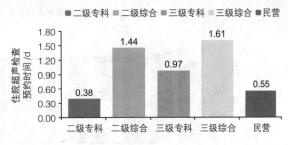

图 3-20-15　广西壮族自治区不同类型医疗机构住院超声检查平均预约时间

指标 6. 危急值上报数

广西壮族自治区医疗机构危急值上报数平均为 56.76 例。各地区医疗机构超声科危急值上报数见图 3-20-16，其中南宁市医疗机构上报数最多，为 122.96 例，贺州市上报例数最少，仅为 6例。南宁市、崇左市、防城港市、百色市、钦州市危急值上报数高于全省平均水平，贺州市、来宾市、北海市、梧州市、贵港市、河池市、柳州市、桂林市、玉林市低于全省平均水平。从图中可看出，南宁市、崇左市、防城港市、百色市、钦州市危急值上报数较大，提示该地区危重患者较多或者该地区医务人员对危急值上报较重视。

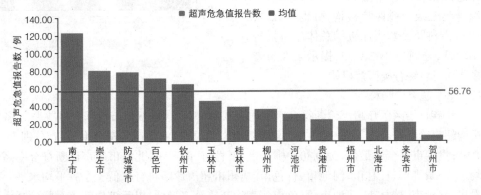

图 3-20-16　广西壮族自治区不同地市医疗机构超声危急值报告数

广西壮族自治区不同类别医疗机构超声科危急值上报数见图 3-20-17，三级专科医疗机构的危急值上报高达 135.54 例，其次为三级综合医院，64.46 例；而民营医院最低，仅为17.6。民营医院危急值偏低，可能与该类医疗机构急重症患者就诊量较少或该类医疗机构对急重症患者上报重视不够有关。

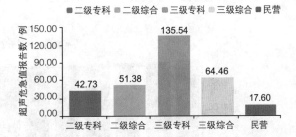

图 3-20-17　广西壮族自治区不同类型医疗机构超声危急值报告数

(四)结果指标分析

指标 7. 超声报告阳性率

广西壮族自治区医疗机构总体超声阳性率平均为 0.70。各地区医疗机构总体超声阳性率见图 3-20-18，其中钦州市、南宁市的阳性率最高，分别为 0.77、0.75；防城港市阳性率最低，仅为 0.55。钦州市、南宁市、桂林市、贺州市总体超声阳性率高于全省平均水平；防城港市、河池市、崇左市、玉林市、梧州市总体超声阳性率低于全

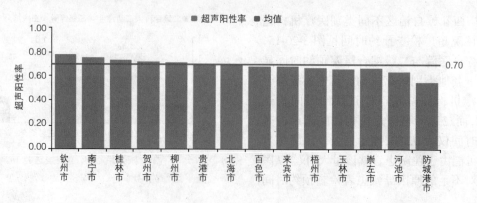

图 3-20-18　广西壮族自治区各地市医疗机构总体超声报告阳性率

省平均水平。从图中可看出,南宁市、钦州市总体超声阳性率较高,提示可能与这些地区检出率高或该地就诊患者的患病率高有关。

广西壮族自治区各类型医疗机构总体超声报告阳性率见图 3-20-19,三级综合医疗机构总体超声报告阳性率最高,为 0.75;其次为二级综合与三级专科医疗机构,分别为 0.71、0.69;二级专科及民营医疗机构总体超声报告阳性率较低,分别为 0.62、0.63,提示阳性患者就诊多选择三级综合类医疗机构。

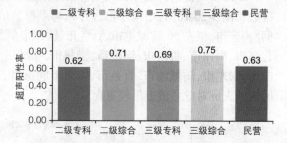

图 3-20-19　广西壮族自治区不同类型医疗机构总体超声报告阳性率

指标 8. 超声诊断符合率

广西壮族自治区医疗超声诊断符合率平均为 0.93(本组数据贺州市数据上报缺失)。各地区医疗机构超声诊断符合率见图 3-20-20,其中柳州市、玉林市、南宁市的符合率最高,分别为 0.98、0.96、0.95;贵港市符合率最低,为 0.80。柳州市、玉林市、南宁市、北海市超声诊断符合率高于全省平均水平;贵港市、桂林市、河池市、百色市、梧州市超声诊断符合率低于全省平均水平。从图中可看出,贵港市、桂林市、河池市、百色市超声诊断符合率最低,提示该地超声医师诊断水平可能相对较低。

广西壮族自治区不同类别医疗机构超声诊断符合率见图 3-20-21,民营及三级综合医疗机构

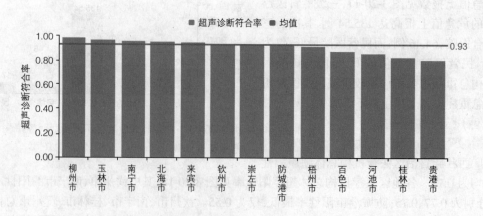

图 3-20-20　广西壮族自治区不同地市医疗机构超声诊断符合率(贺州市数据缺失)

最高,分别为 0.96、0.95;其次为二级专科医疗机构,为 0.93;二级综合及三级专科医疗机构超声诊断符合率为均为 0.91。

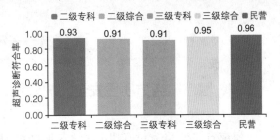

图 3-20-21　广西壮族自治区不同类型医疗机构超声诊断符合率

二、问题分析及工作重点

(一) 存在的主要问题及原因分析

经调查结果分析目前广西超声诊疗存在以下问题及可能存在的原因:

(1) 广西各地区医患比有较大差距,其中医患比及超声诊室配置较低的城市主要集中在南宁、玉林、贵港、柳州等人口基数大且流动人口量较大的城市。各级医疗机构的学历构成及职称构成参差不齐,其中高学历人才(包括博士、硕士)及高级职称医师主要集中在三级医疗机构,而二级及民营医疗机构的医师学历及职称普遍偏低。三级医疗机构的年龄结构良好,25~45 岁医师年龄构成基本呈"金字塔"形分布态势;而二级及民营医疗机构,尤其二级专科医院 35 岁以上的医师高达 60% 以上;提示目前大量的优质医疗人才资源向三级医疗机构集中。

(2) 不同地区及不同级别医疗机构的超声工作量显著不平衡。其中,南宁、柳州、玉林、贵港医疗机构的门诊、住院、急诊日均工作量显著高于全区其他地区,且单位超声仪器日均工作量亦显著高于其他地区。三级综合医院的日均门诊、住院、急诊、体检超声工作量以及单位诊间、单位超声仪器日均工作量远远高于其他级别医疗机构。

(3) 贺州、防城港、桂林的超声医师数与超声诊断仪器数比高于其他地区平均水平,提示该地区的超声仪器不足;民营医疗机构及二级综合医院超声医师数与超声诊断仪器数比高于其他地区,同样提示了该类医疗机构的超声仪器不足。贺州、崇左、梧州、南宁、百色超声预约时间高于平均水平 1d;三级院合医院平均预约时间高达 1.61d,其次为二级综合医院达 1.44d。超声仪器的相对缺乏(如贺州、百色)及病源量的相对集中(如南宁、崇左)可能是导致预约时间延长的重要原因。由于优质医学人才向三级医疗机构集中,可能是导致大量患者向三级综合医院集中,从而导致患者"看病难"问题的发生。

(4) 危急值上报数较高的地区为南宁、崇左、防城港,而三级医疗机构的危急值上报例数高于其他类型医疗机构,这可能与该地区或高级别医疗机构危重患者集中或者与医师对危重患者上报意识较强有关。

(5) 不同地区的诊疗水平不一致,其中广西较大的城市(如南宁、玉林、柳州)的超声诊断符合率显著高于其他地区;三级综合与民营超声符合率高于其他级别医疗机构。此外,三级综合医院的超声阳性率显著高于其他级别医疗机构。这些结果提示了疑难患者就诊趋向于高学历、高职称医学人才相对集中的区内较大的城市及医院。

(二) 下一步重点工作

(1) 加强高级超声医学人才(博士、硕士)的培养,并在国家的指导下,引导其向医学人才缺乏的地区和三级综合医院以外的其他医疗机构下沉,以提高基层及较低级别医疗机构的软实力。

(2) 为减少不同地区及不同医疗机构诊疗水平的差异,广西壮族自治区超声质控中心将定期或不定期组织专家到基层及超声发展较薄弱地区进行帮扶及进行超声诊疗规范、新技术推广授课。

(3) 协助国家超声质控中心尽快完善超声质控规范,并向各地区推广,以尽可能达到超声诊疗工作的规范化与同质性。

(4) 在国家相关部门指导下,加强仪器相对缺乏地区、贫穷地区超声仪器设备的购进,尽量解决患者看病难及预约时间长的问题。

第二十一节　海南省

一、医疗服务与质量安全情况分析

(一)数据上报概况

海南省共有 34 家设有超声医学专业的医疗机构参与数据上报,数据完整率为 99.4%。其中,公立医院 34 家,包括三级综合医院 12 家(35.3%),二级综合医院 18 家(52.9%),三级专科医院 2 家(5.9%),二级专科医院 2 家(5.9%);民营医院 0 家。各地市及各类别医院分布情况见表 3-21-1。

表 3-21-1　2018 年海南省超声专业医疗质量控制指标抽样医疗机构分布情况

单位:家

地市	二级专科	三级专科	二级综合	三级综合	民营	合计
海口市	0	2	2	6	0	10
三亚市	1	0	0	2	0	3
儋州市	0	0	0	2	0	2
三沙市	0	0	0	0	0	0
琼海市	1	0	0	2	0	3
其他省级直辖县	0	0	16	0	0	16
全省	2	2	18	12	0	34

(二)结构指标分析

指标 1. 超声医师配置情况

1. 超声医患比

全省共 15 个市县上报数据,医患比均值为 1.36 人/万人次,其中东方市比值最高,为 4.68 人/万人次,保亭县最低,为 0.46 人/万人次;包括海口市在内的 8 个市县医患比值在均值以上,低于全省平均水平的有 7 个市县,其中包括儋州和三亚两个地市。全省超声医患比见图 3-21-1。

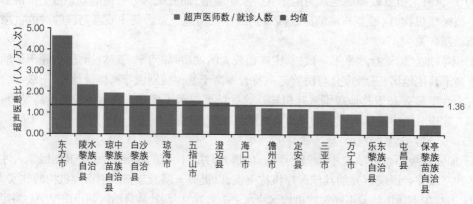

图 3-21-1　2018 年海南省超声医患比

2. 各类医疗机构超声科医师学历分布情况

全省各级各类医疗机构超声医师学历结构普遍偏低,硕博比最高的三级综合医院博士比例仅为 0.40%,硕士比例仅为 15.2%;二级综合医院学历结构最差,博士比例为 0,学士以下医师比例为42.86%。见图3-21-2。

3. 各类型医疗机构超声科医师职称分布情况

高级职称占比最高为三级综合医院,达24.4%;占比最低的为二级专科医院,为0。见图3-21-3。

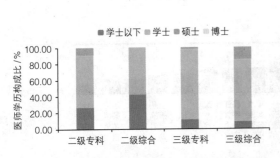

图3-21-2　不同类型医疗机构超声医学科医师学历构成比

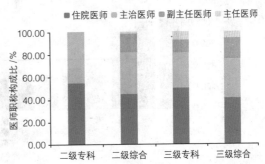

图3-21-3　不同类型医疗机构超声医学科医师职称构成比

4. 各类医疗机构超声科医师年龄分布情况

二级综合医院45岁以上医师占比最高,达到18.49%,高于三级综合医院的14.00%和三级专科医院的14.29%;≤25岁医师占比最高的是二级专科医院,为22.73%,三级综合医院占比最低,仅为0.80%。见图3-21-4。

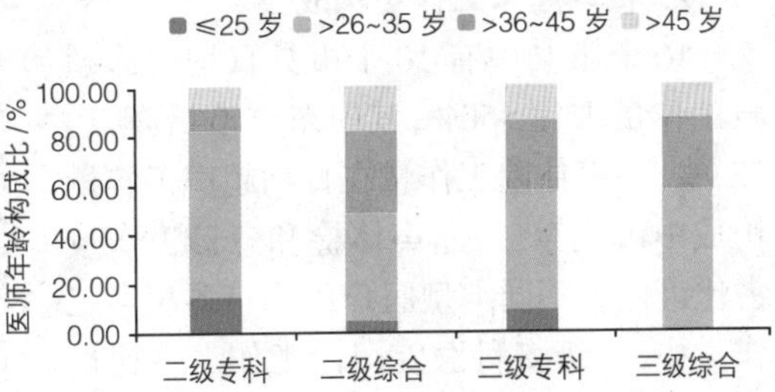

指标2. 超声诊室配置情况

全省均值为0.96个/万人次,其中白沙县比值最高,为1.37个/万人次;低于全省均值的有8个市县,其中万宁市比值最低,为0.57个/万人次。见图3-21-5。

指标3. 工作量

1. 门诊工作量

全省每日门诊平均超声检查人次均值为231.55人次,最高为万宁市,419.19人次;最低为白

图3-21-4　不同类型医疗机构超声医学科医师年龄构成比

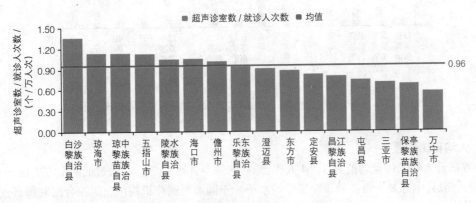

图3-21-5　海南省医疗机构超声诊室数/就诊人次数

沙县,42.24 人次;全省只有 3 个市县日均门诊超声检查人次高于均值。全省不同类型医疗机构中日均门诊超声检查人次最高为三级专科医院,418.34 人次;最低为二级综合医院,119.21 人次。见图 3-21-6、图 3-21-7。

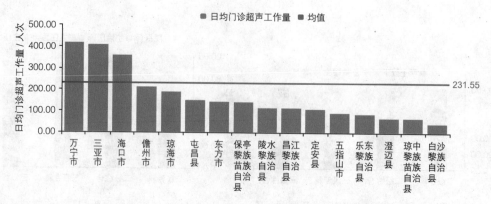

图 3-21-6　海南省医疗机构日均门诊超声工作量

2. 日均超声工作量构成

16 个市县中有 10 个市县日均门诊超声工作量占比 >50%,其中东方市最高,达 75.9%;超声住院工作量在日均超声工作量构成中占比第二;超声体检和急诊工作量占比最低。不同类型医疗机构日均超声工作量中,二级专科医院门诊工作量占比最高,达 86.64%,三级综合医院门诊工作量占比最低,为 46.27%。见图 3-21-8、图 3-21-9。

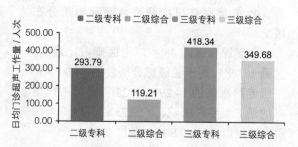

图 3-21-7　不同类型医疗机构日均门诊超声工作量

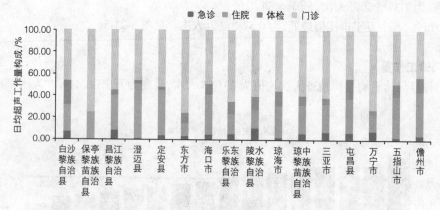

图 3-21-8　海南省医疗机构日均超声工作量构成(临高县数据未上报)

3. 人均日工作量

全省每日人均工作量均值为 31.64 人次,最高的保亭县达 93.35 人次,最低的东方市仅为 9.2 人次;15 个市县中有 8 个市县低于全省平均水平。不同类型医疗机构中三级综合医院每日人均工作量最高,为 34.11 人次,三级专科医院最低,为 25.77 人次。见图 3-21-10、图 3-21-11。

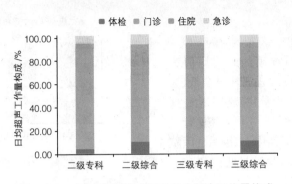

图 3-21-9 不同类型医疗机构日均超声工作量构成

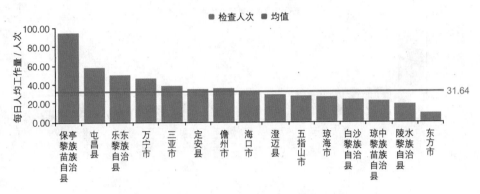

图 3-21-10 海南省超声医学科每日人均工作量

指标 4. 超声科医师数与超声诊断仪器数比

全省医疗机构超声科医师数/超声诊断仪器数均值为 1.35;陵水县比值最高,为 2.20;保亭县比值最低,为 0.67;全省 17 个市县中有 8 个市县高于平均值。全省不同类型医疗机构中,二级专科医院超声科医师数/超声诊断仪器数比值最高,为 1.47;三级综合医院比值最低,为 1.30。见图 3-21-12、图 3-21-13。

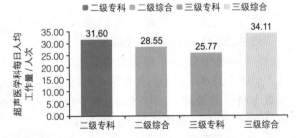

图 3-21-11 不同类型医疗机构超声医学科每日人均工作量

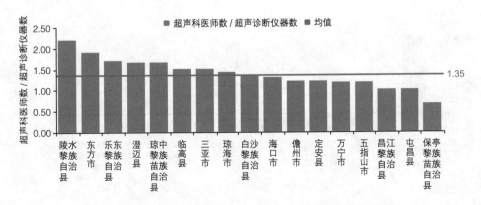

图 3-21-12 海南省医疗机构超声科医师数/超声诊断仪器数

(三)过程指标分析

指标5. 住院超声检查预约时间

全省住院超声检查预约时间均值为2.39d;乐东县最高,为8.33d;琼中县最低,为1d;12个市县中有3个市县住院超声检查预约时间高于全省平均水平。不同类型医疗机构住院超声检查预约时间中,二级综合医院最高,为2.93d;三级综合医院最低,为2.35d。见图3-21-14、图3-21-15。

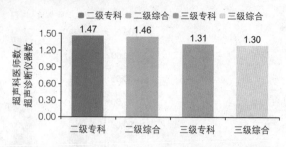

图 3-21-13　海南省不同类型医疗机构超声科医师数/超声诊断仪器数

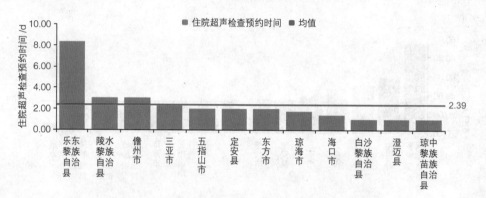

图 3-21-14　海南省医疗机构住院超声检查平均预约时间

指标6. 危急值上报数

全省危急值上报数均值58.13例,最高的澄迈县为312例,最低的五指山市仅为4例;15个市县中有13个市县危急值上报数低于全省平均水平。不同类型医疗机构中,三级专科医院最高,为106例;二级专科医院最低,为22例。见图3-21-16、图3-21-17。

(四)结果指标分析

指标7. 超声报告阳性率

全省医疗机构超声检查阳性率均值为

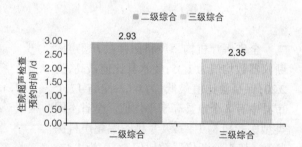

图 3-21-15　不同类型医疗机构住院超声检查平均预约时间

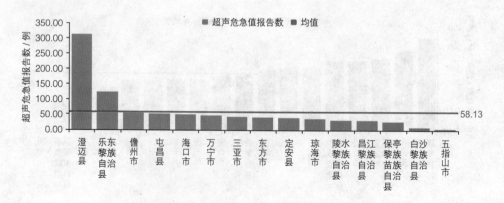

图 3-21-16　海南省医疗机构超声危急值报告数

68%,阳性率最高为万宁市,达95%;屯昌县最低,为38%。不同类型医疗机构中二级专科医院超声检查阳性率最高,为87%;三级专科医院阳性率最低,为49%。见图3-21-18、图3-21-19。

指标8. 超声诊断符合率

全省超声诊断符合率均值为90%,定安县最高,为97%;乐东县最低,为60%;5个市县均高于全省平均水平。不同类型医疗机构中,三级专科医院最高,为97%;二级综合医院最低,为81%。见图3-21-20、图3-21-21。

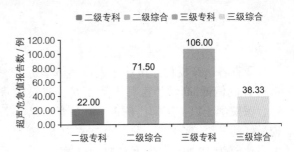

图 3-21-17　不同类型医疗机构超声危急值报告数平均值

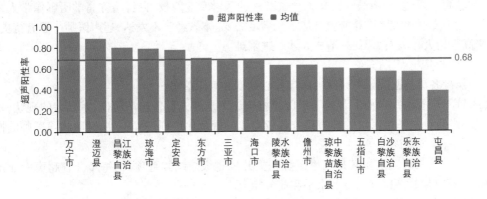

图 3-21-18　海南省医疗机构总体超声阳性率

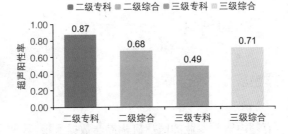

图 3-21-19　海南省医疗不同类型机构超声阳性率

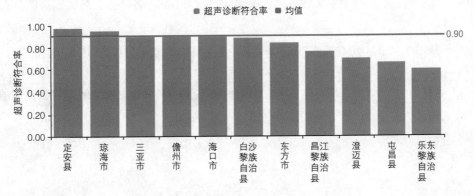

图 3-21-20　海南省医疗机构超声诊断符合率

二、问题分析及工作重点

(一)存在的主要问题及原因分析

全省各医疗机构超声从业人员整体学历结构普遍偏低,高学历医师严重不足。二级综合医院学士以下医师比例占 >40%;学历结构最好的三级综合医院,学士占 75% 以上,硕士占比仅为 15.2%,博士更是屈指可数,仅占 0.4%;学历结构最差的二级综合医院,博士比例为 0,而学士以下医师比例高达 42.86%。

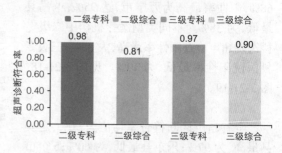

图 3-21-21　不同类型医疗机构超声诊断符合率

全省超声医师整体学历水平低有以下原因:海南省为偏远省份,医疗发展落后于全国平均水平,医学教育不发达,海南医学院作为全省唯一的医学专业院校,自身培养高学历影像学人才能力有限,超声专业的人才培养能力更加不能满足需要。本省经济不发达,超声医师待遇有待提高,对外来高学历人才吸引力不够,造成人才引进困难。

(二)下一步重点工作

(1)指导各市县医院超声科完善医疗核心制度并组织落实。

(2)针对全省医疗机构尤其是基层医疗机构超声从业人员普遍学历低、基础差的现状,每年定期组织进行针对基层医院的超声检查各亚专业的规范化培训,提高基层医院超声医师的操作标准化水平,减少漏诊。

(3)鼓励各三级医院尤其是三甲医院积极开展省级继续教育项目,每年全省超声专业至少3~5项,提高基层超声医师的专业水平和业务能力。

(4)针对本次抽样调查中海南省上报数据缺失严重及部分数据填报不准确的情况,指导基层医院填报人员正确理解上报指标、准确填报数据,以减少统计误差。

第二十二节　重庆市

一、医疗服务与质量安全情况分析

(一)数据上报概况

重庆市共有 145 家设有超声医学专业的医疗机构参与数据上报,数据完整率为 96.1%。其中,公立医院 100 家,包括三级综合医院 26 家(17.9%),二级综合医院 43 家(29.7%),三级专科医院 3 家(2.1%),二级专科医院 28 家(19.3%);民营医院 45 家(31.0%)。各区县及各类别医院分布情况见表 3-22-1。

表 3-22-1　2018 年重庆市超声专业医疗质量控制指标抽样医疗机构分布情况

单位:家

区县	二级专科	二级综合	三级专科	三级综合	民营	合计
巴南区	1	3	0	0	0	4
北碚区	1	1	0	2	1	5
长寿区	1	2	0	0	1	4
大足区	1	1	0	1	1	4

续表

区县	二级专科	二级综合	三级专科	三级综合	民营	合计
垫江县	1	0	0	2	0	3
丰都县	0	1	0	0	0	1
奉节县	0	1	0	0	0	1
涪陵区	1	1	0	2	1	5
合川区	1	1	0	0	2	4
江北区	0	1	0	1	4	6
江津区	0	1	0	1	2	4
九龙坡区	1	3	0	1	11	16
开州区	1	0	0	1	0	2
梁平区	1	1	0	0	0	2
南岸区	1	2	0	2	2	7
南川区	1	0	0	1	2	4
彭水苗族土家族自治县	1	1	0	0	0	2
黔江区	1	1	0	1	1	4
荣昌区	1	3	0	0	2	6
沙坪坝区	1	1	1	1	4	8
石柱土家族自治县	0	1	0	0	0	1
铜梁区	1	1	0	1	1	4
万州区	0	2	0	1	0	3
巫山县	1	1	0	0	0	2
巫溪县	0	1	0	0	0	1
武隆区	1	1	0	0	0	2
秀山土家族苗族自治县	1	1	0	0	0	2
永川区	1	1	0	1	2	5
酉阳土家族苗族自治县	0	1	0	0	0	1
渝北区	1	2	1	0	8	12
渝中区	1	1	1	4	0	7
云阳县	1	1	0	1	0	3
忠县	1	2	0	0	0	3
潼南区	1	1	0	0	0	2
璧山区	1	0	0	0	1	2
綦江区	1	1	0	1	0	3
全市	28	43	3	26	45	145

(二) 结构指标分析

指标1. 超声医师配置情况

1. 超声医患比

超声医患比指的是每万人次就诊者平均拥有的超声医师数。重庆市 2018 年超声科医患比平均为 1.29 人 / 万人次,武隆区医患比最高,为 2.14 人 / 万人次,巴南区医患比最低,为 0.95 人 / 万人次。各区县超声科医患比情况见图 3-22-1。

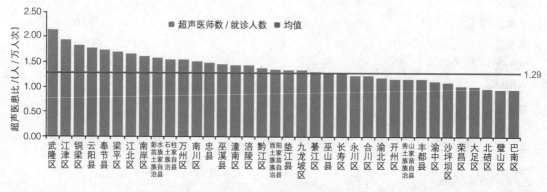

图 3-22-1 2018 年重庆市各区县超声医患比

2. 各类医疗机构超声科医师学历分布情况

重庆市 2018 年二级专科医院学士以下、学士、硕士、博士学历分别占 53.80%,46.20%,0.00%,0.00%;二级综合医院学士以下、学士、硕士、博士学历分别占 28.84%,67.61%,3.31%,0.24%;三级专科医院学士以下、学士、硕士、博士学历分别占 1.11%,35.56%,57.78%,5.56%;三级综合医院学士以下、学士、硕士、博士学历分别占 18.29%,55.45%,20.82%,5.45%;民营医院学士以下、学士、硕士、博士学历分别占 62.57%,29.95%,5.88%,1.60%。三级医院主要以学士和硕士占主要比例,二级医院和民营医院以学士以下及学士占主要比例。不同类型医疗机构超声科医师学历构成比见图 3-22-2。

3. 各类型医疗机构超声科医师职称分布情况

重庆市二级专科医院超声科住院医师、主治医师、副主任医师、主任医师职称构成比分别为 52.53%、36.71%、10.13%、0.63%;二级综合医院超声科住院医师、主治医师、副主任医师、主任医师职称构成比分别为 49.41%、34.52%、13.95%、2.13%;三级专科医院超声科住院医师、主治医师、副主任医师、主任医师职称构成比分别为 32.22%、47.78%、15.56%、4.44%;三级综合医院超声科住院医师、主治医师、副主任医师、主任医师职称构成比分别为 42.61%、36.77%、14.98%、5.64%;民营医院超声科住院医师、主治医师、副主任医师、主任医师职称构成比分别为 56.15%、33.69%、7.49%、2.67%。各类型医院超声科均以住院医师和主治医师占主要比例,不同医疗机构超声科医师职称构成比见图 3-22-3。

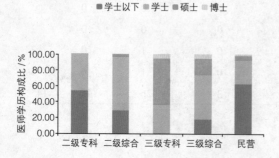

图 3-22-2 不同类型医疗机构超声医学科医师学历构成比

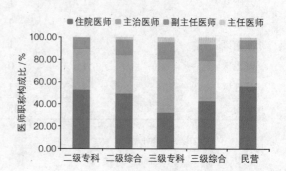

图 3-22-3 不同类型医疗机构超声医学科医师职称构成比

4. 各类医疗机构超声科医师年龄分布情况汇总

重庆市二级专科医院超声科≤25 岁、>25~35 岁、>35~45 岁、>45 岁医师年龄构成比分别为 5.06%、50.00%、29.11%、15.82%;二级综合医院超声科≤25 岁,>25~35 岁、>35~45 岁、>45 岁医师年龄构成比分别为 5.91%、49.17%、29.55%、15.37%;三级专科医院超声科≤25 岁、>25~35 岁、>35~45 岁、>45 岁医师年龄构成比分别为 1.11%、64.44%、24.44%、10.00%;三级综合医院超声科≤25 岁、>25~35 岁、>35~45 岁、>45 岁医师年龄构成比分别为 3.11%、54.67%、25.87%、16.34%;民营医院超声科≤25 岁,>25~35 岁、>35~45 岁、>45 岁医师年龄构成比分别为 8.56%、48.13%、32.09%、11.23%。各医疗机构超声科均以中、青年医师占主要比例,不同类型医疗机构超声医学科医师年龄构成比见图 3-22-4。

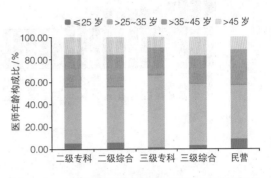

图 3-22-4 不同类型医疗机构超声医学科医师年龄构成比

指标 2. 超声诊室配置情况

重庆市各区县超声科诊室数 / 就诊人次数平均为 0.85 个 / 万人次,奉节县最高为 1.33 个 / 万人次,沙坪坝区最低,为 0.58 个 / 万人次。各区县超声科诊室数 / 就诊人次数分布情况见图 3-22-5。

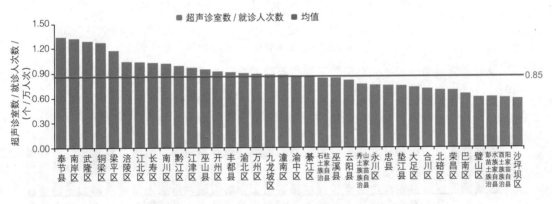

图 3-22-5 重庆市医疗机构超声诊室数 / 就诊人次数

指标 3. 工作量

1. 门诊工作量

重庆市 2018 年日均门诊超声工作量平均为 162.00 人次,渝中区最高,平均为 437.92 人次,南岸区最低,平均为 89.46 人次。重庆市各区县日均门诊超声工作量分布情况见图 3-22-6。

重庆市二级专科医院日均门诊超声工作量为 125.15 人次;二级综合医院日均门诊超声工作量为 172.90 人次;三级专科医院日均门诊超声工作量为 599.50 人次,三级综合医院日均门诊超声工作量为 322.40 人次;民营医院日均门诊超声工作量为 58.72 人次。不同类型医疗机构日均门诊超声工作量见图 3-22-7。

2. 日均超声工作量构成

重庆市 2018 年各区县日均超声工作量的构成中均以门诊和住院工作量占较大比例,急诊所占比例最少。各区县医疗机构日均超声工作量构成见图 3-22-8。

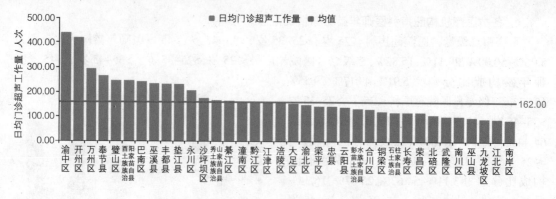

图 3-22-6　重庆市医疗机构日均门诊超声工作量

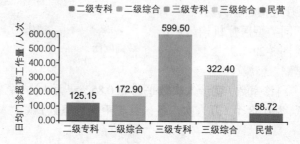

图 3-22-7　不同类型医疗机构日均门诊超声工作量

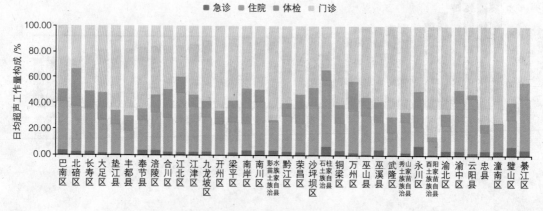

图 3-22-8　重庆市医疗机构日均超声工作量构成

重庆市二级专科医院超声科体检、门诊、住院、急诊日均工作量的构成分别为 7.34%、81.99%、8.62%、3.21%;二级综合医院超声科体检、门诊、住院、急诊日均工作量的构成分别为 12.32%、53.73%、30.68%、5.13%;三级专科医院超声科体检、门诊、住院、急诊日均工作量的构成分别为 13.26%、48.71%、34.62%、5.37%;三级综合医院超声科体检、门诊、住院、急诊日均工作量的构成分别为 19.43%、45.19%、32.80%、4.06%;民营医院超声科体检、门诊、住院、急诊日均工作量的构成分别为 14.02%、60.68%、23.70%、2.52%。各类型医疗机构超声科门诊工作量所占比例最大,以门诊和住院工作量为主。不同医疗机构日均超声工作量构成见图 3-22-9。

3. 人均日工作量

重庆市医疗机构超声科人均日工作量平均为 30.85 人次,璧山区最高,为 46.81 人次,渝北区最低,为 19.46 人次。各区县医疗机构超声科人均日工作量分布见图 3-22-10。

重庆市二级专科医院超声科人均日工作量为 26.39 人次,二级综合医院人均日工作量 31.77 人次,三级专科医院人均日工作量为 27.89 人次,三级综合医院人均日工作量为 35.22 人次,民营医院人均工作量为 21.94 人次。不同类型医疗机构超声科人均日工作量见图 3-22-11。

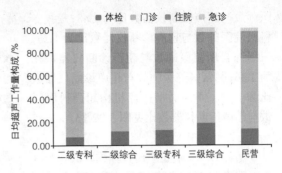

图 3-22-9 不同类型医疗机构日均超声工作量构成

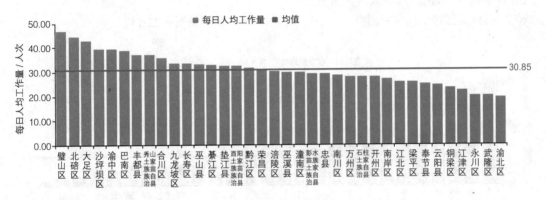

图 3-22-10 重庆市医疗机构人均日工作量

指标 4. 超声科医师数与超声诊断仪器数比

重庆市各区县超声科医师数与超声诊断仪器数比平均为 1.37。云阳县最高,为 3.33,潼南区最低,为 0.94。重庆市各区县超声科医师数与超声诊断仪器数比分布见图 3-22-12。

重庆市二级专科医院超声科医师数与超声诊断仪器数比为 1.28;二级综合医院

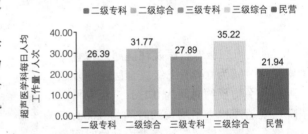

图 3-22-11 不同类型医疗机构人均日工作量

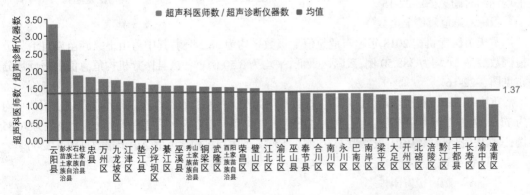

图 3-22-12 重庆市医疗机构超声科医师数/超声诊断仪器数

医师数与超声诊断仪器数比为1.48;三级专科医院医师数与超声诊断仪器数比为1.25,三级综合医院医师数与超声诊断仪器数比为1.36;民营医院医师数与超声诊断仪器数比为1.37。不同类型医疗机构超声科医师数与超声诊断仪器数比见图3-22-13。

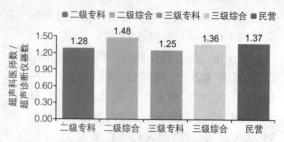

图3-22-13 不同类型医疗机构超声科医师数/超声诊断仪器数

（三）过程指标分析

指标5. 住院超声检查预约时间

重庆市2018年各区县住院超声检查预约时间平均为0.71d。其中永川区最长,为2.67d。各区县医疗机构住院超声检查平均预约时间分布情况见图3-22-14。

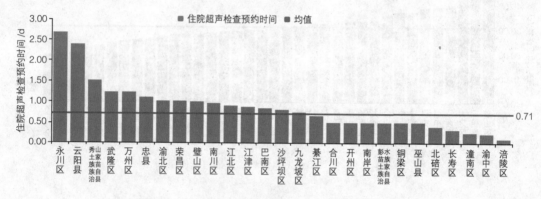

图3-22-14 重庆市医疗机构住院超声检查平均预约时间

重庆市二级专科医院住院超声检查平均预约时间为0.42d;二级综合医院住院超声检查平均预约时间为0.71d;三级专科医院住院超声检查平均预约时间为0.60d,三级综合医院住院超声检查平均预约时间为0.51d;民营医院住院超声检查平均预约时间为1.04d。不同类型医疗机构住院超声检查平均预约时间见图3-22-15。

指标6. 危急值上报数

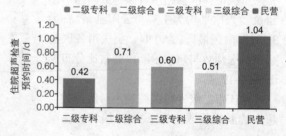

图3-22-15 不同类型医疗机构住院超声检查平均预约时间

重庆市医疗机构2018年超声危急值上报数平均为58.24例,其中秀山土家族苗族自治县上报例数最高,平均为388.50例,武隆区最低,平均为3.50例。各区县医疗机构危急值上报例数分布见图3-22-16。

重庆市二级专科医院超声危急值上报数平均为61.43例;二级综合医院超声危急值上报数平均为73.58例;三级专科医院超声危急值上报数为32.67例,三级综合医院超声危急值上报数为76.85例;民营医院超声危急值上报数为31.95例。不同类型医疗机构超声危急值上报数见图3-22-17。

（四）结果指标分析

指标7. 超声报告阳性率

2018年重庆市医疗机构总体超声报告阳性率平均为0.73,各区县医疗机构总体超声报告阳

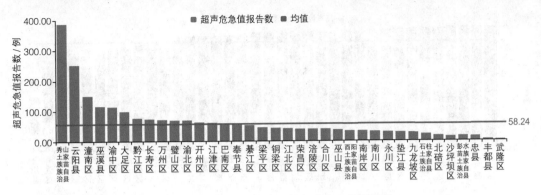

图 3-22-16　重庆市医疗机构超声危急值报告数

性率分布见图 3-22-18。

重庆市二级专科医院总体超声报告阳性率平均为 0.66;二级综合医院总体超声报告阳性率为 0.77;三级专科医院总体超声报告阳性率为 0.58,三级综合医院总体超声报告阳性率为 0.79;民营医院总体超声报告阳性率为 0.67。不同类型医疗机构总体超声报告阳性率见图 3-22-19。

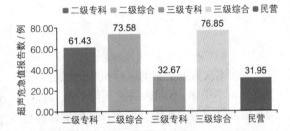

图 3-22-17　不同类型医疗机构超声危急值报告数平均值

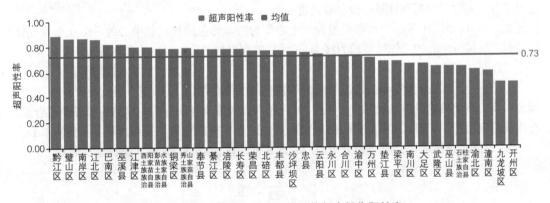

图 3-22-18　重庆市医疗机构总体超声报告阳性率

指标 8. 超声诊断符合率

重庆市医疗机构 2018 年超声诊断符合率平均为 0.87,各区县医疗机构超声诊断符合率分布情况见图 3-22-20。

重庆市二级专科医院超声诊断符合率平均为 0.85;二级综合医院超声诊断符合率为 0.84;三级专科医院超声诊断符合率为 0.97,三级综合医院超声诊断符合率为 0.94;民营医院超声诊断符合率为 0.89。不同类型医疗机构超声诊断符合率见图 3-22-21。

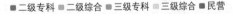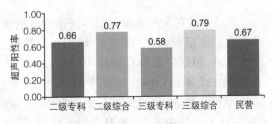

图 3-22-19　不同医疗机构总体超声报告阳性率

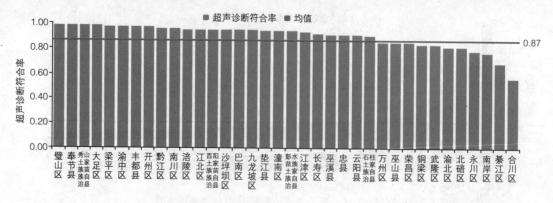

图 3-22-20　重庆市医疗机构超声诊断符合率

二、问题分析及工作重点

(一)存在的主要问题及原因分析

参与本次数据上报的医疗机构区域分布及类型分布不平衡,不同区县及不同类型医疗机构在超声科医师的配置及超声仪器配置存在差别,主城区三级综合医院和三级专科医院分布较为集中,在门诊、住院及急诊超声工作量方面较区县医疗机构明显增多。部分区县医疗机构超声报告的阳性率和超声诊断符合率有待进一

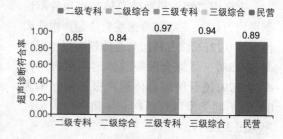

图 3-22-21　不同类型医疗机构超声诊断符合率

步提高。此外,重庆市把超声诊断质量控制中心作为医学影像质量控制中心的一个亚专业,组建区县超声质控分中心的工作进展较为缓慢,对区县医疗机构的质控督察工作有待进一步加强。

(二)下一步重点工作

(1)进一步加强全市专业技术人员的继续教育与规范化培训工作,重点进行超声检查指南与规范以及超声学科建设与发展的宣讲工作,推进超声诊断质量控制标准专家共识与各种检查指南在重庆的应用推广工作,让规范与质控观念深入人心,切实提高重庆市超声诊断质量整体水平。

(2)继续加速推进区级质控分中心网络的建设工作,加强督查、切实提高医疗质量。

第二十三节　四川省

一、医疗服务与质量安全情况分析

(一)数据上报概况

四川省共有 374 家设有超声医学专业的医疗机构参与数据上报,数据完整率为 95.91%。其中,公立医院 319 家,包括三级综合医院 107 家(28.6%),二级综合医院 131 家(35.0%),三级专科医院 23 家(6.1%),二级专科医院 58 家(15.5%);民营医院 55 家(14.7%)(图 3-23-1)。其中成都、德阳、广元、乐山、眉山、绵阳、内江、自贡 8 个市州填报医疗机构涵盖所有等级医疗机构,成都市填报医疗机构最多,阿坝藏族羌族自治

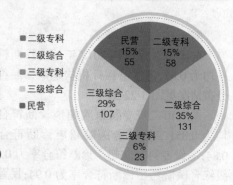

图 3-23-1　四川省不同类型医疗机构超声专业医疗质量质控指标抽样情况

州、巴中、达州、甘孜藏族自治州、广安、凉山彝族自治州、南充、攀枝花、遂宁、雅安、宜宾、资阳、泸州 13 个地市州有部分等级医疗机构数据缺失(表 3-23-1)。

表 3-23-1　2018 年四川省超声专业医疗质量控制指标抽样医疗机构分布情况

单位:家

地市州	二级专科	二级综合	三级专科	三级综合	民营	合计
阿坝藏族羌族自治州	1	8	0	2	0	11
巴中市	3	2	0	4	1	10
成都市	4	18	13	25	17	77
达州市	1	3	0	4	1	9
德阳市	2	3	1	3	3	12
甘孜藏族自治州	2	14	0	1	0	17
广安市	0	2	0	3	0	5
广元市	5	8	1	5	3	22
乐山市	5	11	1	3	5	25
凉山彝族自治州	2	9	1	4	0	16
眉山市	3	4	1	2	4	14
绵阳市	10	6	1	12	2	31
南充市	7	9	0	7	7	30
内江市	1	3	0	6	3	13
攀枝花市	0	2	1	4	0	7
遂宁市	4	4	0	2	3	13
雅安市	0	4	0	4	2	10
宜宾市	3	9	0	4	1	17
资阳市	0	2	0	4	0	6
自贡市	2	6	1	3	3	15
泸州市	3	4	0	5	2	14
全省	58	131	23	107	55	374

(二) 结构指标分析

指标 1. 超声医师配置情况

1. 超声医患比

超声医患比指的是每万人次超声就诊患者平均拥有的超声医师数,四川省各地市州平均医患比为 1.16 人 / 万人次,即平均 1.16 名超声医师完成 1 万检查人次的超声检查项。宜宾、成都、广安、德阳等经济相对发达、人口密度大的市州,每完成 1 万检查人次的超声检查项目的超声医师少于 1.16 名医师,医师工作量相对较大,工作负荷重;在甘孜藏族自治州、阿坝藏族羌族自治州、内江、雅安等经济相对落后、交通不便、人口密度较低的市州每完成 1 万检查人次的超声检查项目的超声医师大于 1.16 名医师,虽然超声医师完成检查工作量相对较少,但组织四川省各地市州超声医学质控中心和各级质控专家实地考察,反馈情况为经济欠发达地区尤其基层医疗机构超声医师存在身兼数职的情况较严重,可达到 50% 以上,医师外出进修学习机会相对较少。见图 3-23-2。

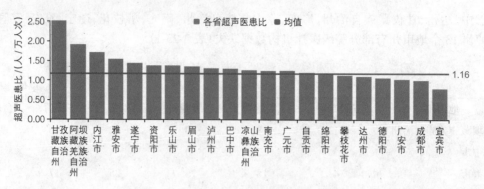

图 3-23-2 2018 年四川省各地市州超声医患比

2. 各类医疗机构超声医学科医师学历分布情况

四川省超声医师在三级综合、三级专科医院中学士学位占比分别约 63.47%、63.33%,硕士学位占比分别为 12.89%、16.67%,博士学位占比分别为 2.03%、3.64%,学士学位以下人数占比分别为 21.6%、16.36%;在二级综合、二级专科、民营医院学士学位以下人数占比分别为 60.26%、68.46%、63.13%,学士学位占比分别为 38.59%、31.15%、36.87%,硕士学位占比分别为 1.15%、0.39%、0%,均无博士学位。可以发现医院等级越高超声医师总体学历越高,硕、博研究生主要集中在三级医院,学士学位人数在三级医院中占主导,在二级和民营医疗机构中学士及以下学位占比超过 99%,占主导地位。见图 3-23-3。

3. 各类型医疗机构超声医学科医师职称分布情况

四川省超声医师在三级综合、三级专科医院中主任医师占比分别为 4.12%、3.94%,副主任医师占比分别为 18.18%、13.94%,主治医师占比分别为 40.65%、41.82%,住院医师占比分别为 37.05%、40.3%;在二级综合、二级专科、民营医院中主任医师占比分别为 1.44%、0、2.53%,副主任医师占比分别为 12.63%、11.92%、14.14%,主治医师占比分别为 40.89%、38.46%、37.88%,住院医师占比分别为 45.05%、49.61%、45.45%。主任医师比例偏少,尤其是在二级医院中,各类型医疗机构超声医学科主治医师和住院医师占比均超过 77%。见图 3-23-4。

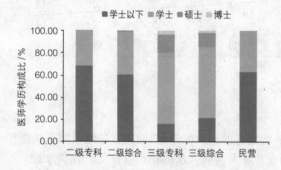

图 3-23-3 四川省不同类型医疗机构超声医学科医师学历构成比

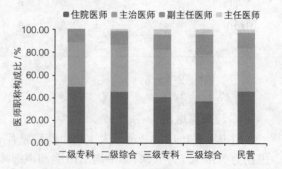

图 3-23-4 四川省不同类型医疗机构超声医学科医师职称构成比

4. 各类医疗机构超声医学科医师年龄分布情况

四川省超声医师在三级综合、三级专科医院中 >25~35 岁工作人员占比分别为 48.08%、55.15%,>35~45 岁工作人员占比分别为 33.86%、32.73%,≤25 岁工作人员占比分别为 1.86%、1.82%,>45 岁工作人员占比分别为 16.2%、10.3%;在二级综合、二级专科、民营医院中 >25~35 岁工作人员占比分别为38.88%、32.69%、41.92%，>35~45岁工作人员占比分别为38.59%、41.15%、32.83%，≤25岁工作人员占比分别为4.88%、5%、1.01%，>45岁工作人员占比分别为17.65%、21.15%、24.24%。超声医师中>25~45岁超过70%，占主导地位，45岁以上超声医师在二级和民营医院较三级医疗机构占较高。见图3-23-5。

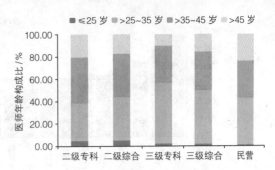

图3-23-5 四川省不同类型医疗机构超声医学科医师年龄构成比

指标2. 超声诊室配置情况

四川省各地市州超声诊室数/同期超声医学科完成超声检查总人次平均值约0.79个/万人次，即2018年四川省平均0.79个诊室完成1万人次的超声检查项目，该参数主要反映诊室配置情况，值越小反映诊室配置越不足，值越大反映诊室配置越充足。由图3-23-6可以看出广安市、达州市、宜宾市、成都市、自贡市、眉山市、攀枝花市、凉山彝族自治州德阳市、南充市、遂宁市低于0.79个/万人次，诊室相对配备严重不足；阿坝藏族羌族自治州约1.55个/万人次、甘孜藏族自治州大于1.41诊室配置较合适，内江市约1.03个/万人次、乐山市约1.02个/万人次、雅安市约1.01个/万人次、广元市约0.99个/万人次、泸州市约0.97个/万人次、资阳市约0.94个/万人次、巴中市约0.92个/万人次、绵阳约0.90个/万人次，诊室配置相对不足。

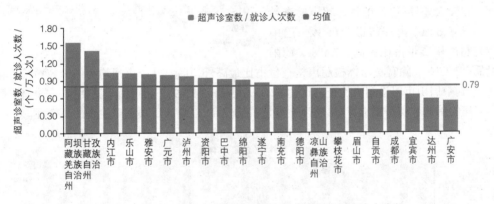

图3-23-6 四川省各地市州医疗机构超声诊室数/就诊人次数

指标3. 工作量

1. 门诊工作量

平均每日门诊超声检查人次反映门诊工作量，该参数主要体现超声医学科门诊接诊能力，值越大接诊能力越强，受医院规模、机器、人员配置影响。由图3-23-7可以看出四川省日均门诊超声工作量各地市州的平均值约166.56人次，成都市、广安市、攀枝花市、德阳市、资阳市、眉州市的日均门诊工作量大于均值，其中成都市(295.41人次)明显高于其他市州；达州市、绵阳市、泸州市、自贡市、遂宁市、凉山彝族自治州、内江市、巴中市、南充市、雅安市、宜宾市、广元市、乐山市、阿坝藏族羌族自治州、甘孜藏族自治州的日均门诊工作量小于均值，其中阿坝藏族羌族自治州(35.57人次)、甘孜藏族自治州(34.68人次)，明显低于成都市。分析原因，可能与经济发展程度、人口密度、纳入不同等级医疗机构数量差异、医院规模等有关。按不同类型医疗机构比较，三级医疗机构门诊量明显多于二级医疗机构，民营医院门诊量较少(图3-23-8)。

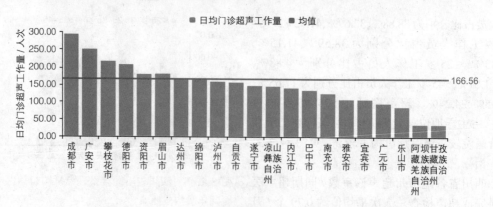

图 3-23-7　四川省各地市州医疗机构日均门诊超声工作量

2. 日均超声工作量构成

日均超声工作量构成反映超声医学科门诊、住院、急诊、体检超声检查量的构成情况，比较发现阿坝藏族羌族自治州、宜宾市体检超声检查量占比相对较高分别为30.39%、37.21%，巴中市最低（6.85%），该指标也间接反映各地市州对健康体检的重视程度存在较大差异；达州市急诊超声检查量占比最高（9.67%），内江市最低（1.3%）；巴中市住院超声检查量占比最高（37.47%），德阳市最低（17.77%）。除宜宾市体检超声检查量占比最高外，其余20个市州均为门诊超声检查量占比最高，其中眉山市门诊超声检查占比达62.33%（见图3-23-9）。超声由于其便携、安全、快捷，是众多疾病的首选和初筛检查，门诊超声检查量占比较高，也侧面反映超声检查的高效性。

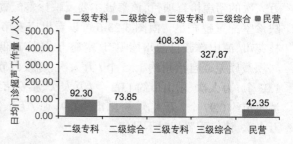

图 3-23-8　四川省不同类型医疗机构日均门诊超声工作量

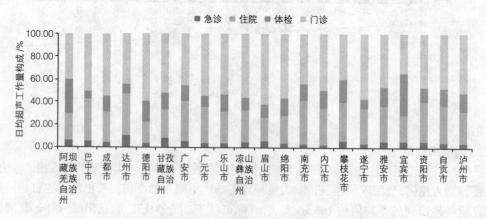

图 3-23-9　四川省各地市州医疗机构日均超声工作量构成

比较不同类型医疗机构日均超声工作量构成，发现三级专科、二级专科医院门诊超声检查量占比较高，分别为75.69%、73.07%，民营医院最低，为43.44%，三级综合、二级综合医院分别为47.95%、48.38%。三级综合、二级综合医院体检超声工作量较高，分别为18.2%、15.2%，三级专科医院最低，为1.67%，二级专科、民营医院分别为11.28%、12.57%。住院超声检查量民营医院占比最高,为41.2%;二级专科医院最低,为13.57%;三级综合、三级专科、二级综合医院分别为29.62%、19.3%、32.54%。急诊超声检查量三级综合医院占比最高,约6.65%;二级专科医院最低,为3.27%;三级专科、二级综合、民营医院分别约5.26%、6.1%、4.38%。见图3-23-10。

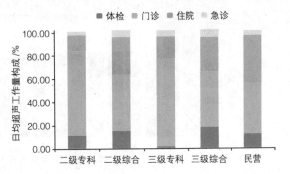

图 3-23-10　四川省不同类型医疗机构日均超声工作量构成

3. 人均日工作量

人均工作量是平均每位超声医师的平均工作量,直接反映超声医师接诊能力和工作负荷,值越大接诊能力越强、工作负荷越大。由图3-23-11可以看出,四川省各地市州每日人均完成超声检查约35.43人次,高于2017年统计的全国每位超声医师的平均工作量(30.22人次)和四川每位超声医师的平均工作量(29.72人次)。成都市、德阳市、广安市、达州市、宜宾市、自贡市大于均值;甘孜藏族自治州、凉山彝族自治州、广元市、内江市、雅安市、眉山市、遂宁市、攀枝花市、资阳市、乐山市、凉山彝族自治州、巴中市、绵阳市、南充市、泸州市小于均值,甘孜藏族自治州17.46人次,明显少于其他市州。按不同类型医疗机构比较(图3-23-12),三级综合医院41.08人次,三级专科医院36.66人次,二级综合医院27.09人次,二级专科医院26.05人次,民营医院26.02人次;三级医疗机构的超声医师工作量和接诊能力大于二级和民营医疗机构。

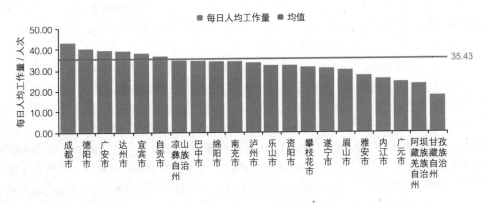

图 3-23-11　四川省各地市州医疗机构超声医师每人日均超声工作量构成

指标 4. 超声医学科医师数与超声诊断仪器数比

超声医学科医师数与超声诊断仪器数比值直接反映设备、人员配置匹配情况。由图3-23-13可以看出四川省超声医学科医师数与超声诊断仪器数比各地市州的平均值为1.33。达州市、眉山市、广安市、内江市、广元市、凉山彝族自治州、南充市、攀枝花市、甘孜藏族自治州、遂宁市、自贡市、泸州市、成都市大于均值;雅安市、阿坝藏族羌族自治州、雅安市、宜宾市、绵阳市、乐山市、巴中市、德阳市、资阳市小于均值,宜

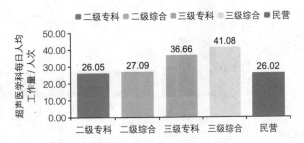

图 3-23-12　四川省不同类型医疗机构超声医师每人日均超声工作量构成

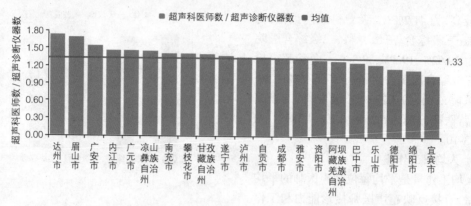

图 3-23-13 四川省各地市州医疗机构单位超声医学科医师数/超声诊断仪器数

宾市最低(1.05),达州市最高(1.73)。按不同类型医疗机构比较超声医学科医师数与超声诊断仪器数比值,三级综合医院1.31,三级专科医院1.37,二级综合医院1.49,二级专科医院1.19,民营医院1.16,超声医师数与超声诊断仪器比值二级综合医院最大,民营医院最低(图 3-23-14)。

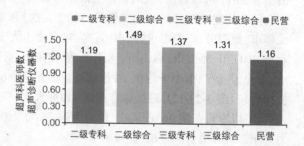

图 3-23-14 四川省不同类型医疗机构单位超声医学科医师数/超声诊断仪器数

（三）过程指标分析

指标 5. 住院超声检查预约时间

住院超声检查预约时间直接反映住院患者做超声检查的等待时间,时间越长,代表患者等待时间越长。由图 3-23-15 可以看出,四川省住院超声检查预约时间各地市州的平均值约0.89d。遂宁市、凉山彝族自治州、广元市、达州市、成都市、南充市大于均值;泸州市、资阳市、雅安市、宜宾市、巴中市、绵阳市、眉山市、德阳市、攀枝花市、乐山市、内江市、广元市、阿坝藏族羌族自治州、自贡市、甘孜藏族自治州小于均值,甘孜藏族自治州最少(0.38d),遂宁市最高(3.68d)。从上报数据中发现遂宁市纳入的一家民营医院和妇幼保健院所记录的预约时间分别为28d、10d(为产前筛查预约时间),凉山彝族自治州有 1 家医院预约时间为22d,南充市有 1 家医院预约时间为11d。按不同类型医疗机构比较住院超声检查预约时间,三级综合医院0.85d,三级专科医院0.28d,二级综合医院0.93d,二级专科医院0.47d,民

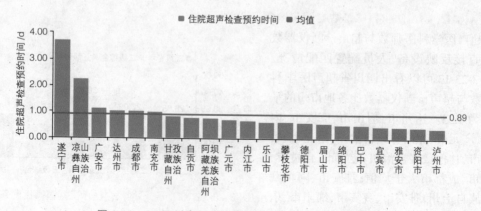

图 3-23-15 四川省医疗机构住院超声检查平均预约时间

营医院 1.61d,同级别医疗机构中综合医院预约时间大于专科医院;民营医院住院超声检查预约时间最长(图 3-23-16)。

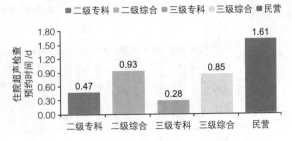

图 3-23-16　四川省不同类型医疗机构住院超声检查平均预约时间

指标 6. 危急值上报数

危急值上报数反映危急重症患者接诊量。由图 3-23-17 可以看出 2018 年四川省危急值上报数各市州的平均值约 65.91 例,攀枝花市、内江市、巴中市、雅安市、成都市、凉山彝族自治州大于均值,其中攀枝花市、内江市、巴中市分为 227.29 例、226.23 例、190.89 例,明显高于其他市州;阿坝藏族羌族自治州、广安市、乐山市、甘孜藏族自治州、达州市、德阳市、资阳市、广元市、南充市、遂宁市、自贡市、眉山市、宜宾市、泸州市小于均值,阿坝藏族羌族自治州最少(19.5 例)。不同类型医疗机构比较危急值上报数,三级综合医院 106.03 例,三级专科医院 85.55 例,二级综合医院 65.61 例,二级专科医院 29.07 例,民营医院 16.02 例,同级别医疗机构综合医院危急值上报数大于专科医院,民营医院危急值上报数最少(图 3-23-18)。

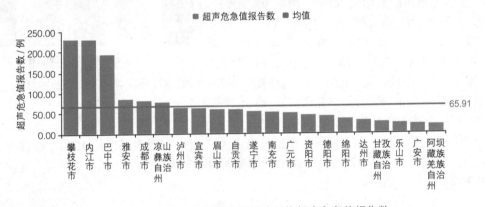

图 3-23-17　四川省各地市州医疗机构超声危急值报告数

(四) 结果指标分析

指标 7. 超声报告阳性率

总体超声报告阳性率反映超声检出受检者的疾病检出率,受超声医师诊断水平、开单医师对疾病和超声检查指征的把握、受检人群等因素影响。由图 3-23-19 可以看出 2018 年四川省总体超声报告阳性率各市州的平均值约 76%,广元市、内江市、资阳市、南充市、泸州市、雅安市、攀枝花市、宜宾市、巴中市大于均值;凉山彝族自治州、甘孜藏族自治州、

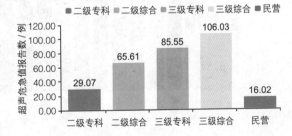

图 3-23-18　四川省不同类型医疗机构超声危急值报告数平均值

达州市、绵阳市、阿坝藏族羌族自治州、成都市小于均值,广元市最高约 84%,凉山彝族自治州最低约 65%。按不同类型医疗机构比较总体超声报告阳性率(图 3-23-20)三级综合 77%,三级专科 65%,二级综合 76%,二级专科 73%,民营 80%,总体超声报告阳性率在同级别医疗机构中综合医院高于专科医院,民营医院阳性率最高。

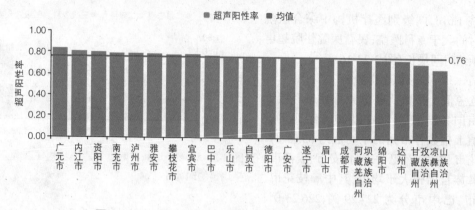

图 3-23-19　四川省各市州医疗机构总体超声报告阳性率

指标 8. 超声诊断符合率

超声诊断符合率反映超声医师诊断水平。由图 3-23-21 可以看出 2018 年四川省超声诊断符合率各地市州的平均值为 87%;德阳市、广元市、泸州市、南充市、成都市、达州市、攀枝花市、自贡市、乐山市、眉山市、广安市、宜宾市大于均值;阿坝藏族羌族自治州、绵阳市、内江市、凉山彝族自治州、雅安市、巴中市、甘孜藏族自治州小于均值,德阳市、广元市最高,均为 97%;阿坝藏族羌族自治州最低(43%)。按

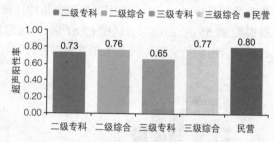

图 3-23-20　四川省不同类型医疗机构总体超声报告阳性率

不同类型医疗机构比较超声诊断符合率三级综合医院 92%,三级专科医院 91%,二级综合医院 86%,二级专科医院 93%,民营医院 87%;超声诊断符合率三级综合医院最高,二级综合医院最低(图 3-23-22)。

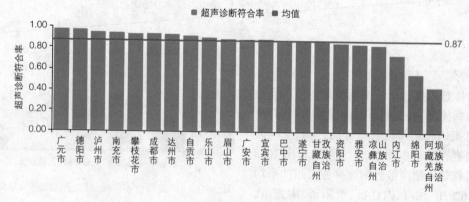

图 3-23-21　四川省各地市州医疗机构超声诊断符合率

二、问题分析及工作重点

(一) 存在的主要问题及原因分析

(1) 总结发现经济越发达地区、医院等级越高的医疗机构,超声医师学历越高,人均工作量越

大,存在超声医师身兼数职现象的比例越低,外出学习的机会越多,知识更新越快,专业技术水平提高越迅速;而经济不发达地区、医院等级越低的医疗机构,超声医师学历偏低,超声医师人均超声检查量反而越小,身兼数职的比例越高,外出学习机会越少,知识更新越缓慢,专业技术水平提高有限,进一步导致服务、接诊能力降低。以上情况单纯靠基层医院招人,很难解决,如果能结合动态了解四川省超声诊疗基本情况和5G互联网技术,合理有效

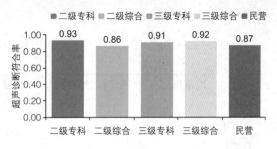

图 3-23-22　四川省不同类型医疗机构超声诊断符合率

利用下乡支援医师资源,实行多点执业、定点帮扶提升基层诊疗水平等政策,帮助基层医疗机构建立区县级超声医学影像诊断中心,再以区县影像中心为基础辐射周边乡镇级别的医疗机构。同时开展基层医院超声医师的专业培训,缩小不同等级医院超声诊疗水平差距,推进网络会诊。实现小病不出乡,大病不出县,切实解决基层人民就医检查问题。

(2) 早在 2004 年卫生部就规定超声诊断报告必须由执业医师签发,但因人员上严重不足,很大部分基层医疗机构中存在超声医学科根本没有专业的医学影像执业医师,而是由放射技师或中西医医师,甚至护士兼职。因从业人员身兼数职,导致专业性相对欠缺,业务水平提升缓慢。建议解决方案:加强超声图像采集和超声报告规范化、标准化;加强各级超声医师尤其 是基层医师超声图像规范化采集、存储的标准化和规范化培训,充分利用 5G 技术,积极推进远程超声医学诊断中心建设。

(3) 对于超声设备性能的评价,缺乏行之有效的临床应用性能评价指标,因机器原因而导致的漏诊、误诊率增加。建议解决方案:建立超声设备质控指标考评体系,及时淘汰不能满足临床应用要求的设备。

(二) 下一步重点工作

(1) 继续加强各级医疗机构超声医学诊疗过程标准化和规范化的执行力度,进一步加强对基层超声医学从业人员超声诊疗工作的规范化培训,保证超声医学检查方式、方法、检查流程及评判标准同质化。

(2) 加强超声医学检查设备的监管和审核,及时上报该报废的医疗仪器,防止已不能满足临床诊断需求的超声检查仪器应用于临床,而导致超声医学诊疗质量的下降。

(3) 继续加强超声医学从业人员的资质考核,加快超声医学规范化培训和技能操作标准化的推进。

(4) 随着互联网在超声诊疗行业中的应用,加强网络监管,开展图像采集标准化培训,保证超声医学网络会诊更加规范、有效。

第二十四节　贵州省

一、医疗服务与质量安全情况分析

(一) 数据上报概况

贵州省共有 143 家设有超声医学专业的医疗机构参与数据上报,数据完整率为 94.9%。其中,公立医院 108 家,包括三级综合医院 31 家(21.67%),二级综合医院 58 家(40.56%),三级专科医院 5 家(3.49%),二级专科医院 14 家(9.79%);民营医院 35 家(24.47%)。各地市州及各类型医

疗机构分布情况见表3-24-1。

表3-24-1 2018年贵州省超声专业医疗质量控制指标抽样医疗机构分布情况

单位：家

地市州	二级专科	二级综合	三级专科	三级综合	民营	合计
安顺市	1	3	1	2	3	10
毕节市	3	6	0	3	5	17
贵阳市	0	0	0	5	2	7
六盘水市	0	6	1	4	8	19
黔东南苗族侗族自治州	2	11	0	2	1	16
黔南布依族苗族自治州	1	9	0	3	3	16
黔西南布依族苗族自治州	1	7	1	3	2	14
铜仁市	5	8	1	5	5	24
遵义市	1	8	1	4	6	20
全省	14	58	5	31	35	143

（二）结构指标分析

指标1. 超声医师配置情况

1. 超声医患比

贵州省各地市州医疗机构超声科医患比见图3-24-1，其中安顺市超声科医患比最高，为1.75人／万人次；贵阳市最低，为0.88人／万人次；毕节市、遵义市、贵阳市低于全省平均水平，黔东南苗族侗族自治州、黔南布依族苗族自治州、黔西南布依族苗族自治州、六盘水市、安顺市高于全省平均水平。

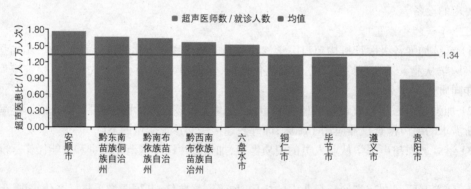

图3-24-1 贵州省2018年各地市州超声医患比

2. 各类医疗机构超声科医师学历分布情况

二级专科医院学士以下占比最高，达74.14%；其次是民营医院，学士以下占比达73.94%，与二级医院几乎相同，说明在二级专科及民营医院中绝大多数超声科医师学士以下学历占比最高。三级综合医院中学士占比最高，达73.39%；其次是三级专科医院，学士占比达69.44%；基本符合超声科从业人员要求。所有类型医疗机构中三级综合医疗机构硕士占比最高，但也仅为13.73%；三级综合医疗机构也是唯一拥有博士学历医师的，但占比仅0.21%，由此可见贵州省严重缺乏高学历超声科医师。见图3-24-2。

3. 各类型医疗机构超声科医师职称分布情况

贵州省各类型医疗机构中超声科医师职称分布主要以住院医师居多，说明从业人员技术水平较低;住院医师和主治医师占比在各类医疗机构中差别不大。副主任医师、主任医师职称以三级综合医院占比相对较高,分别达 15.45% 和 2.36%,说明高级职称人数偏少,尤其正高职称人员严重缺乏。见图 3-24-3。

4. 各类型医疗机构超声科医师年龄分布情况

贵州省各类医疗机构中超声科医师年龄分布以 >25~35 岁居多,该年龄段超声科医师占比在各类型医疗机构中差别不大;>35~45 岁超声科医师占比以三级综合医院较多,占比达

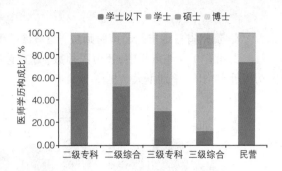

图 3-24-2　贵州省 2018 年各类型医疗机构超声科医师学历构成比

29.40%,以二级专科医院最少,仅 8.62%,说明三级综合医疗机构从业人员多年富力强;≤25 岁的超声科医师以民营最多,>45 岁的超声科医师以二级专科医院最多,说明民营及二级专科医院从业人员同时存在年轻、缺乏经验,以及年龄较大的现象。见图 3-24-4。

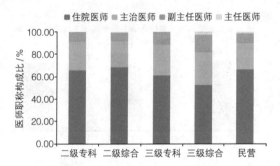

图 3-24-3　贵州省 2018 年各类型医疗机构超声科医师职称构成比

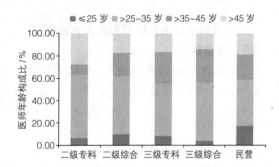

图 3-24-4　贵州省 2018 年各类型医疗机构超声医科医师年龄构成比

指标 2. 超声诊室配置情况

贵州省 9 个地市州中,超声诊室数 / 就诊人次数比最高的是安顺市,占比达 1.18%;最低的是贵阳市,占比仅为 0.46%;次低的是遵义市,占比 0.66%,说明贵州省省会城市贵阳市及第二大城市遵义市超声诊室数少,而就诊人次数多。见图 3-24-5。

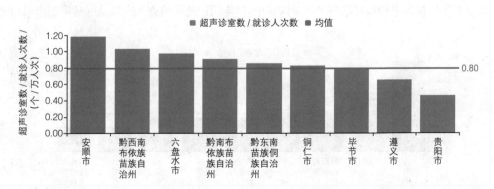

图 3-24-5　贵州省 2018 年各地市州超声诊室数 / 就诊人次数

指标 3. 超声医学科医师数与超声诊断仪器数比

1. 贵州省各地市州超声医师数 / 超声诊断仪器数

贵州省 9 个地市州中,超声医师数 / 超声诊断仪器数有 5 个地市州均超过平均值,其余 4 个均接近平均值,差别不大。见图 3-24-6。

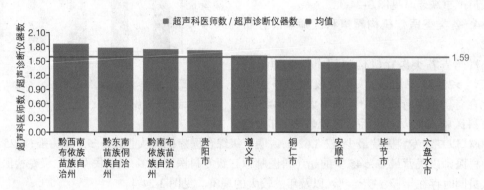

图 3-24-6　贵州省 2018 年各地市州超声科医师数 / 超声诊断仪器数

2. 贵州省各类型医疗机构超声医师数 / 超声诊断仪器数

贵州省各类型医疗机构中,超声医师数 / 超声诊断仪器数之比差别不大。见图 3-24-7。

指标 4. 工作量

1. 门诊超声工作量

贵州省各地市州中,平均每日门诊超声检查人次最高的是贵阳市,最低和次低的分别是黔南布依族苗族自治州和六盘水市,其

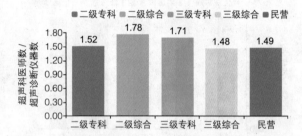

图 3-24-7　贵州省 2018 年各类型医疗机构超声医师 / 超声诊断仪器数

他 6 个差别不大,说明省会贵阳市每日超声检查门诊量最多,也说明贵阳市医疗资源在贵州省配置相对较多。贵州省各类型医疗机构中,平均每日门诊超声检查人次最高的是三级综合医院,其次是三级专科医院,最低的是民营医院,说明贵州省三级综合、三级专科医院门诊患者量大,较受广大人民群众的信赖。见图 3-24-8、图 3-24-9。

2. 日均超声工作量构成

贵州省各地市州平均每日超声工作量构成中,日均门诊超声检查人次最低的是贵阳市(44.14%),

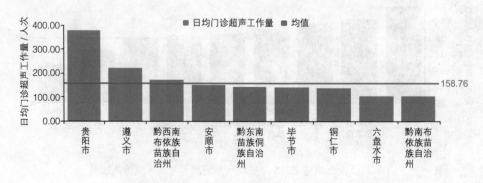

图 3-24-8　贵州省 2018 年各地市州日均门诊超声工作量

其他各地市州略有差别(53.70%~71.47%)；日均体检超声检查人次最高的是贵阳市(31.10%)，其他各地州市略有差别(6.68%~16.55%)；日均住院超声检查人次各地市州差别不大(19.14%~31.08%)；日均急诊超声检查人次各地州市差别也不大(2.20%~5.07%)。说明贵阳市人口众多，经济较其他地区发达，生活水平相对较高，人们更注重体检防未病；也说明贵阳市的体检机构相对较多，方便群众体检。贵阳市门诊日均检查人次相对较低，与省会城市相

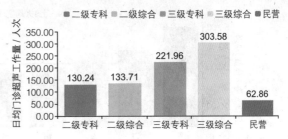

图 3-24-9　贵州省 2018 年各类型医疗机构日均门诊超声工作量

对门诊就诊人次较多有关，且就诊人数的疑难病较其他地市州多。见图 3-24-10。

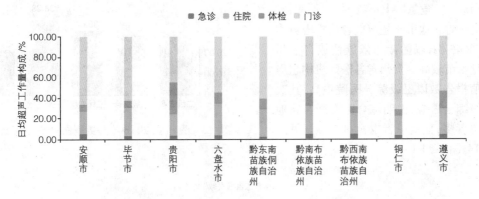

图 3-24-10　贵州省 2018 年各地市州日均超声工作量构成

贵州省各医疗机构日均超声工作量构成中，日均急诊检查人次最低的是二级专科医院和民营医院，日均住院检查人次在民营、二级及三级综合医院中差别不大(25.41%~26.03%)；日均门诊检查人次二级、三级专科医院相对较高，而在民营、二级及三级综合医院中差别不大(52.19%~62.40%)；日均体检人次最高的是三级综合医院。说明二级专科和民营医院应急保障能力差，医疗水平相对低下，而二级、三级综合医院在保障人民健康及应急抢险的综合实力方面受到广大群众的信赖。见图 3-24-11。

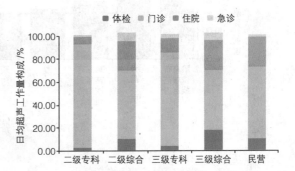

图 3-24-11　贵州省 2018 年各类型医疗机构日均超声工作量构成

3. 人均日工作量

贵州省有 3 个地市州每日人均工作量超过均值，以贵阳市最高，其次是遵义市，其他 6 个地州市略有差别。说明省会贵阳市和遵义市人口众多，经济较其他地区发达，人民生活水平相对较高，也说明其医疗资源配置较多，患者也相对较多。贵州省各医疗机构每日人均超声工作量，以三级综合医院最高，民营医院最低，说明三级综合医院综合实力强，承担着保障人民健康的重任。见图 3-24-12、图 3-24-13。

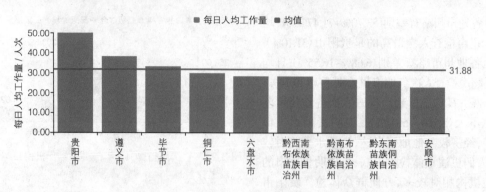

图 3-24-12　贵州省 2018 年各地市州每日人均超声工作量

(三)过程指标分析

指标 5.　危急值上报数

贵州省各地市州超声危急值报告数均值为 98.45 例,以黔南布依族苗族自治州和六盘水市较高。贵州省各医疗机构超声危急值报告数以三级综合医院最高,其次是二级综合医院,说明综合医院所在属地就诊患者多,危重患者也相对较多。见图3-24-14、图 3-24-15。

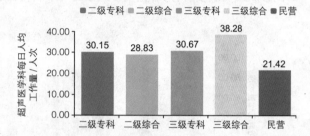

图 3-24-13　贵州省 2018 年各类型医疗机构每日人均超声工作量

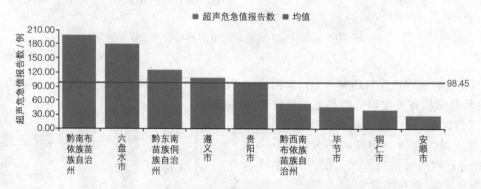

图 3-24-14　贵州省 2018 年各地市州超声危急值报告数

指标 6.　住院超声检查预约时间

贵州省各地市州住院超声检查预约时间最长的是毕节市,其次是黔西南布衣族苗族自治州,贵阳市排第三,最长预约时间平均2.5d。除省会贵阳市因患者众多的原因外,其他两个地州市就医流程有待改善。贵州省各医疗机构住院超声检查预约时间最长的是二级专科医院,最短的是三级专科医院。说明二级专科医院设备及人才均缺乏。见图3-24-16、图 3-24-17。

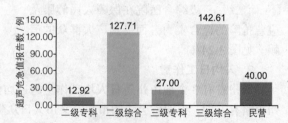

图 3-24-15　贵州省 2018 年各类型医疗机构超声危急值报告数

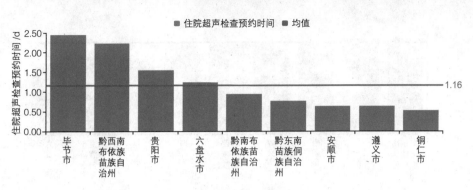

图 3-24-16　贵州省 2018 年各地市州住院超声检查预约时间

（四）结果指标分析

指标 7. 超声报告阳性率

贵州省各地市州中超声检查阳性率有 3 个超过均值，其 64 个地市州接近均值。说明超声检查阳性率尚可。贵州省各医疗机构超声检查阳性率最低的是二级专科医院，最高的是三级综合医院。说明二级专科医院诊断水平较低，三级综合医院诊断水平较高。见图 3-24-18、图 3-24-19。

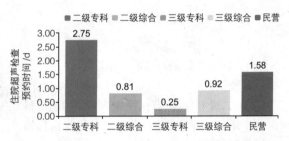

图 3-24-17　贵州省 2018 年各医疗机构住院超声检查预约时间

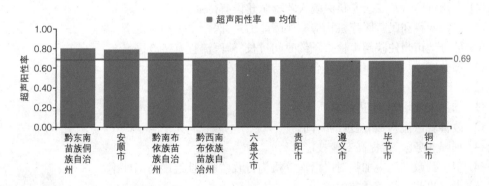

图 3-24-18　贵州省 2018 年各地市州超声检查阳性率

指标 8. 超声诊断符合率

贵州省各地市州中，超声检查符合率有 3 个达到均值，3 个地州市接近均值。说明各地市州超声检查符合率差别不大。贵州省各医疗机构超声诊断符合率较高的是二级和三级综合医院，两者几乎无差别，三级专科医院超声诊断符合率最低。说明三级专科医院超声检查诊断水平有待提高。见图 3-24-20、图 3-24-21。

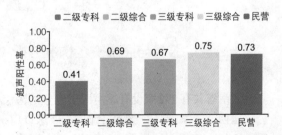

图 3-24-19　贵州省 2018 年各医疗机构超声检查阳性率

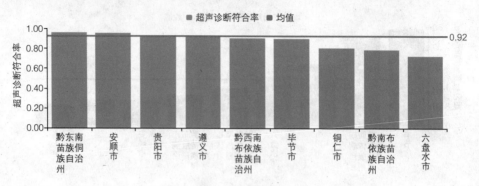

图 3-24-20 贵州省 2018 年各地市州超声诊断符合率

二、问题分析及工作重点

（一）存在的主要问题及原因分析

（1）贵州省贵阳市、遵义市医患比较低，医师相对短缺。

（2）二级专科、民营医院中 >70% 的超声科医师学历低于学士学历，贵州省各医疗机构高学历超声科医师人才短缺。

（3）贵州省各类型医疗机构中正高职称人员严重缺乏。

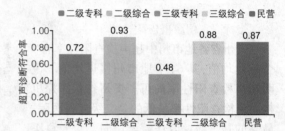

图 3-24-21 贵州省 2018 年各医疗机构超声诊断符合率

（4）贵州省民营及二级专科医院人才梯队建设有待加强。

（5）二级专科和民营医疗机构应急保障能力差，医疗水平相对低下。

（6）部分地市州住院超声检查预约时间过长，就医流程有待改进。

（7）部分医疗机构超声诊断符合率有待提高。

（二）下一步重点工作

（1）加强人才培养，引进高素质人才。

（2）改善就医流程，缩短预约时间。

（3）加强业务学习，提高专业技能。

（4）卫生行政部门应加强对民营医疗机构行政监管，杜绝虚高阳性率。

（5）设立贵州省超声质控中心。

第二十五节 云南省

一、医疗服务与质量安全情况分析

（一）数据上报概况

云南省共有 292 家设有超声医学专业的医疗机构参与数据上报，数据完整率为 97.2%。其中，公立医院 223 家，包括三级综合医院 34 家（11.6%），二级综合医院 145 家（49.7%），三级专科医院 9 家（3.1%），二级专科医院 35 家（12.0%）；民营医院 69 家（23.6%）。各地市州及各类别医院分布情况见表 3-25-1。

表 3-25-1　2018 年云南省超声专业医疗质量控制指标抽样医疗机构分布情况

单位:家

地市州	二级专科	三级专科	二级综合	三级综合	民营	合计
昆明市	0	3	19	11	24	57
保山市	0	0	5	1	2	8
楚雄彝族自治州	6	1	14	2	5	28
大理白族自治州	9	1	11	2	3	26
德宏傣族景颇族自治州	1	1	6	2	1	11
迪庆藏族自治州	0	0	2	1	0	3
红河哈尼族彝族自治州	2	0	9	3	3	17
丽江市	2	0	7	1	1	11
临沧市	4	0	10	1	2	17
怒江傈僳族自治州	0	0	3	1	0	4
曲靖市	5	1	13	3	12	34
文山壮族苗族自治州	1	0	8	1	3	13
西双版纳傣族自治州	1	0	6	2	0	9
玉溪市	1	1	10	1	7	20
昭通市	3	0	15	2	6	26
普洱市	0	1	7	0	0	8
全省	35	9	145	34	69	292

(二) 结构指标分析

指标 1. 超声医师配置情况

1. 超声医患比

超声医患比指的是每万人次就诊患者平均拥有的超声医师数。此指标反映出云南省超声医师在全省范围内处于短缺状态,在少数民族地区更为显著(图 3-25-1)。

2. 各类医疗机构超声科医师学历分布情况

云南省不同类型的医疗机构中超声科医师学历在综合医院主要以本科学历为主,而在二级

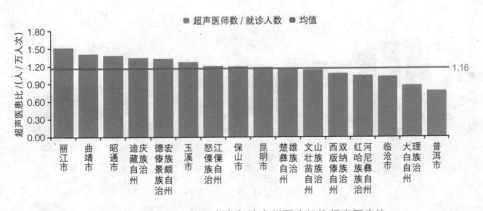

图 3-25-1　2018 年云南省各地市州医疗机构超声医患比

专科医院和民营医院大部分医师还是学士以下学历(图3-25-2)。在部分村镇卫生院甚至是护士做超声医师的工作,这也反映了我省对超声人才的培养还相对落后,今后需加强人才培养。

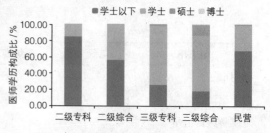

图 3-25-2 云南省不同类型医疗机构超声医学科医师学历构成比

3. 各类型医疗机构超声科医师职称分布情况

云南省不同类型医疗机构里超声科医师中住院医师几乎占据一半的比例(图3-25-3),说明各类型的医疗机构都注重人才的储备,注重人才梯队的培养,但高年资人才比例较少,在今后工作中应加强专家人才的培养。

4. 各类医疗机构超声科医师年龄分布情况

数据显示,在云南省各不同类型医疗机构中医师年龄主要分布在 >25~45 岁,以年轻骨干医师为主(图 3-25-4)。

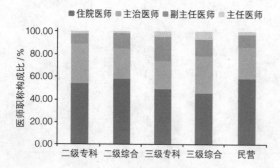

图 3-25-3 云南省不同类型医疗机构超声医学科医师职称构成比

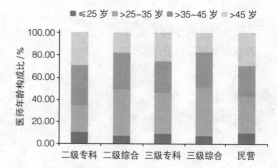

图 3-25-4 云南省不同类型医疗机构超声医学科医师年龄构成比

指标 2. 超声诊室配置情况

数据显示,云南省各地市医疗机构的超声诊室数不能满足现有患者的需求,特别在大理州、保山市、文山州地区及普洱市超声诊室的配比只达 0.5 : 1(图 3-25-5),即 1 万名患者仅拥有 0.5 个诊室。

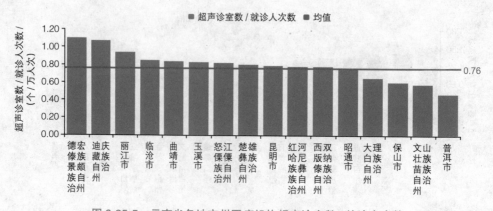

图 3-25-5 云南省各地市州医疗机构超声诊室数 / 就诊人次数

指标3. 工作量

1. 门诊工作量

数据显示,云南省各地市医疗机构的日均门诊超声工作量均较大,各类型医疗机构工作量差距也较大,三级专科医院和三级综合医院超声工作量最大,是二级医院和民营医院超声工作量的3~4倍(图3-25-6、图3-25-7),这也反映了云南省超声医师工作负荷较大。

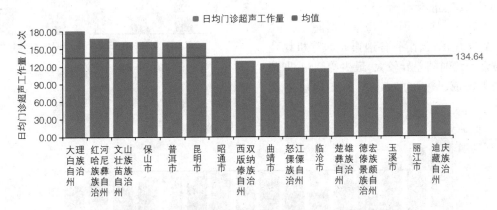

图 3-25-6　云南省各地市州医疗机构日均门诊超声工作量

2. 日均超声工作量构成

数据显示,在云南省各地市州医疗机构日均超声工作量的构成上,门诊工作量占比最高,约占50%,其次为住院超声,体检和急诊的占比较低,各地市情况基本相同(图3-25-8)。各类型医疗机构中门诊超声工作量占的比例较大,其中二级专科医院中门诊超声工作量占比最多(图3-25-9),其次为住院超声工作量,体检和急诊的超声工作量占比较低。

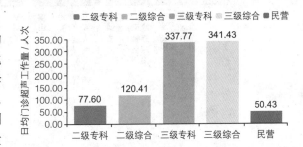

图 3-25-7　云南省不同类型医疗机构日均门诊超声工作量

3. 人均日工作量

数据显示,云南省超声医师每日人均工作量为36.99人次,普洱市、大理白族自治州每日人均工作量较大。各类型医疗机构工作量差距不大,民营医院工作负担略低于公立医院(图3-25-10、图3-25-11)。

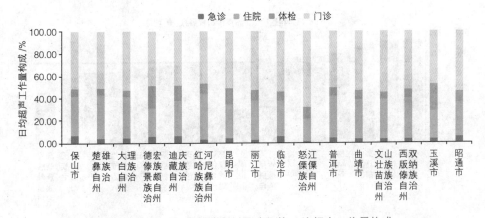

图 3-25-8　云南省各地市州医疗机构日均超声工作量构成

指标4. 超声科医师数与超声诊断仪器数比

数据显示，云南省各地市州医疗机构超声医师数与超声诊断仪器数比约为1.37，不同类型医疗机构间差别不大（图3-25-12、图3-25-13）。

（三）过程指标分析

指标5. 住院超声检查预约时间

数据显示，云南省各地市州医疗机构住院检查预约时间差异较大，最少约0.5d，即预约当天完成，最长约2.5d（图3-25-14）。各类

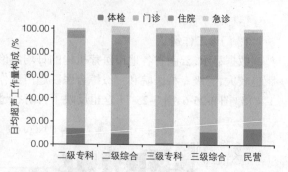

图3-25-9 云南省不同类型医疗机构日均超声工作量构成

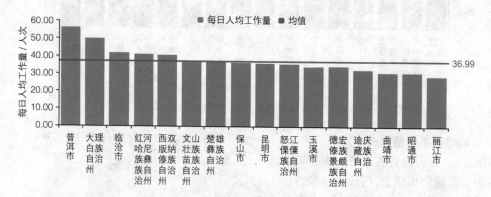

图3-25-10 云南省各地市医疗机构每日人均工作量

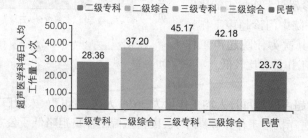

图3-25-11 云南省不同类型医疗机构每日人均超声工作量

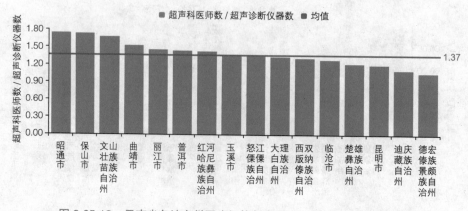

图3-25-12 云南省各地市州医疗机构超声科医师数/超声诊断仪器数

型医疗结构中,综合医院预约时间较长,而专科及民营医院预约时间短,基本当天完成检查(图 3-25-15)。

指标 6. 危急值上报数

云南省各地市州医疗机构超声危急值报告数差距较大,最少约 30 例,最多约 160 例。各类型医疗机构中三级综合医院报告例数最多,其次是三级专科医院和二级综合医院,民营医院和二级专科医院报告例数较少(图 3-25-16、图 3-25-17)。反映了各级医院对超声危急值报告制度的认识及重视程度有一定差异。

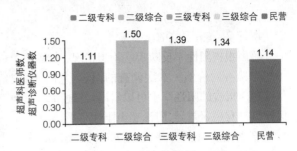

图 3-25-13 云南省不同类型医疗机构超声科医师数 / 超声诊断仪器数

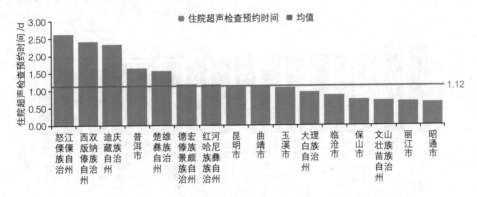

图 3-25-14 云南省各地市州医疗机构住院超声检查平均预约时间

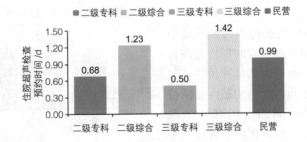

图 3-25-15 云南省不同类型医疗机构住院超声检查平均预约时间

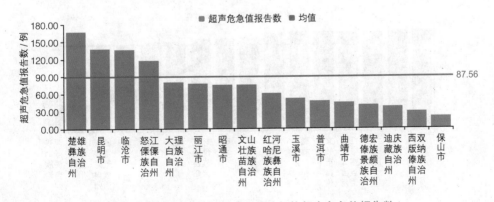

图 3-25-16 云南省各地市州医疗机构超声危急值报告数

(四)结果指标分析

指标 7. 超声报告阳性率

超声报告阳性率反映疾病检出情况,体现了超声检查的价值。本次调查的门诊、急诊、住院超声报告的阳性率中可以看出,各地市州医疗机构有一定差异,门诊超声阳性率平均约68%,急诊超声阳性率平均约74%,住院超声阳性率约75%。不同类型医疗机构中超声阳性率相差不大,二级专科和民营医院略低于其他医院。云南省整体超声阳性率约72%,各类型医疗机构中三级综合医院阳性率较高,二级专科医院阳性率较低(图 3-25-18、图 3-25-19)。

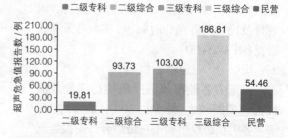

图 3-25-17　云南省不同类型医疗机构超声危急值报告数平均值

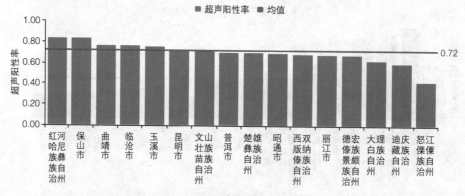

图 3-25-18　云南省各地市州医疗机构超声阳性率

指标 8. 超声诊断符合率

超声诊断符合率是反映超声诊断质量最重要的指标,基本上能反映一定时期内超声科室诊断水平,对临床也有较大的诊疗价值。数据显示,云南省各地市州医疗机构超声诊断符合率平均约82%,迪庆藏族自治州约61%、西双版纳傣族自治州仅约36%,该两个区域超声诊断符合率均低于82%(图 3-25-20)。各类型

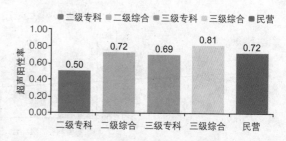

图 3-25-19　云南省不同类型医疗机构超声阳性率

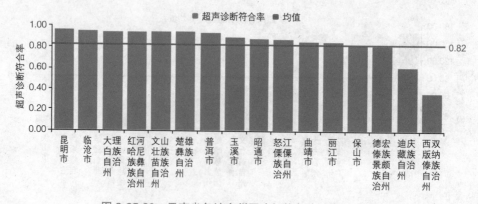

图 3-25-20　云南省各地市州医疗机构超声诊断符合率

医疗机构中,除了二级综合医院略低于82%,其余各类型医院超声诊断符合率均>82%,其中三级专科医院的超声诊断符合率最高,达到97%(图3-25-21)。

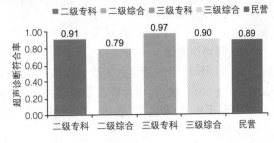

图 3-25-21　云南省不同类型医疗机构超声诊断符合率

二、问题分析及工作重点

(一) 目前存在的主要问题及原因分析

从以上的各指标数据分析结果可以看出云南省超声质量控制工作存在较多问题,主要表现在以下方面:

(1) 云南省各地市超声人员资质准入标准有差异,超声质量管理、质控标准和质量管理要求未达到同质化水平,超声报告书写及存图等无统一标准。

(2) 目前三级网络(由省级超声质控中心 - 地市级超声质控中心 - 各县级医院超声科构成的三级网络)基本建立,但有待完善,部分县级医院超声科对超声质控工作重视不够,如:每年的质控年会超声负责人未能到会,不能及时接收质控中心工作的要求及内容,不能按时完成质控中心工作安排。

(3) 云南省超声专业的诊疗规范未达到全省普及,需加强各级超声诊疗机构的规范化培训。

(4) 信息化建设有待提高,以利于各级质控中心间的交流及沟通。

(二) 下一步重点工作

云南省超声医学质控中心下一步的工作重点主要是:进一步加强和完善三级质控网络建设,加强信息化建设;加强三级结构间的相互联系及沟通,开展我省超声诊疗规范化培训,争取达到超声质控标准和质量管理要求的同质化,提高全省超声诊断水平。

第二十六节　西藏自治区

一、医疗服务与质量安全情况分析

(一) 数据上报概况

西藏自治区共有 35 家设有超声医学专业的医疗机构参与数据上报,数据完整率97.8%。其中,公立医院9家,包括三级综合医院9家(25.7%),二级综合医院25家(7.1%)。各地市及各类别医院分布情况见表3-26-1。

表 3-26-1　2018 年西藏自治区超声专业医疗质量控制指标抽样医疗机构分布情况

单位:家

地市	二级专科	二级综合	三级专科	三级综合	民营	合计
拉萨市	0	5	0	2	0	7
阿里地区	0	0	0	1	0	1
昌都市	0	3	0	2	0	5
林芝市	1	3	0	1	0	5
那曲市	0	0	0	1	0	1
日喀则市	0	7	0	1	0	8
山南市	0	7	0	1	0	8
全自治区	1	25	0	9	0	35

（二）结构指标分析

指标1. 超声医师配置情况

1. 超声医患比

超声医患比指的是每万人次就诊患者平均拥有的超声医师数。西藏自治区超声医患比均值为1.73人/万人次，其中拉萨市超声医患比为1.60人/万人次。各地市医患比情况见图3-26-1。从图中可看出，拉萨市、那曲市、日喀则市超声医患比较低，说明该地区的医疗需求巨大，超声医师数量短缺。

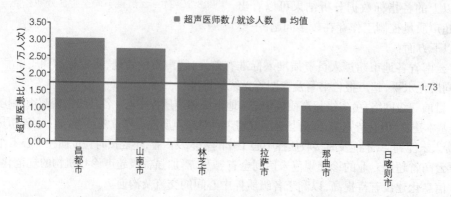

图3-26-1　2018年西藏自治区各地市超声医患比

2. 各类医疗机构超声科医师学历分布情况

三级综合医院学士以下约占37.5%，学士约为62.5%。二级综合医院学士以下约为61.9%，学士约为36.51%。二级专科医院学士以下约为100%。见图3-26-2。

3. 各类医疗机构超声科医师职称分布情况

三级综合医院主任医师约为1.79%，副主任医师约为14.29%，主治医师约为35.71% 住院医师约为48.21%。二级综合医院主任医师约为3.17%。从图3-26-3中可看出，三级综合医院高级职称人员占比最高，全区超声医师职称比例结构不合理，高级职称人员严重缺乏，因此可能高职称的医师身兼数职，既要承担日常会诊的工作，又要进行学术性研究，不利于学科的发展。

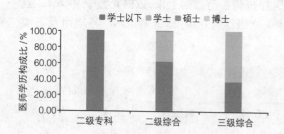

图3-26-2　不同类型医疗机构超声医学科医师学历构成比

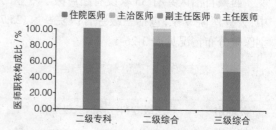

图3-26-3　不同类型医疗机构超声医学科医师职称构成比

4. 各类医疗机构超声科医师年龄分布情况

三级综合医院 >45岁约占17.86%，>35~45岁约占30.36%，>25~35岁约占42.86%，≤25岁约占8.93%。二级综合医院 >45岁约占4.76%，>35~45岁约占25.40%，>25~35岁约占57.14%，≤25岁约占12.70%。二级专科医院 >45岁约占33.33%，>35~45约占66.67%，>25~45岁为0，≤25岁为0。见图3-26-4。

指标 2.　超声诊室配置情况

西藏自治区医疗机构超声诊室数／就诊人次数平均为 1.10 个／万人次。部分超声诊室配置情况存在一个诊室有多个患者同时进行超声检查，不利于保护患者的隐私。因此，部分地区应适量增加诊室数量，做到一室一患，或采取一定措施保护患者的隐私，保证良好的医患沟通。见图 3-26-5。

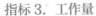

图 3-26-4　同类型医疗机构超声医学科医师年龄构成比

指标 3.　工作量

1. 门诊工作量

各地市医疗机构日均门诊超声工作量均值为 45.65 人次，其中那曲市最高，为 141.59 人次。各地市医疗机构日均门诊超声工作量见图 3-26-6。不同类型医疗机构中，日均门诊超声工作量从高到低依次是，三级综合医院 116.77 人次，二级专科医院 29.3 人次，二级综合医院 20.70 人次。不同类型医疗机构日均门诊超声工作量见图 3-26-7。

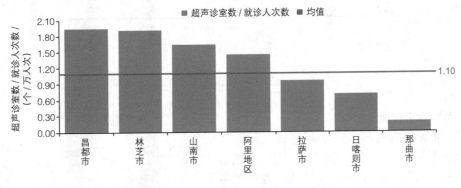

图 3-26-5　各地市医疗机构超声诊室配置情况

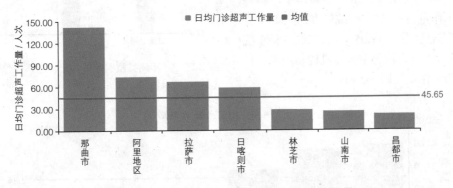

图 3-26-6　各地市医疗机构日均门诊超声工作量

2. 日均超声工作量构成

各地区医疗机构日均超声工作量构成见图 3-26-8。不同类型医疗机构中，日均门诊和住院超声工作量比体检和急诊工作量大。二级专科医院以门诊为主，而综合医院则表现为各类兼顾。不同类型医疗机构日均超声工作量构成见图 3-26-9。

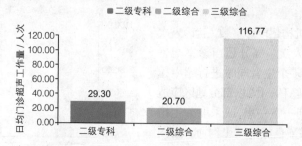

图 3-26-7 不同类型医疗机构日均门诊超声工作量

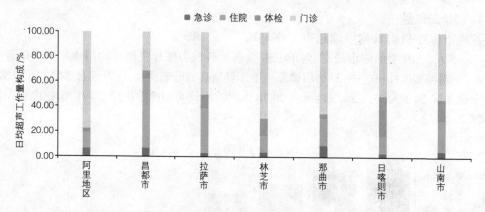

图 3-26-8 各地市医疗机构日均超声工作量构成

3. 人均日工作量

各地市医疗机构超声医学科每日人均工作量均值为 25.84 人次,日喀则市最多,为 40.33 人次,昌都市最少,为 14.30 人次。各地区医疗机构超声医学科每日人均工作量见图 3-26-10。不同类型医疗机构中超声医学科每日人均工作量,三级综合医院最多,为 34.29 人次,二级综合医院为 19.05 人次,二级专科医院为 10.55 人次。不同类型医疗机构超声医学科每日人均工作量见图 3-26-11。

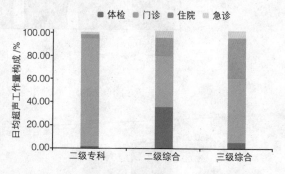

图 3-26-9 不同类型医疗机构日均超声工作量构成

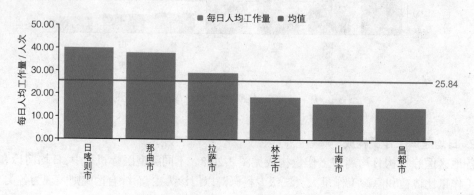

图 3-26-10 各地市医疗机构超声医学科每日人均工作量

指标4. 超声科医师数与超声诊断仪器数比

各地区医疗机构超声医师数/超声诊断仪器数均值为1.03。见图3-26-12、图3-26-13。

(三)过程指标分析

指标5. 住院超声检查预约时间

各地市医疗机构住院超声检查平均预约时间均值为2.34d,其中那曲市最高,为

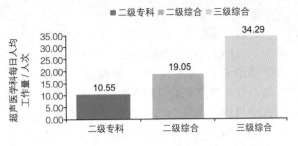

图 3-26-11　不同类型医疗机构日均超声工作量构成

30d。各地市医疗机构住院超声检查平均预约时间见图3-26-14。不同类型医疗机构住院超声检查平均预约时间,三级综合医院最长,为6.71d;二级综合医院为1d。不同类型医疗机构住院超声检查平均预约时间见图3-26-15。

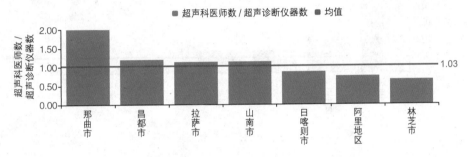

图 3-26-12　各地市医疗机构超声科医师数/超声诊断仪器数

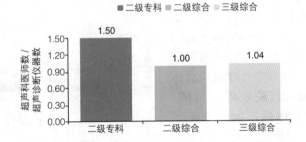

图 3-26-13　不同类型医疗机构超声科医师数/超声诊断仪器数

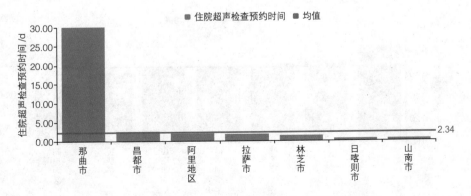

图 3-26-14　各地市医疗机构住院超声检查平均预约时间

指标 6. 危急值上报数

各地市医疗机构超声危急值报告数均值为 29.18 例,其中那曲市最多,为 192 例;拉萨市市最少,为 9.14 例。 各地市医疗机构超声危急值报告数见图 3-26-16。不同类型医疗机构超声危急值报告数平均值为三级综合医院最多,为 80.88 例;二级综合医院最少,为 13.24 例。不同类型医疗机构超声危急值报告数平均值见图 3-26-17。

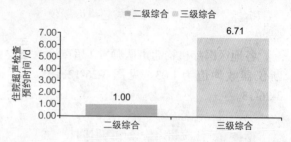

图 3-26-15 不同类型医疗机构住院超声检查平均预约时间

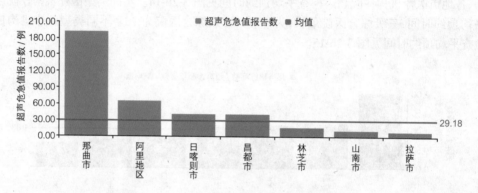

图 3-26-16 各地市医疗机构超声危急值报告数

(四) 结果指标分析

指标 7. 超声报告阳性率

各地市医疗机构总体超声阳性率均值为 0.68,其中那曲市最高,为 0.85;阿里地区最低,为 0.53。各地市医疗机构总体超声阳性率见图 3-26-18。不同类型医疗机构总体超声阳性率中三级综合医院较高,为 0.69;不同类型医疗机构总体超声阳性率见图 3-26-19。

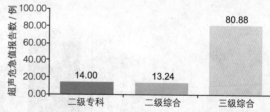

图 3-26-17 不同类型医疗机构超声危急值报告数平均值

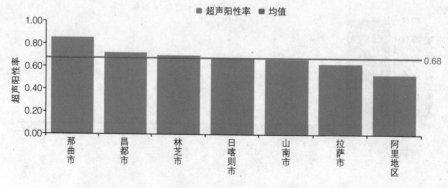

图 3-26-18 各地市医疗机构总体超声阳性率

指标8. 超声诊断符合率

各地市医疗机构超声诊断符合率均值为0.90。其中日喀则市最高，为1.00；林芝市最低，为0.60。各地市医疗机构超声诊断符合率见图3-26-20。不同类型医疗机构超声诊断符合率中，三级综合医院较高，为0.94。不同类型医疗机构超声-病理诊断符合率见3-26-21。

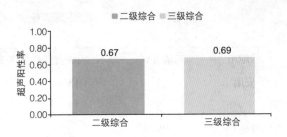

图 3-26-19　不同类型医疗机构总体超声阳性率

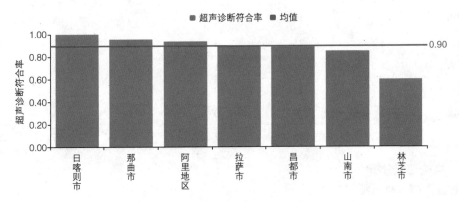

图 3-26-20　各地市医疗机构超声诊断符合率

二、问题分析及工作重点

在"组团式"援藏帮扶下、在国家超声医学质控中心领导下，进一步促进西藏自治区超声医学科发展，制定和健全质控中心工作制度与职责，做好超声质量标准的执行、指导和检查工作。负责全区专业质量督查和考核评价，进行专项、专题调研、并提出合理的整改措施，积极参与质控中心各类会议，并协助质控中心做好年度总结等。

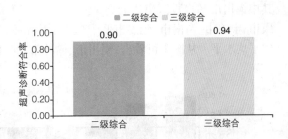

图 3-26-21　不同类型医疗机构超声-病理诊断符合率

第二十七节　陕西省

一、医疗服务与质量安全情况分析

（一）数据上报概况

陕西省共有240家设有超声医学专业的医疗机构参与数据上报，数据完整率为96.88%。其中，公立医院205家，包括三级综合医院37家（15.4%），二级综合医院135家（56.3%），三级专科医院7家（2.9%），二级专科医院26家（10.8%）；民营医院35家（14.6%）。各地市及各类别医院分布情况见表3-27-1。

表3-27-1 2018年陕西省超声专业医疗质量控制指标抽样医疗机构分布情况

单位:家

地市	二级专科	二级综合	三级专科	三级综合	民营	合计
安康市	2	13	1	2	0	18
宝鸡市	3	13	1	2	3	22
汉中市	4	16	0	3	5	28
商洛市	2	5	0	0	2	9
铜川市	0	2	0	3	0	5
渭南市	3	17	1	1	3	25
西安市	3	25	3	14	13	58
咸阳市	4	21	1	4	5	35
延安市	3	14	0	2	1	20
榆林市	2	9	0	6	3	20
全省	26	135	7	37	35	240

(二)结构指标分析

指标1. 超声科医师配置情况

1. 超声科医患比

陕西省医疗机构超声科医患比为1.34人/万人次。各区医疗机构超声科医患比见图3-27-1,其中铜川市超声科医患比最高,为1.79人/万人次;延安市最低,为1.18人/万人次;汉中市、安康市、宝鸡市、渭南市、延安市低于全省平均水平,铜川市、榆林市、商洛市、咸阳市、西安市高于全省平均水平。从图中可看出,铜川市、榆林市、商洛市、咸阳市、西安市的超声医师短缺。

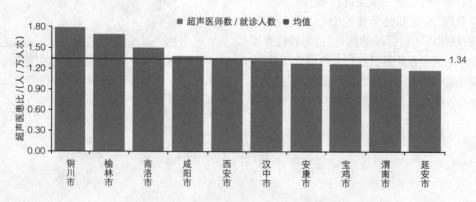

图3-27-1 2019年陕西各地市超声科医患比

2. 各类医疗机构超声科医师学历分布情况

三级综合医院和三级专科医院的硕士、博士占比最高,有利于高精尖的技术开展和实施,二级医院占比最低。三级医院的人员主体是本科生,而二级医院的人员主体为本科以下,提示超声的人力资源主要集中在三级医院。见图3-27-2。

3. 各类型医疗机构超声科医师职称分布情况

三级医院高级职称占比高于二级医院,尤其是主任医师,主要集中在三级医院,提示三级医院集中了优势人力资源;二级医院的主任医师占比极少,提示二级医院副主任医师业务提升存在瓶颈;中级职称在二级医院和三级医院的差距不大;民营医院超声科医师的主要构成为初级职称。见图 3-27-3。

4. 各类医疗机构超声科医师年龄分布情况

民营医院人员组成最为年轻化,提示民营医院对年轻人有吸引力;二级医院尤其是二级专科医院,存在年龄老化的现象,新生代补充不足,存在人才断档和人才流失;三级医院 25 岁以下的最少,与这些医院学历门槛较高有关。见图 3-27-4。

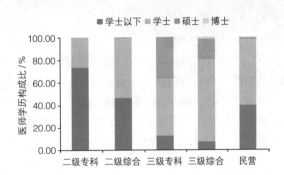

图 3-27-2 不同类型医疗机构超声医学科医师学历构成比

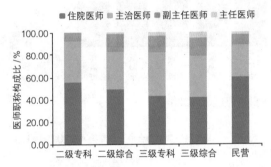

图 3-27-3 不同类型医疗机构超声医学科医师职称构成比

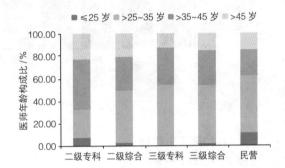

图 3-27-4 不同类型医疗机构超声医学科医师年龄构成比

指标 2. 超声诊室配置情况

陕西省医疗机构超声诊室配置情况为 0.84 个 / 万人次。各市医疗机构超声诊室配置情况见图 3-27-5,其中铜川市超声诊室配置情况最高,为 1.12 人 / 万人次;渭南市最低,为 0.68 人 / 万人次。安康市、渭南市、延安市低于全省平均水平,铜川市、宝鸡市、商洛市、榆林市、咸阳市、汉中市高于全省平均水平。从图中可看出,延安市、渭南市的超声诊室配置较低,说明该地区的超声诊室数量不足。

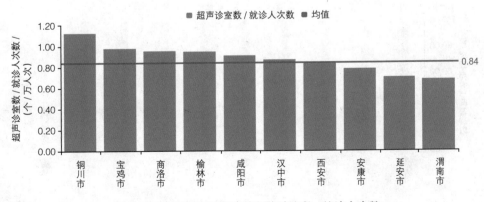

图 3-27-5 各地市医疗机构超声诊室数 / 就诊人次数

指标 3. 工作量

1. 门诊工作量

陕西省医疗机构日均门诊工作量为 153.13 人次。各区医疗机构日均门诊工作量见图 3-27-6，其中西安市日均门诊工作量最高，为 214.62 人次；商洛市最低，为 91.25 人次；渭南市、宝鸡市、汉中市、安康市、铜川市、咸阳市、商洛市低于全省平均水平，西安市、延安市、榆林市高于全省平均水平。从图中可看出，西安市、延安市的日均门诊工作量最高。不同类型医疗机构日均门诊工作量见图 3-27-7，可以看出三级医院日均门诊工作量最高。

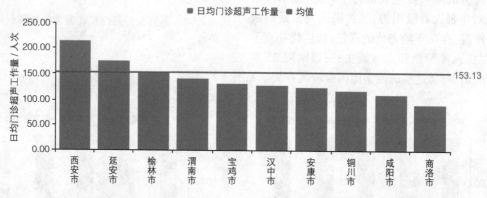

图 3-27-6　各地市医疗机构日均门诊超声工作量

2. 日均超声工作量

见图 3-27-8、图 3-27-9。

3. 人均日工作量

陕西省医疗机构每日人均工作量为 31.86 人次。各区医疗机构每日人均工作量见图 3-27-10，其中延安市每日人均工作量最高，为 36.63 人次；铜川市最低，为 22.06 人次；商洛市、榆林市、铜川市低于全省平均水平，延安市、安康市、渭南市、西安市、宝鸡市高于全省平均水平。从图中可看出，延安市、安康市的每日人均工作量较高，提示该地区

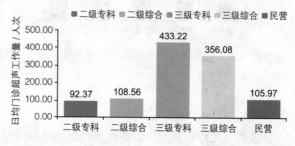

图 3-27-7　不同类型医疗机构日均门诊超声工作量

超声医师工作压力最大。从图 3-27-11 可看出，三级综合医院和三级专科医院的每日人均工作

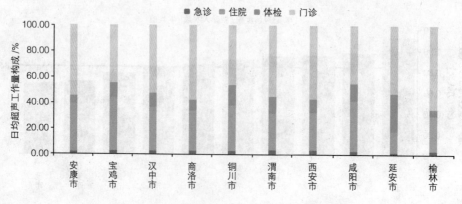

图 3-27-8　各地市医疗机构日均超声工作量构成

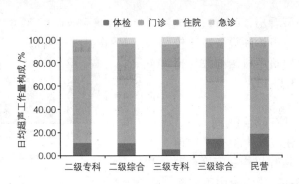

图 3-27-9　不同类型医疗机构日均超声工作量构成

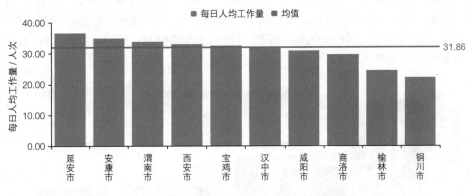

图 3-27-10　各地市医疗机构人均工作量构成

量高于其他医疗机构,提示三级医院超声医师工作压力最大。

指标 4. 超声科医师数与超声诊断仪器数比

陕西省医疗机构超声科医师数与超声诊断设备数比为 1.48。各区医疗机构超声科医师数与超声诊断设备数比见图 3-27-12,其中商洛市超声科医师数与超声诊断设备数比最高,为 1.80;宝鸡市最低,为 1.19;咸

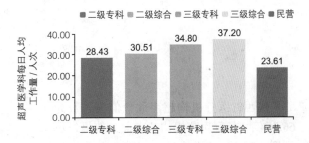

图 3-27-11　不同类型医疗机构人均工作量构成

阳市、安康市、铜川市、汉中市、宝鸡市低于全省平均水平,商洛市、榆林市、渭南市、延安市高于全

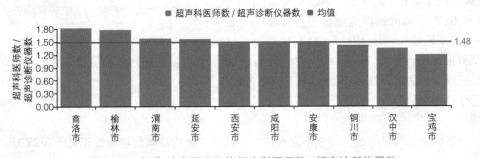

图 3-27-12　各地市医疗机构超声科医师数 / 超声诊断仪器数

省平均水平。从图中可看出，汉中市、宝鸡市的超声科医师数与超声诊断设备数比较低。不同类型医疗机构超声科医师数与超声诊断仪器数比见图3-27-13。

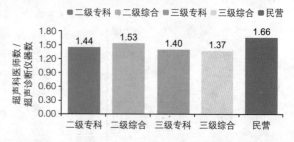

图 3-27-13　不同类型医疗机构超声科医师数与超声诊断仪器数比

（三）过程指标分析

指标 5.　住院超声检查预约时间

陕西省医疗机构住院超声检查平均预约时间为1.14d。各区医疗机构超声检查平均预约时间见图3-27-14，其中咸阳市住院超声检查平均预约时间最高，为1.77d；铜川市最低，为0.50d。咸阳市、西安市高于全省平均水平，商洛市、宝鸡市、汉中市、安康市、榆林市、渭南市、铜川市低于全省平均水平。从图中可看出，咸阳市、西安市的住院超声检查平均预约时间较长，需要增加人员和设备，优化预约流程，降低患者等待时间。不同类型医疗机构住院超声检查平均预约时间见图3-27-15。

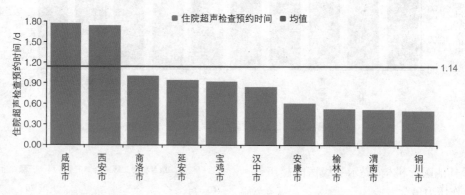

图 3-27-14　各地市医疗机构住院超声检查平均预约时间

指标 6.　危急值上报数

陕西省医疗机构超声危急值报告数为66.36例。各区医疗机构超声危急值报告数见图3-27-16，其中榆林市超声危急值报告数最高，为154例；安康市最低，为29例；榆林市、西安市高于全省平均水平，商洛市、咸阳市、渭南市、宝鸡市、延安市、汉中市、铜川市、安康市低于全省平均水平。从图中可看出，榆林市、西安市的超声危急值报告数较高，各地区差异较大，需要明确危急值，规范上报例数报告统计要求。从图3-27-17可看出，三级综合医院的超声危急值报告数平均值最高，其次是三级专科医院，与三级医院危急重症患者数量多有关。

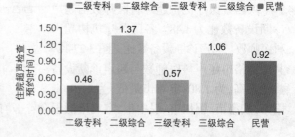

图 3-27-15　不同类型医疗机构住院超声检查平均预约时间

（四）结果指标分析

指标 7.　超声报告阳性率

陕西省医疗机构总体超声阳性率为66%。各区医疗机构总体超声阳性率见图3-27-18，其中宝鸡市总体超声阳性率最高，为73%；榆林市最低，为57%；宝鸡市、铜川市、咸阳市、安康市、汉

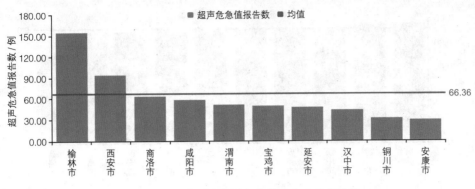

图 3-27-16 各地市医疗机构超声危急值报告数

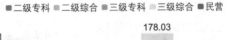

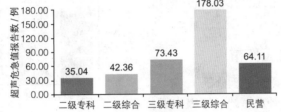

图 3-27-17 不同类型医疗机构超声危急值报告数平均值

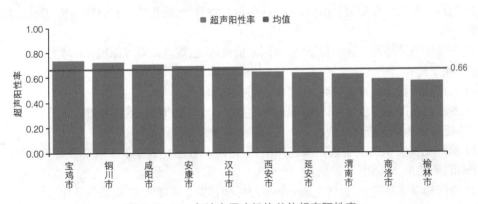

图 3-27-18 各地市医疗机构总体超声阳性率

中市高于全省平均水平,西安市、延安市、渭南市、商洛市、榆林市低于全省平均水平。从图中可看出,宝鸡市、铜川市的总体超声阳性率较高。不同类型医疗机构总体超声阳性率见图 3-27-19。

指标 8. 超声诊断符合率

陕西省医疗机构超声诊断符合率为 91%。各区医疗机构超声诊断符合率见图 3-27-20,

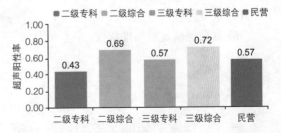

图 3-27-19 不同类型医疗机构总体超声阳性率

其中榆林市超声诊断符合率最高,为 96%;商洛市最低,为 71%;榆林市、铜川市、汉中市、安康市、咸阳市、延安市、渭南市高于全省平均水平,西安市、宝鸡市、商洛市低于全省平均水平。从图中

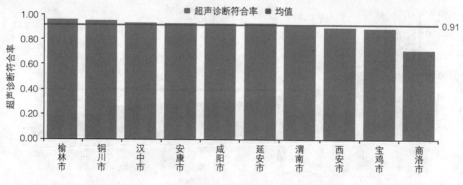

图 3-27-20 各地市医疗机构超声诊断符合率

可看出,榆林市、铜川市的超声诊断符合率较高。从图 3-27-21 可看出,民营医疗机构的超声诊断符合率较低。

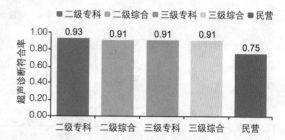

图 3-27-21 不同类型医疗机构超声诊断符合率

二、问题分析及工作重点

(一) 存在的主要问题及原因分析

(1) 超声医师数量严重短缺。原因如下:落户人口增加,超声从业人员不足,超声人才分布不均衡等。

(2) 超声医师工作强度大。原因如下:医师绝对数量少,规培后培养时间延长,临床开的项目增多等。

(3) 阳性率有待提高。原因如下:临床因降低药占比、规避风险等原因开单项目增多;临床医师过度依赖于检查。

(4) 超声诊断符合率有待提高。

(5) 专科住院医师规范化培训时间长,基地数量少,大量市级医院医师难以申报。

(二) 下一步重点工作

(1) 组建更加完整的全省超声质控网络,目前陕西省已经成立了 3 家市级超声专科质控中心:榆林市、商洛市、咸阳市。

(2) 质控标准体系建立,拟建立统一的质控标准和质量管理要求,提高同质化水平。

(3) 推动全省超声信息化系统建立,定期定点进行质控自查、互查和抽查工作。

(4) 开展专题学习班。

(5) 建立质控示范点。

(6) 基层医院定点精准帮扶。

第二十八节 甘肃省

一、医疗服务与质量安全情况分析

(一) 数据上报概况

甘肃省共有 98 家设有超声医学专业的医疗机构参与数据上报,数据完整率为 95.15%。其中,公立医院 92 家,包括三级综合医院 27 家(27.6%),二级综合医院 51 家(52.0%),三级专科医院 3

家(3.1%),二级专科医院 11 家(11.2%);民营医院 6 家(6.1%)。各地市州及各类别医院分布情况见表 3-28-1。

表 3-28-1　2018 年甘肃省超声专业医疗质量控制指标抽样医疗机构分布情况

单位:家

地市州	二级专科	二级综合	三级专科	三级综合	民营	合计
白银市	0	0	0	4	0	4
定西市	2	7	0	1	2	12
嘉峪关市	0	0	0	2	0	2
金昌市	0	1	0	1	0	2
酒泉市	0	5	0	1	0	6
兰州市	1	5	2	8	0	16
临夏回族自治州	0	4	0	1	0	5
陇南市	0	7	0	0	0	7
平凉市	1	7	0	2	0	10
庆阳市	2	5	0	1	0	8
天水市	2	5	0	3	1	11
武威市	0	1	1	2	0	4
张掖市	3	4	0	1	3	11
全省	11	51	3	27	6	98

随着卫生行业的不断改革,全国医疗体系地域不均衡性尤为明显,加强超声医学医疗质量管理,进一步建立规范和完整的适合我国国情的超声医疗质量管理与控制体系,实现超声医学医疗质量和服务水平的持续改进,已经成为超声医学科建设发展最紧迫和最重要的任务之一。

(二)结构指标分析

指标 1. 超声医师配置情况

1. 超声医患比

超声医患比指的是每万人次超声就诊患者平均拥有的超声医师数。此指标反映出:①与巨大的医疗需求相比,超声医师、超声诊室和超声仪器的数量在全国范围内均处于短缺状态;②经济较发达地区短缺现象更显著。2018 年年末甘肃省 14 个地市州 98 家医疗单位中超声医患比平均为 1.21 人/万人次,相当于 2018 年每 1 万就诊患者平均拥有 1.21 个超声医师,医师资源短缺,经济相较落后的地区超声医师更为紧张。见图 3-28-1。

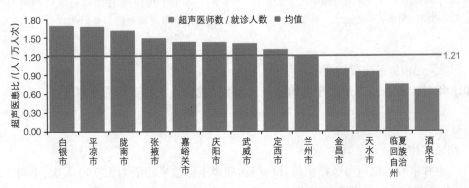

图 3-28-1　2018 年甘肃省各地市州超声医患比

2. 各类医疗机构超声科医师学历分布情况

由于超声学科的特点和建制的历史背景及临床的巨大需求，超声从业人员队伍发展迅速，超声医师队伍准入标准不一，学历分布不均。甘肃省内三级以上医疗单位的学士及学士以下学历占比例较大，硕士次之；二级医疗单位学士以下学历占比例较大。从整体学历分布来看，博士学历短缺，甘肃省医疗水平相对落后，人员学历分布参差不齐，因此在超声医务人员提升业务能力的同时，更应该提升学历，接受正规的超声专业技能的培训，建立规范和完整的超声医学质量管理体系。见图 3-28-2。

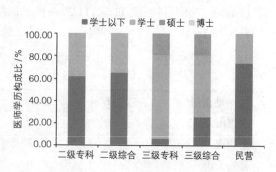

图 3-28-2　2018 年甘肃省各地市州不同类型医疗机构超声医学科医师学历构成比

3. 各类型医疗机构超声科医师职称分布情况

甘肃省各类医疗机构中，主治医师为中坚力量，但也仅占 30%。所有二级、三级及民营医院住院医师占相当大的比重，因此就会造成各单位执业标准参差不齐，岗位执业能力相差悬殊，操作的规范性和诊断的准确性有待提高，特别是对疑难病例、重症病例的诊断。见图 3-28-3。

4. 各类医疗机构超声科医师年龄分布情况

从年龄分布情况来看，甘肃省内人员基本以 26~45 岁年龄阶段为主，此年龄阶段人员基本以住院医师级主治医师为主，是承担科室工作量的主要成员。甘肃超声质控相继出台了甘肃超声质控手册、精品讲座选粹以及主治及住院医师的超声技能大赛，旨在提升住院医师专业技术能力以及选拔各区域青年医师的引领人才。学习规范化培训的诊疗模式，逐步达成各县级、各市级超声报告规范一致。见图 3-28-4。

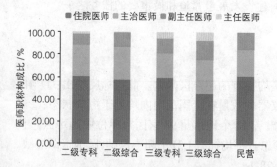

图 3-28-3　2018 年甘肃省各地市州不同类型医疗机构超声医学科医师职称构成比

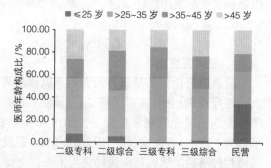

图 3-28-4　2018 年甘肃省各地市州不同类型医疗机构超声医学科医师年龄构成比

指标 2. 超声诊室配置情况

2018 年甘肃省各地市州医疗机构超声诊室数 / 就诊人次数平均为 0.77 个 / 万人次。见图 3-28-5。

指标 3. 工作量

1. 门诊工作量

2018 年甘肃省各地州市医疗机构日均门诊超声工作量平均值为 170.90 人次，不同地区、不同医疗机构差异较大。见图 3-28-6、图 3-28-7。

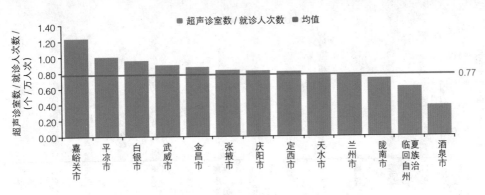

图 3-28-5　2018 年甘肃省各地市州医疗机构超声诊室数 / 就诊人次数

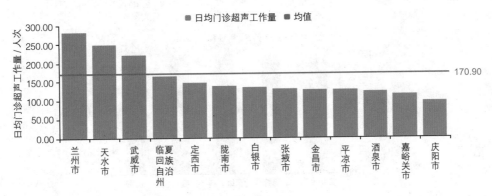

图 3-28-6　2018 年甘肃省各地市州医疗机构日均门诊超声工作量

2. 日均超声工作量构成

省内各地市州级医疗单位、不同类型医疗结构日均超声工作量统计结果显示，患者类型主要均以门诊为主，住院患者次之，急诊与体检患者占比例较少。由此也看出，甘肃地处西北，本身医疗条件有限，经济不发达，患者构成以农民为主，人们对健康的意识较差，除了集体单位员工由单位组织定时定点体检之外，其余人员无体

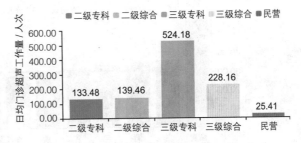

图 3-28-7　不同类型医疗机构日均门诊超声工作量

检、预防意识，因此年体检超声检查工作量仅占很少一部分。二级医院急诊患者也相对较少，一般都是"小病能扛，大病硬扛"的理念，扛不住直接上省市级医院检查治疗。相对而言，省市级三级医院急诊患者较其他医疗机构多，除了重病、疑难病多之外，还有一方面是因为市级民众对健康体检的意识较地县级民众强，因此会定期体检，小病小痛都会上医院检查治疗。见图 3-28-8、图 3-28-9。

3. 人均日工作量

人均日工作量统计结果显示，甘肃省内超声医师平均每日检查人数约 30.15 人次。不同医疗机构类型之间也存在差异，三级综合医院日均检查 30.63 人次，三级专科医院日均检查 48.83 人次。但此组数据不能完全代表甘肃省各地市州超声专业日均检查人次，需要重新完善医院信息系统后进行精确统计。见图 3-28-10、图 3-28-11。

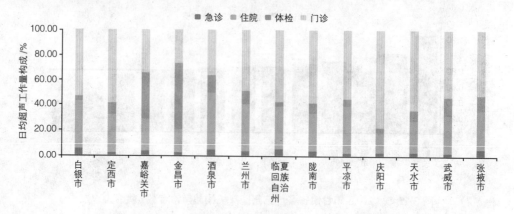

图 3-28-8　2018 甘肃省各地市州医疗机构日均超声工作量构成

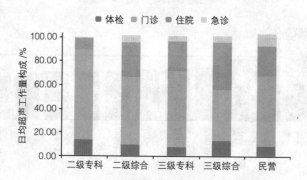

图 3-28-9　不同类型医疗机构日均超声工作量构成

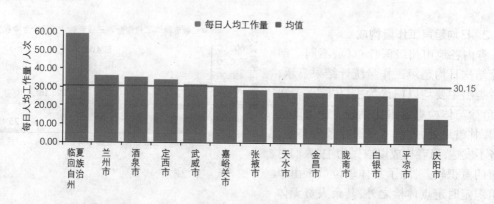

图 3-28-10　2018 年甘肃省各地市州医疗机构每日人均工作量

指标 4. 超声科医师数与超声诊断仪器数比

甘肃省超声科医师/超声诊断仪器平均值为 1.49，即甘肃省内医师人数是仪器数量的 1.49 倍，相当于每台超声仪器配备 1.49 名医师。因此，反映出省内设备资源短缺，每名医师不能对应一台仪器。见图 3-28-12、图 3-28-13。

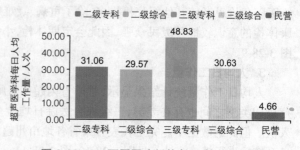

图 3-28-11　不同医疗机构每日人均工作量

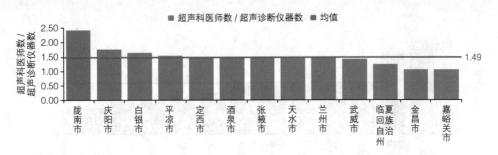

图 3-28-12　2018 年甘肃省各地市州超声科医师数 / 超声诊断仪器数

(三) 过程指标分析

指标 5. 住院超声检查预约时间

甘肃省住院超声检查预约时间平均为 1.88d,考虑到住院患者检查超声预约等待时间长,影响住院周期,因此为更有效、更有利辅助临床科室,加快床位周转率,缩短患者住院周期,减少经济损失。省内卫生健康主管部门及各级医疗单位要竭力提高超声科工作效率,争取让患者在等待最短的时间内做完检查,为临床提供更有效、更有用的影像信息。见图 3-28-14、图 3-28-15。

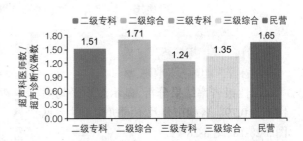

图 3-28-13　不同类型医疗机构超声科医师数 / 超声诊断仪器数

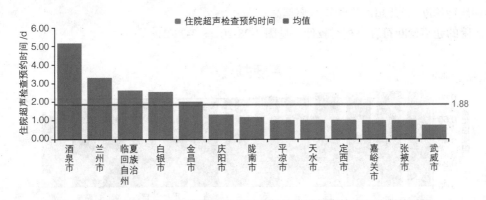

图 3-28-14　2018 年甘肃省各地市州医疗机构住院超声检查平均预约时间

指标 6. 危急值上报数

省内 98 家医疗单位上报危急值平均例数 114.73 例。相较二级医疗机构,三级综合医院上报例数明显较多。三级医院承担了较多疑难危急病例接诊工作。除此之外,医院级别不同,病源量及疾病类型明显不同,危急值上报标准不同。因此省内各级质控中心将推广国家质控中心危急值标准对其进行规范,为临床治疗提供更有利的价值。见图 3-28-16、图 3-28-17。

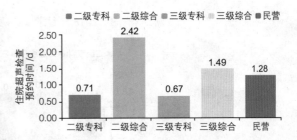

图 3-28-15　不同类型医疗机构住院超声检查平均预约时间

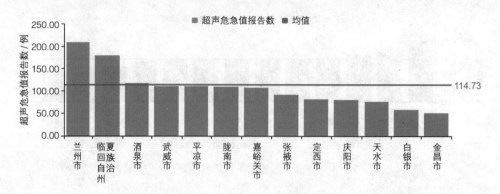

图 3-28-16 2018 年甘肃省各地市州医疗机构超声危急值报告数

(四)结果指标分析

指标 7. 超声报告阳性率

阳性报告率结果分析,显示超声平均阳性率为 0.79。各地市州及不同机构阳性率见图 3-28-18、图 3-28-19。

指标 8. 超声诊断符合率

甘肃省超声诊断符合率平均值为 88%。二级、三级医院的诊断符合率无明显差异,可能是二级医院多以临床诊断作为参考,而无确切病理诊断,因此超声诊断符合率偏高。民营医院的超声诊断符合率相对较低。见图 3-28-20、图 3-28-21。

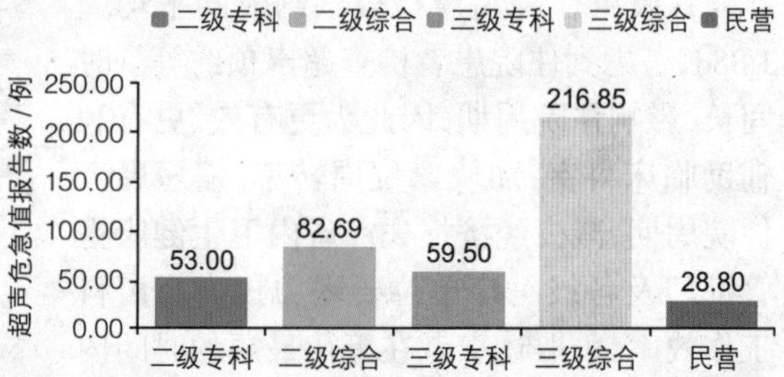

图 3-28-17 不同类型医疗机构超声危急值报告数平均值

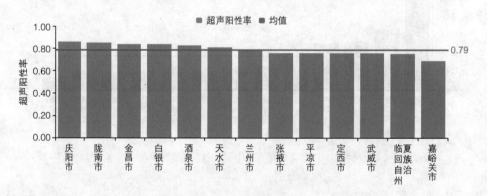

图 3-28-18 2018 年甘肃省各地市州医疗机构超声阳性率

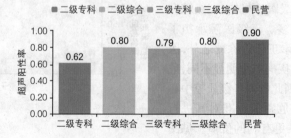

图 3-28-19 不同类型医疗机构超声阳性率

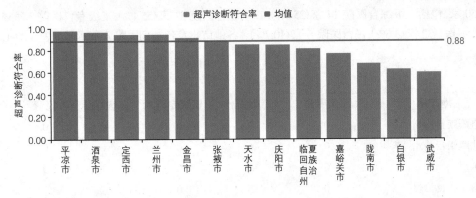

图 3-28-20 2018 年甘肃省各地市州医疗机构超声诊断符合率

二、问题分析及工作重点

(一)存在的主要问题及原因分析

上述所有数据及结果分析均可反映出甘肃省医疗资源不均衡,医师、设备不足,超声检查操作不够规范,这些问题影响了甘肃超声医疗事业的发展,也影响了临床科室的诊疗效率。

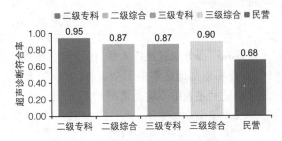

图 3-28-21 不同类型医疗机构超声诊断符合率

(1)省级三甲医院数据基本完整,但因医院侧重患者类型不同,因此,部分类型患者缺失,如部分医院无体检患者。

(2)由于甘肃省位属西北地区,医疗条件不完善,医院信息化建设正在完善中,大部分数据为人工与信息统计相结合,且许多数据无法统计,或者存在误差。

(3)部分医院超声科属功能科,还包括心电图室和脑电图诊室,以上数据统计过程中虽然不包括心电图、脑电图诊次和人员,但部分人员承担科室所有业务。

(4)部分医院虽为综合性医院,但部分专业相对为优势专业,因此,患者类型分布不均衡;同时部分单位还存在科室人员短缺,患者量比较少,因此无法正常统计填报数据。

(5)部分综合性医院超声危急值为 0,此种情况并非无超声危急值,经核对后理解为,上述危急情况出现后,与临床大夫及时沟通,由临床科室记录危急值后紧急处理此类患者,而超声科室未曾登记。

(二)下一步重点工作

(1)优化就医流程,缩短检查时间,提高检查人数,提升诊疗水平,全力服务临床。

(2)定期举办甘肃省超声医师技能大赛,规范诊疗行为,提升诊疗水平。

(3)通过举办精品培训班,扩大对新技术的应用。

第二十九节 青海省

一、医疗服务与质量安全情况分析

(一)数据上报概况

青海省共有 56 家设有超声医学专业的医疗机构参与数据上报,数据完整率为 85.3%。其中,公立医院 50 家,包括三级综合医院 14 家(25.0%),二级综合医院 31 家(55.4%),三级专科医院 3 家(5.4%),二级专科医院 2 家(3.6%);民营医院 6 家(10.7%)。各地市州及各类别医院分布情况见表 3-29-1。

表 3-29-1　青海省超声专业医疗质量控制指标抽样医疗机构分布情况

单位:家

地市州	二级专科	二级综合	三级专科	三级综合	民营	合计
果洛藏族自治州	0	3	0	0	0	3
海北藏族自治州	0	6	0	0	0	6
海东市	0	5	0	1	0	6
海南藏族自治州	0	5	0	1	1	7
海西蒙古族藏族自治州	1	5	0	2	2	10
黄南藏族自治州	0	1	0	1	0	2
西宁市	1	6	3	9	3	22
全省	2	31	3	14	6	56

　　青海省部分地区地广人稀,由于自然条件的限定,青海省人口居住主要集中在青海省东部地区,省会和东部地区集中了全省 64.08% 的人口。由于人口的地区间不均衡分布,使得医疗机构的分布呈上述表中不均衡情况。

　　(二) 结构指标分析

　　指标 1. 超声医师配置情况

　　1. 青海省超声医患比

　　青海省医疗机构超声医患比均值为 1.35 人 / 万人次,各地区医疗机构超声科医患比见图 3-29-1。其中果洛藏族自治州超声科医患比最高,为 2.72 人 / 万人次;西宁市最低,为 1.19 人 / 万人次,西宁市低于全省平均水平,说明西宁市地区医疗需求巨大,超声医师数量短缺。海南藏族自治州、海北藏族自治州、黄南藏族自治州、果洛藏族自治州、海东市、海西蒙古族藏族自治州高于全省平均水平。

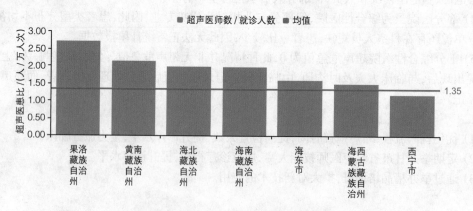

图 3-29-1　2018 年青海省各地市州超声医患比

　　2. 青海省各类医疗机构超声科医师学历分布情况

　　在青海省三级综合医院医师学历较高,因为青海省三级综合医院基本分布于西宁市或地市及州府所在地区,这些地区经济水平较发达,能留住部分人才,超声学科建设较完善,因此工作人员学历水平较高。但是其他地区二级医院超声检查室,基本都归属于功能科,工作人员学历水平普遍偏低，或兼职超声，因此青海省超声质量控制中心先期工作重点是督促省内二级及二级以上公立医院进行人才的培养。见图3-29-2。

3. 青海省各类医疗机构超声科医师职称分布情况

图3-29-3示，医师高级职称在三级综合医院、三级专科医院中较多，在二级及民营医院中高级职称医师所占比重较少，而二级专科医院无高级医师，这与青海省二级医院现状有关，比如：我省二级医院基本以县级人民医院为主，地域分布较广，地区条件艰苦，高级职称工作人员

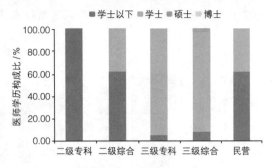

图3-29-2 青海省医疗机构超声医学科医师学历构成比

留不住，另外工作人员普遍学历水平较低，以专科学历为主比较多见，晋升职称困难。

4. 青海省各类医疗机构超声科医师年龄分布情况

1984年，青海省政府考虑到青海省部分地区地处青藏高原、高寒缺氧、自然条件恶劣、工作生活条件艰苦等实际情况，为使我省干部职工能够得到充分的休息和调养，比国家退休年龄缩短了5年。在青海省三级综合医院中36~45岁超声医师最多，二级综合医院中26~35岁人员较多，我省三级医院基本分布于省会西宁市，西宁市自然条件相对较好，能吸引人才，二级综合医院大多地处高海拔地区，经济落后，自然条件、政策等因素，青年医师比重较大。见图3-29-4。

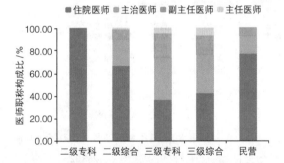

图3-29-3 青海省各类型医疗机构超声医学科医师职称构成比

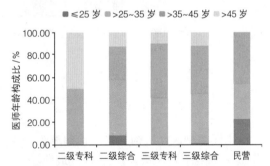

图3-29-4 青海省不同类型医疗机构超声医学科医师年龄构成比

指标2. 超声诊室配置情况

青海省医疗机构超声诊室数／就诊人次数均值为0.80个／万人次，各区医疗机构超声诊室数／就诊人次数见图3-29-5，其中果洛藏族自治州超声诊室数／就诊人次数最高，为1.36个／万人次；海东市最低，为0.70个／万人次；海东市、西宁市低于全省平均水平，说明海东市、西宁市地区超声诊室需求不足。海南藏族自治州、海北藏族自治州、黄南藏族自治州、果洛藏族自治州高于全省平均水平。见图3-29-5。

指标3. 工作量

1. 各医疗机构日均门诊超声工作量

青海省各医疗机构门诊超声工作量日均为111.30人次，其中西宁市门诊工作量最大，超过了全省平均值；果洛藏族自治州为全省最低，海南藏族自治州、海北藏族自治州、海西蒙古族藏族自治州、黄南藏族自治州、海东市低于全省平均水平。分析原因：①全省人口分布不均衡；②全省基层医院超声检查以腹部超声、乳腺超声、甲状腺超声为主，少数医院开展心脏、血管的检查，极

少数医院开展了超声造影、超声介入等新技术,因此基层医院工作量较少。见图 3-29-6。

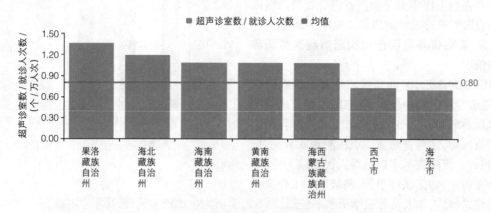

图 3-29-5　青海省医疗机构超声诊室数/就诊人次数

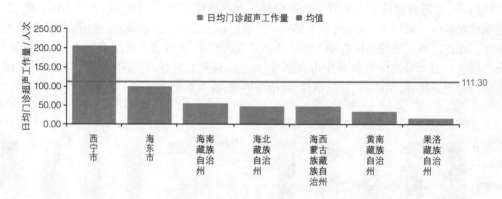

图 3-29-6　青海省各地市州医疗机构日均门诊超声工作量

不同类型医疗机构日均门诊超声工作量,三级综合医院最大,民营医院最低。见图 3-29-7。

2. 医疗机构日均超声工作量构成

青海省各类医疗机构日均超声工作量构成,三级医院住院患者工作量较其他各类医院大(>50%),民营医院体检工作量占比较大(>60%),二级医院住院患者

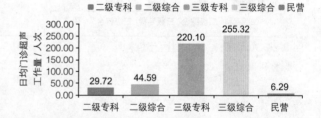

图 3-29-7　青海省不同类型医疗机构日均门诊超声工作量

工作量占比很少,也反映出我省二级医院住院患者较少。见图 3-29-8、图 3-29-9。

3. 人均日工作量

青海省医疗机构超声医学科每日人均工作量及不同类型医疗机构超声医学科每日人均工作量见图 3-29-10、图 3-29-11。西宁市及三级医院每日人均工作量最多,与三级医院分布地域有关,我省三级医院基本分布于西宁市。三级专科医院超声医学科每日人均工作量较高。

指标 4. 超声科医师数与超声诊断仪器数比

青海省超声科医师数与超声诊断仪器数比,海北藏族自治州最高。近年来海北州由于旅游业的发展,经济发展较好,海北州州府所在地也搬迁至距西宁 100 多公里的海晏县,近几年吸引较多人才,因此海北藏族自治州最高。西宁市由于三级医院较多,医师数量需求量较大,因此比

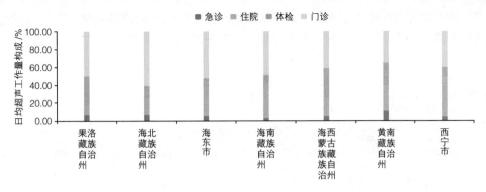

图 3-29-8 青海省各地市州医疗机构日均超声工作量构成

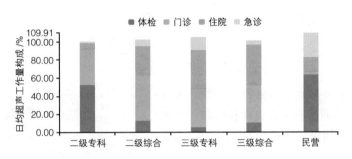

图 3-29-9 青海省不同类型医疗机构日均超声工作量构成

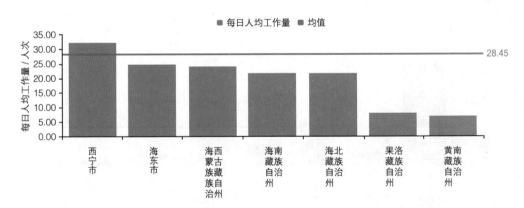

图 3-29-10 青海省各地市州医疗机构每日人均超声工作量

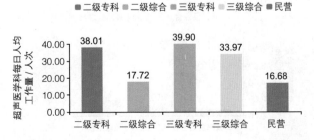

图 3-29-11 青海省不同类型医疗机构每日人均超声工作量

值较低。海西蒙古族藏族自治州最低,由于部分地区气候恶劣,超声医师短缺。我省二级医院仪器配备由于当地经济发展不足,仪器配备较少。见图 3-29-12、图 3-29-13。

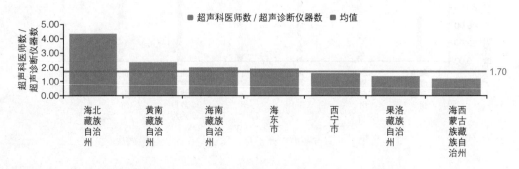

图 3-29-12　青海省各地市州超声科医师数 / 超声诊断仪器数

(三) 过程指标分析

指标 5. 住院超声检查预约时间

青海省医疗机构住院超声检查平均预约时间为 1.81d。不同类型医疗机构住院超声检查平均预约时间民营医院较长。见图 3-29-14、图 3-29-15。

指标 6. 危急值上报数

危急值与超声科检查患者总数有关,西宁市承担了青海省人民的大部分诊疗工作,

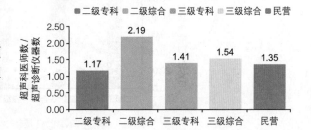

图 3-29-13　不同类型医疗机构超声科医师数 / 超声诊断仪器数

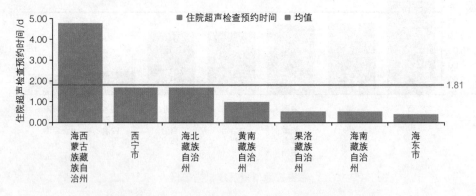

图 3-29-14　青海省各地市州医疗机构住院超声检查平均预约时间

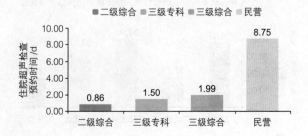

图 3-29-15　青海省不同类型医疗机构住院超声检查平均预约时间

因此西宁市危急值上报数最高,海西蒙古族藏族自治州危急值上报最少,因为人口比例较少,因此超声科患者也较少。不同类型医疗机构超声危急值报告数平均值,民营医院上报率最高,考虑危急值指标解读不准确,误报告率较高。其他三级、二级医院危急值可信度较高,因为青海省的公立医院承担了青海省大部分的医疗工作任务。见图 3-29-16、图 3-29-17。

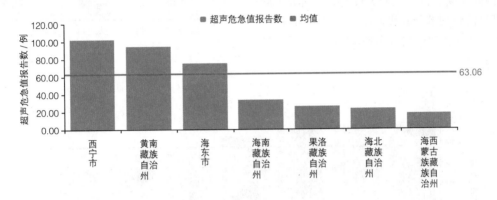

图 3-29-16 青海省各地市州医疗机构超声危急值报告数

(四)结果指标分析

指标 7. 超声报告阳性率

青海省总体超声报告阳性率海北藏族自治州最高,果洛藏族自治州高于青海省均值,考虑与工作量不大,但检查频次多,住院床位基数不大,因此阳性率较高有关。西宁市住院阳性率高于均值,考虑与患者多,西宁市承担了青海省大部分患者的检查有关。不同类型医疗机构超声阳性率三级综合医院最高,因为三级医院承担了省内大量的疑难患者、手术患者等。三级专科医院阳性率低,因为本省专科医院以妇产医院多见,因此阳性率较低。见图 3-29-18、图 3-29-19。

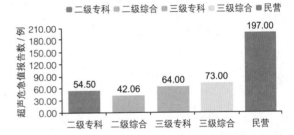

图 3-29-17 青海省不同类型医疗机构超声危急值报告数平均值

指标 8. 超声诊断符合率

青海省医疗机构超声诊断符合率,黄南藏族自治州最高,果洛藏族自治州、海北藏族自治州

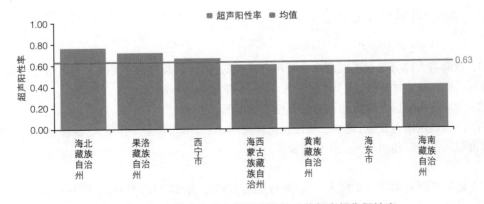

图 3-29-18 青海省各地市州医疗机构总体超声报告阳性率

高于平均值。分析原因是大部分患者由于无手术,无病理诊断,只能以临床诊断作为参考,所以诊断符合率偏高。西宁市、海东市各级医院患者病理诊断较全面,医院综合实力较有优势,因此诊断符合率也相对较高。海西蒙古族藏族自治州的部分县级医院无病理科,超声从业人员水平参差不齐,因此诊断符合率低。见图3-29-20。

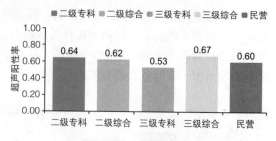

图 3-29-19　青海省不同类型医疗机构超声阳性率

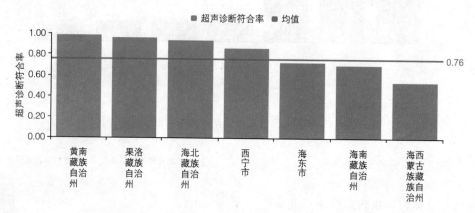

图 3-29-20　青海省各地市州医疗机构超声诊断符合率

不同类型医疗机构超声诊断符合率三级专科医院最高,青海省三级专科医院以心血管专科、妇产科医院为主,超声在这些专科医院专科疾病中使用率高,因此三级专科医院诊断符合率高;其次青海省三级综合医院综合实力占优势,各类手术开展较多,超声从业人员业务水平较高,因此诊断符合率也高。二级综合医院及民营医院诊断符合率有待提高。见图3-29-21。

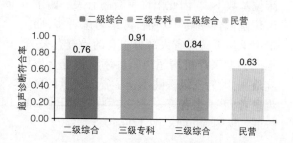

图 3-29-21　青海省不同类型医疗机构超声诊断符合率

二、问题分析及工作重点

(一) 存在的主要问题及原因分析

(1) 青海省大部分二级医院超声诊断符合率较低,阳性诊断符合率反映了超声检查的临床价值,分析二级医院人才短缺,人员水平参差不齐,高学历人才短缺。

(2) 青海省民营医院对危急值指标解读不够准确。

(3) 三级医院医患比低,说明三级医院医师需求量大,单间诊室工作量大,医师与仪器数比也较低,说明三级医院超声医师工作负荷量大。

(二) 下一步重点工作

(1) 培训各级各类医院质控人员,将新标准落实到位,培训2018年16项危急值的专家共识。

(2) 帮扶各级各类医院,建立健全各级各类医院质控体系建设,进一步优化和细化超声质控工作,通过多种形式鼓励和规范质控工作。

(3) 帮扶各级各类医院,开展超声新技术,切实提高二级医院的超声诊疗水平。

第三十节 宁夏回族自治区

一、医疗服务与质量安全情况分析

(一)数据上报概况

宁夏回族自治区共有 34 家设有超声医学专业的医疗机构参与数据上报,数据完整率为99.7%。其中,公立医院 30 家,包括三级综合医院 10 家(29.4%),二级综合医院 17 家(50.0%),三级专科医院 0 家(0%),二级专科医院 3 家(8.8%);民营医院 4 家(11.8%)。各地市及各类别医院分布情况见表 3-30-1。

表 3-30-1　2018 年宁夏回族自治区超声专业医疗质量控制指标抽样医疗机构分布情况

单位:家

地市	二级专科	二级综合	三级专科	三级综合	民营	合计
固原市	0	5	0	1	1	7
石嘴山市	2	1	0	3	0	6
吴忠市	0	3	0	2	2	7
银川市	1	6	0	3	1	11
中卫市	0	2	0	1	0	3
全自治区	3	17	0	10	4	34

(二)结构指标分析

指标 1. 超声医师配置情况

1. 超声医患比

超声医患比指的是每万人次就诊患者平均拥有的超声医师数。宁夏超声医患比的均值为1.10 人／万人次,银川市三甲医院数量相对较多,医患比略高于均值;石嘴山市及吴忠市医患比相对略高,分别为 1.18 人／万人次、1.17 人／万人次;固原市医患比为 1.05 人／万人次;中卫市的医患比最低,为 0.91 人／万人次。见图 3-30-1。

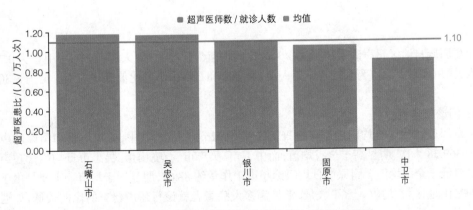

图 3-30-1　2018 年宁夏回族自治区各地市超声医患比

2. 各类医疗机构超声科医师学历分布情况

宁夏回族自治区超声医师的学历主要以学士学位为主,县市级二级综合及专科医疗机构的学历构成主要是以大专学历为主,其次为学士学位,硕士学位极少;三级综合医疗机构的学历构成主要为学士学位,硕士学位次之,还有极少数医师具有博士学位;民营医疗机构超声医师学历构成比相对居中。见图 3-30-2。

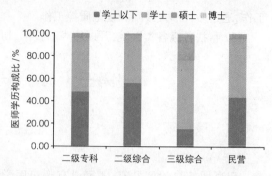

图 3-30-2   宁夏回族自治区不同类型医疗机构超声医学科医师学历构成比

3. 各类型医疗机构超声科医师职称分布情况

宁夏回族自治区不同医疗机构中超声医学科医师职称构成比中主要以住院医师为主,呈年轻化态势,其次为主治医师,主治医师在民营医院、二级综合医院以及三级综合医院中构成比例较高。副主任及主任医师所占比例约为 1/3,其中二级专科医院该比例略高,约为 36.34%。见图 3-30-3。

4. 各类医疗机构超声科医师年龄分布情况

宁夏回族自治区超声医师年龄构成主要以 26~35 岁、36~45 岁为主,二级综合、三级综合医院超声医师年龄构成比可以看出,年轻医师占主力,大于 45 岁以上高年资医师相对比例较小,医师年龄梯队构成合理;而民营医疗机构以 36~45 岁、45 岁以上高年资医师为主,该类型医疗机构主要以返聘退休高年资超声医师为主,因而年龄构成相对趋于 45 岁及以上。见图 3-30-4。

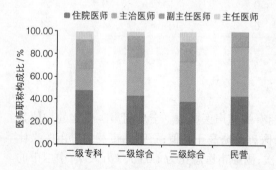

图 3-30-3   宁夏回族自治区不同类型医疗机构超声医学科医师职称构成比

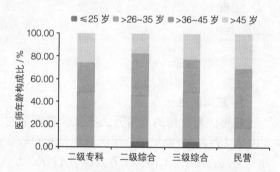

图 3-30-4   宁夏回族自治区不同类型医疗机构超声医学科医师年龄构成比

指标 2. 超声诊室配置情况

宁夏回族自治区超声诊室数与就诊人数比的均值为 0.71 个/万人次,其中,中卫市为 0.74 个/万人次,银川市和固原市为 0.72 个/万人次,吴忠市和石嘴山市的比值低于均值。见图 3-30-5。

指标 3. 工作量

1. 门诊工作量

宁夏回族自治区日均门诊超声检查工作量约 225.40 人次,其中,银川市日均门诊超声检查工作量 369.38 人次,明显高于全省均值;而中卫市、吴忠市、石嘴山市、吴忠市日均门诊超声检查工作量略低于全区均值。固原市日均门诊超声工作量约 88.07,明显低于均值。主要是由于固原地区为贫困地区,人均收入水平较低,常见病多发病患者就诊行超声检查的比例较低,如遇疑难病例就直接前往上级医疗机构就诊。全区不同类型医疗机构日均门诊超声检查工作量中三级综合医院的门诊量为 456.03 人次,明显高于其他类型的医疗机构。见图 3-30-6、图 3-30-7。

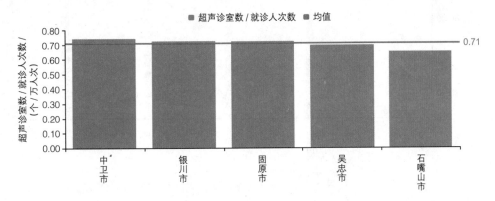

图 3-30-5 宁夏回族自治区不同地区医疗机构超声诊室数/就诊人次数

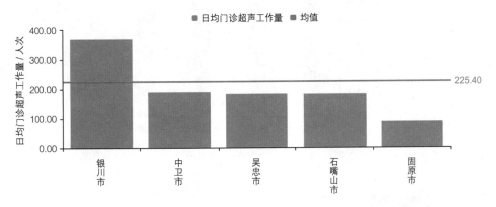

图 3-30-6 宁夏回族自治区不同地区医疗机构日均门诊超声工作量

2. 日均超声工作量构成

宁夏回族自治区不同地区医疗机构日均超声工作量构成比显示,除固原地区日均超声工作量以住院患者为主外,其余地区医疗机构日均超声工作量构成比主要以门诊患者为主,其次为住院患者。且不同类型的医疗机构日均超声工作量构成除二级专科医院外,均以门诊患者为主,其次为住院患者;二级专科医院主要以住院患者为主,患者就诊目的性强,且二级专科医院县市级地区较多。见图 3-30-8、图 3-30-9。

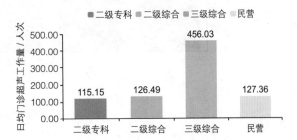

图 3-30-7 宁夏回族自治区不同类型医疗机构日均门诊超声工作量

3. 人均日工作量

宁夏回族自治区不同地区医疗机构超声医学科每日人均工作量平均水平为 39.36 人次,其中,中卫市每日人均工作量 47.25 人次,略高于平均水平。其余地区均在平均水平上下浮动。三级综合医院超声医学科每日人均工作量最高,达 45.38 人次,其余医疗机构每日人均工作量略低。见图 3-30-10、图 3-30-11。

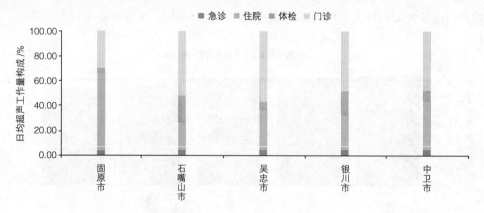

图 3-30-8 宁夏回族自治区不同地区医疗机构日均超声工作量构成

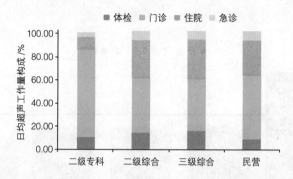

图 3-30-9 宁夏回族自治区不同类型医疗机构日均超声工作量构成

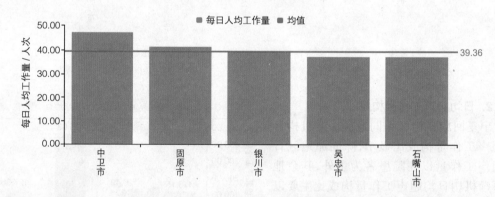

图 3-30-10 宁夏回族自治区不同地区医疗机构超声医学科每日人均工作量

指标 4. 超声科医师数与超声诊断仪器数比

超声医师数与仪器比例均值约1.35,其中银川及固原地区比例均高于平均水平,吴忠市及中卫市比例基本达标,石嘴山市比例低于均值。不同类型医疗机构中,二级专科医院超声医师数与仪器比例约为1.59,二级综合医院比例约为1.75,三级综合医院比例约1.14,

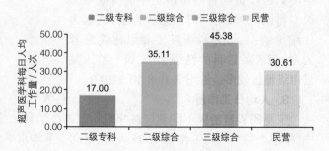

图 3-30-11 宁夏回族自治区不同类型医疗机构超声医学科每日人均工作量

民营医院比例约1.60。二级综合医院超声医师与仪器配比最高,而三级医院由于患者量较多,因此超声医师与仪器配比最低。见图3-30-12、图3-30-13。

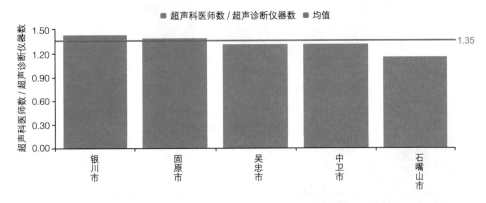

图 3-30-12 宁夏回族自治区不同地区医疗机构超声科医师数／超声诊断仪器数

(三)过程指标分析

指标5. 住院超声检查预约时间

宁夏回族自治区住院超声检查预约时间均值为1.31d,中卫市、石嘴山市及固原市均高于均值,银川市及吴忠市预约时间均低于均值。二级专科医院及二级综合医院因患者量相对较少,超声检查平均预约时间均低于均值;三级医院因总体患者量较多,所以预约时间高于平均水平。见图3-30-14、图3-30-15。

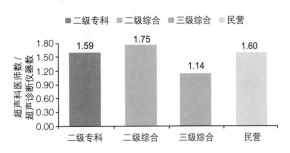

图 3-30-13 宁夏回族自治区不同类型医疗机构超声科医师数／超声诊断仪器数

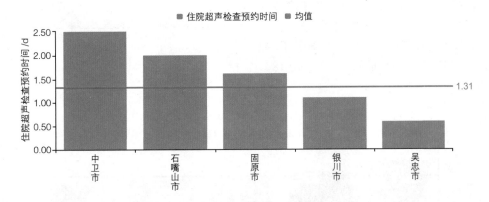

图 3-30-14 宁夏回族自治区不同地区医疗机构住院超声检查平均预约时间

指标6. 危急值上报数

宁夏回族自治区超声危急值报告数均值约102.42例,其中银川市危急值报告数为均值的近2倍,固原市略高于均值,中卫市、石嘴山市及吴忠市危急值报告数均低于均值。三级综合医院因危重患者量较多,因此危急值报告数远高于均值。见图3-30-16、图3-30-17。

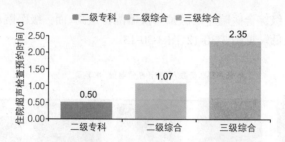

图 3-30-15 宁夏回族自治区不同类型医疗机构住院超声检查平均预约时间

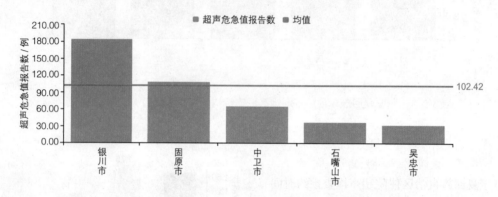

图 3-30-16 宁夏回族自治区不同地区医疗机构超声危急值报告数

(四)结果指标分析

指标 7. 超声报告阳性率

宁夏回族自治区住院超声阳性率均值约0.73,其中中卫市及银川市阳性率高于均值,石嘴山市、固原市及吴忠市均略低于均值。不同类型医疗机构中,二级综合阳性率高于均值,民营医院及三级综合医院均略低于均值,二级专科医院阳性率最低。见图 3-30-18、图 3-30-19。

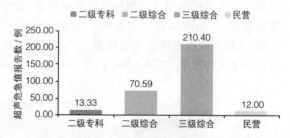

图 3-30-17 宁夏回族自治区不同类型医疗机构超声危急值报告数平均值

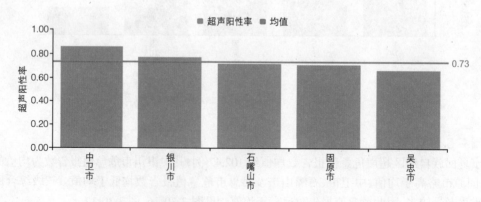

图 3-30-18 宁夏回族自治区不同地区医疗机构总体超声阳性率

指标 8. 超声诊断符合率

宁夏回族自治区超声诊断符合率均值约0.90，其中中卫市及吴忠市诊断符合率高于均值，固原市与均值齐平，银川市及石嘴山市均略低于均值。不同类型医疗机构类型的超声诊断符合率均达标。见图3-30-20、图3-30-21。

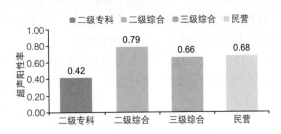

图 3-30-19　宁夏回族自治区不同类型医疗机构总体超声阳性率

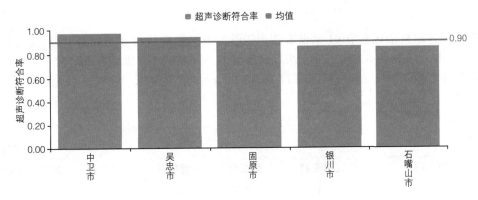

图 3-30-20　宁夏回族自治区不同地区医疗机构超声诊断符合率

二、问题分析及工作重点

（一）存在的主要问题及原因分析

（1）宁夏回族自治区银川市三级综合医院和各类体检医疗机构相对聚集，所以超声医师日均体检超声检查工作量较大，且统计数据显示，银川市三级综合医院超声医师日均体检工作量高出平均水平近2倍，与目前我国大多数地区体检现状相一致，高学历、高诊断水平的三级综合医院超声医师用于体检，且体检量较大，致使超声医师除日常超声诊疗工作外，还要超负荷完成体检工作。

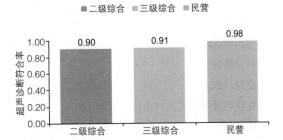

图 3-30-21　宁夏回族自治区不同类型医疗机构超声诊断符合率（专科医疗机构数据已删除）

（2）宁夏回族自治区三级综合医院危急值上报数量远远高于二级综合、二级专科医院，且主要集中在银川市区，主要是由于本地区的三级医院本身数量较少，其次三级综合医院中诊疗水平较高的医院也集中在银川市区。而其他二级医院及民营医院诊断和救治危重症患者的能力较低、且对危急值上报重视程度不高有关。

（3）宁夏回族自治区超声仪器与就诊人次的比值均值为0.84（台/万人次），其中，银川市区作为三甲医疗机构相对集中的地区，人口密度较大，就诊患者人数较多，疑难疾病的诊断需求较高，而超声仪器与就诊人次的比值为0.82（台/万人次），低于本地区平均水平。高端超声诊断仪不足，影响了我区超声医学诊疗水平和科研水平的发展。

（二）下一步重点工作

（1）宁夏回族自治区超声医师年龄及职称构成比显示，超声医师呈年轻化态势，年轻超声医师担负着超负荷的临床工作,将通过提高医师待遇,引进高质量人才,减轻工作负荷,并加强对年轻医师的教育培训,提高诊断水平。

(2) 宁夏二级综合、二级专科医院对危急值上报重视不够,应加大对二级医院危急值上报的管控,做到及时上报、及时救治、及时转诊,让患者得到及时有效的救治。

第三十一节　新疆维吾尔自治区

一、医疗服务与质量安全情况分析

(一) 数据上报概况

新疆维吾尔自治区共有 91 家设有超声医学专业的医疗机构参与数据上报,数据完整率90.7%。其中,公立医院 87 家,包括三级综合医院 18 家(19.8%),二级综合医院 55 家(60.4%),三级专科医院 3 家(3.3%),二级专科医院 11 家(12.1%);民营医院 4 家(4.39%)。各地市州分布情况见表 3-31-1。

表 3-31-1　2018 年新疆维吾尔自治区超声专业医疗质量控制指标抽样医疗机构分布情况

单位:家

地市州	二级专科	二级综合	三级专科	三级综合	民营	合计
阿克苏地区	1	8	0	1	0	10
阿勒泰地区	1	5	0	0	0	6
巴音郭楞蒙古自治州	3	6	0	1	0	10
博尔塔拉蒙古自治州	1	5	0	1	0	7
昌吉回族自治州	0	3	0	1	0	4
和田地区	1	6	0	1	2	10
喀什地区	1	6	0	2	0	9
克拉玛依市	0	1	0	1	0	2
克孜勒苏柯尔克孜自治州	0	0	0	1	0	1
塔城地区	0	4	0	1	0	5
乌鲁木齐市	0	3	2	5	2	12
伊犁哈萨克自治州	3	8	1	3	0	15
全自治区	11	55	3	18	4	91

(二) 结构指标分析

指标 1. 超声医师配置情况

1. 超声医患比

超声医患比指的是每万人次就诊患者平均拥有的超声医师数。新疆维吾尔自治区超声医患比均值为 1.28 人 / 万人次,其中阿勒泰地区超声医患比为 2.31 人 / 万人次,塔城地区为 1.81 人 /万人次,博尔塔拉蒙古自治州为 1.78 人 / 万人次,巴音郭楞自治区州和田地区分别为 1.44 人 / 万人次和 1.39 人 / 万人次,伊犁哈萨克自治州为 1.37 人 / 万人次,昌吉回族自治州为 1.34 人 / 万人次,克拉玛依市为 1.26 人 / 万人次,克孜勒苏柯尔克孜自治州和乌鲁木齐市为 1.14 人 / 万人次,喀什地区为 1.05 人 / 万人次,阿克苏地区为 0.98 人 / 万人次。各地市医患比情况见图 3-31-1。

从图中可看出,阿勒泰地区超声医患比最高,昌吉回族自治州、克拉玛依市超声医患比接近

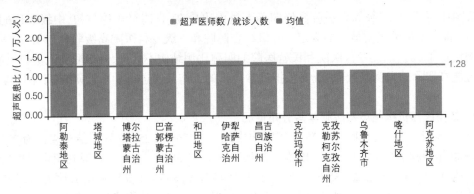

图 3-31-1 2018 年新疆维吾尔自治区各地市州超声医患比

均值,阿克苏地区的医患比最低,说明该地区的医疗需求巨大,超声医师数量短缺。

2. 各类医疗机构超声科医师学历分布情况

二级专科医院学士以下学历构成比为 89.74%,学士学历构成比为 10.26%。二级综合医院学士以下学历构成比为 69.14%,学士学历构成

比为 29.90%,硕士学历构成比为 0.96%。三级专科医院学士以下学历构成比为 16.44%,学士学历构成比为 34.25%,硕士学历构成比为 47.95%,博士学历构成比为 1.37%。三级综合医院学士以下学历构成比为 19.74%,学士学历构成比为 60.26%,硕士学历构成比为 17.18%,博士学历构成比为 2.82%。民营医院学士以下学历构成比为 43.75%,学士学历构成比为 50.00%,硕士学历构成比为 6.25%。各类医疗机构超声科医师学历分布情况见图 3-31-2。

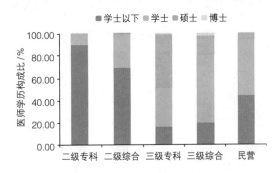

图 3-31-2 不同类型医疗机构超声医学科医师学历构成比

学士以下学历构成比中最高的是二级专科医院,最低的是三级专科医院。学士学历最高的是三级综合医院,最低的是二级专科医院。硕士学历构成比最高的是三级专科医院,最低的是二级专科医院。博士学历构成比最高的是三级综合医院,最低的是二级专科医院。

从图中可看出,三级综合医院和三级专科医院中硕士和博士等高学历人员较多,二级专科医院和二级综合医院中学士以下学历人员较多。学历不平衡,因此,三级医院和二级医院在科研水平和解决危重疑难病症等方面有很大的差别。

3. 各类型医疗机构超声科医师职称分布情况

二级专科医院住院医师职称构成比为 64.10%,主治医师职称构成比为 23.08%,副主任医师职称构成比为 7.69%,主任医师职称构成比为 5.13%。二级综合医院住院医师职称构成比为 56.22%,主治医师职称构成比为 25.12%,副主任医师职称构成比为 13.40%,主任医师职称构成比为 5.26%。三级专科医院住院医师职称构成比为 39.73%,主治医师职称构成比为 42.47%,副主任医师职称构成比为 15.07%,主任医师职称构成比为 2.74。三级综合医院住院医师职称构成比为 46.67%,主治医师职称构成比为 32.56%,副主任医师职称构成比为 14.10%,主任医师职称构成比为 6.67%。民营医院住院医师职称构成比为 31.25,主治医师职称构成比为 56.25%,主任医师职称构成比为 6.25%,副主任医师职称构成比为 6.25%。各类型医疗机构超声科医师职称分布情况见图 3-31-3。

从图中可看出,三级综合医院高级职称人员占比最高,且高级职称与初、中级职称的比例为 1∶4,符合卫生健康委员会的规定。二级综合医院和三级专科医院高级职称与初、中级职称的比例接近 1∶4。二级专科医院和民营医院的职称比例结构不合理,高级职称人员严重缺乏,因此可能高职称的人身兼数职,既要承担日常会诊的工作又要进行学术性研究,不利于学科的发展。

4. 各类医疗机构超声科医师年龄分布情况

二级专科医院超声科医师≤25 岁年龄构成比为 10.26%,>25~35 岁年龄构成比为 20.51%,>35~45 岁年龄构成比为 53.85%,>45 岁年龄构成比为 15.38%。二级综合医院超声科医师≤25 岁年龄构成比为 6.70%,>25~35 岁年龄构成比为 43.78%,>35~45 岁年龄构成比为 28.71%,>45 岁年龄构成比为 20.81%。三级专科医院超声科医师≤25 岁年龄构成比为 2.74%,>25~35 岁年龄构成比为 47.95%,>35~45 岁年龄构成比为 38.36%,>45 岁年龄构成比为 10.96%。三级综合医院超声科医师≤25 岁年龄构成比为 1.54%,>25~35 岁年龄构成比为 50.26%,>35~45 岁年龄构成比为 30.51%,>45 岁年龄构成比为 17.69%。民营医院超声科医师≤25 岁年龄构成比为 0,>25~35 岁年龄构成比为 31.25%,>35~45 岁年龄构成比为 56.25%,>45 岁年龄构成比为 12.50%。不同类型医疗机构超声科医师年龄分布情况见图 3-31-4。

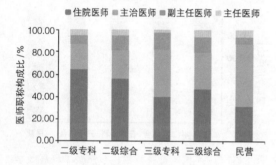

图 3-31-3　不同类型医疗机构超声医学科医师职称构成比

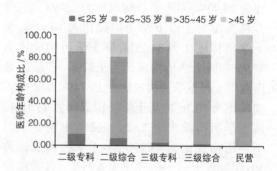

图 3-31-4　不同类型医疗机构超声医学科医师年龄构成比

指标 2. 超声诊室配置情况

超声诊室配置均值为 0.79 个/万人次,其中克拉玛依市为 1.05 个/万人次,博尔塔拉蒙古自治州为 1.04 个/万人次,阿勒泰地区为 0.94 个/万人次,伊犁哈萨克自治州为 0.90 个/万人次,塔城地区为 0.88 个/万人次,和田地区为 0.82 个/万人次,巴音郭楞蒙古自治州为 0.79 个/万人次,乌鲁木齐市为 0.74 个/万人次,喀什地区为 0.73 个/万人次,克孜勒苏柯尔克孜自治州为 0.70 个/万人次,昌吉回族自治州为 0.69 个/万人次,阿克苏地区为 0.68 个/万人次。各地市医疗机构超声诊室配置情况见图 3-31-5。

个别地区可能会存在一个诊室有多个患者同时进行超声检查,不利于保护患者的隐私。因此,部分地区应适量增加诊室数量,做到一室一患,或采取一定措施保护患者的隐私,保证良好的医患沟通。

指标 3. 工作量

1. 门诊工作量

各地市医疗机构日均门诊超声工作量均值为 142.57 人次,其中乌鲁木齐市为 334.36 人次,昌吉回族自治州为 261.94 人次,喀什地区为 191.25 人次,阿克苏地区为 184.87 人次,克孜勒苏柯尔克孜自治州为 172.75 人次,伊犁哈萨克自治州为 140.34 人次,巴音郭楞自治区州为 117.05 人次，克拉玛依市为 101.24 人次，和田地区为 80.22 人次，博尔塔拉蒙古自治州为 71.82 人次，塔城地区为 54.28 人次，阿勒泰地区为 41.69 人次。各地市医疗机构日均门诊超声工作量见图 3-31-6。

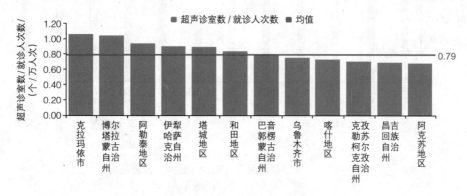

图 3-31-5　各地市州医疗机构超声诊室配置情况

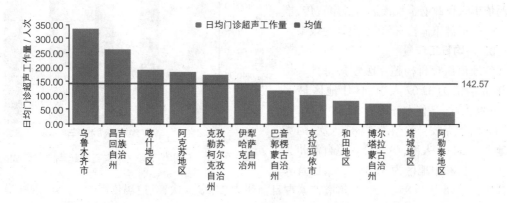

图 3-31-6　各地市州医疗机构日均门诊超声工作量

不同类型医疗机构中日均门诊超声工作量，依次是三级专科医院最多，为 464.75人次；三级综合医院，为 315.08 人次；二级综合医院为 83.09 人次，二级专科医院为77.58 人次，民营医院最少，为 58.95 人次。不同类型医疗机构日均门诊超声工作量见图 3-31-7。

从图中可看出，乌鲁木齐市医疗机构日均门诊超声工作量最多，乌鲁木齐市作

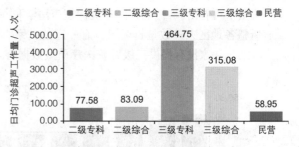

图 3-31-7　不同类型医疗机构日均门诊超声工作量

为新疆维吾尔自治区的首府单位，参与数据上报的三级医院占比较大，在区内拥有患者向往的知名专家和教授，因此患者量较多，出现"供不应求"的现象。

2. 日均超声工作量构成

从图中可看出，各地区医疗机构日均超声工作量构成中，除克拉玛依市日均体检超声工作量超过日均工作量一半以上外，其余地区普遍为日均门诊和住院超声工作量所占比重较大。各地区医疗机构日均超声工作量构成见图 3-31-8。不同类型医疗机构中都表现为，日均门诊和住院超声工作量比体检和急诊工作量大。不同类型医疗机构日均超声工作量构成见图3-31-9。

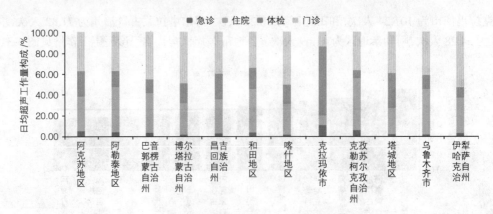

图 3-31-8 各地市州医疗机构日均超声工作量构成

由于克拉玛依市人口较其他地区少,克拉玛依市人民政府也积极进行健康宣传,推行全民免费健康体检,得到了很好的效果。

3. 人均日工作量

各地市医疗机构超声医学科每日人均工作量均值为 32.07 人次,喀什地区最多为 41.09 人次,乌鲁木齐市为 37.88 人次,克孜勒苏柯尔克孜自治州为 37.83 人次,阿克苏地区为 34.02 人次,伊犁哈萨克自治州为 31.45 人次,和田地区为 31.35 人次,巴音郭

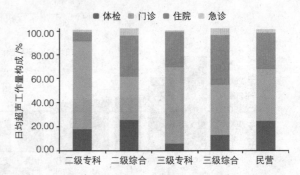

图 3-31-9 不同类型医疗机构日均超声工作量构成

楞蒙古自治州为 29.85 人次,博尔塔拉蒙古自治州为 24.88 人次,克拉玛依市为 24.24 人次,塔城地区为 23.78 人次,昌吉回族自治州为 22.21 人次,阿勒泰地区最少,为 18.75 人次。各地区医疗机构超声医学科每日人均工作量见图 3-31-10。

从图中可看出,喀什地区医疗机构超声医学科每日人均工作量最多,可能与喀什地区人口数量居新疆各地区人口数量排名第一有一定的关系。阿勒泰地区人均工作量最少,可能与该地区是全区唯一一家没有提供三级医院医疗质量数据有一定的关系。

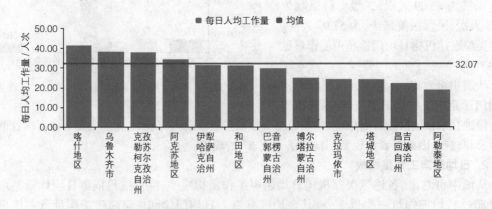

图 3-31-10 各地市州医疗机构超声医学科每日人均工作量

不同类型医疗机构中超声医学科每日人均工作量,依次是三级综合医院最多为 35.45 人次,民营医院为 34.78 人次,三级专科医院为 30.18 人次,二级综合医院为 29.84 人次,二级专科医院

为 24.52 人次。不同类型医疗机构超声医学科每日人均工作量见图 3-31-11。

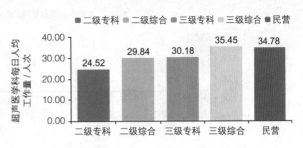

图 3-31-11　不同类型医疗机构超声医学科每日人均工作量

指标 4．超声科医师数与超声诊断仪器数比

各地市州医疗机构超声科医师数 / 超声诊断仪器数均值为 1.44,其中阿勒泰地区最高,为 2.18;其次为塔城地区(1.71),巴音郭楞蒙古自治州为 1.67,最低为克拉玛依市(1.03)。各地市州医疗机构超声科医师数 / 超声诊断仪器数见图 3-31-12。

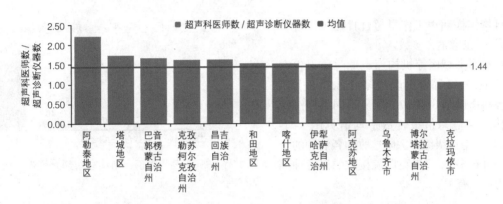

图 3-31-12　各地市州医疗机构超声科医师数 / 超声诊断仪器数

不同类型医疗机构超声科医师数 / 超声诊断仪器数,最高为二级综合医院,为 1.54;三级专科医院为 1.49,三级综合医院为 1.42,二级专科医院为 1.13,民营医院最低为 0.84。不同类型医疗机构超声科医师数 / 超声诊断仪器数见图 3-31-13。

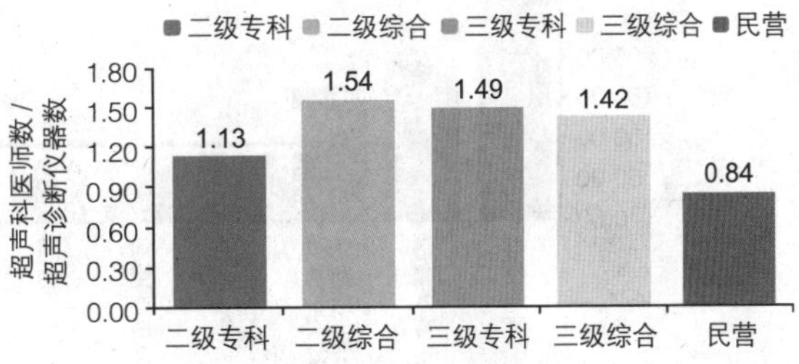

(三) 过程指标分析

指标 5．住院超声检查预约时间

各地市医疗机构住院超声检查平均预约时间均值为 1.39d,除昌吉回族自治州、阿克苏地区、乌鲁木齐市、克拉玛依市、塔城地区预约时间均≤1d,其他地区均大于 1d,其中最高为和田地区(4.33d)。各地市医疗机构住院超声检查平均预约时间见图 3-31-14。

图 3-31-13　不同类型医疗机构超声科医师数 / 超声诊断仪器数

不同类型医疗机构住院超声检查平均预约时间,民营医院预约时间最长,为 10.17d;专科医院预约时间最短,分别为二级 0.25d、三级 0.33d;综合医院分别为三级 1.46d、二级 1.11d。不同类型医疗机构住院超声检查平均预约时间图 3-31-15。可能与综合医院各科室分工的细化,接收各类病源的患者较多有关。

指标 6．危急值上报数

各地市医疗机构超声危急值报告数均值为 92.26 例,其中喀什地区最多为 337.89 例,克拉玛依市最少为 22.00 例。各地市医疗机构超声危急值报告数见图 3-31-16。可能主要由于克拉玛依

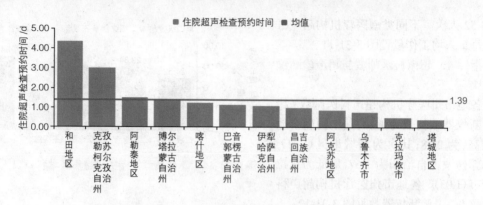

图 3-31-14 各地市州医疗机构住院超声检查平均预约时间

市日均体检超声工作量超过日均工作量一半以上,正常值占多数。

不同类型医疗机构超声危急值报告数平均值,三级综合医院最多(155.74 例),二级专科医院最少(10.70 例)。不同类型医疗机构超声危急值报告数平均值见图 3-31-17。可能与三级综合医院接收的各病种的疑难病例较多,二级专科医院接收的患者种类较为单一有关。

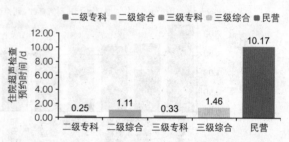

图 3-31-15 不同类型医疗机构住院超声检查平均预约时间

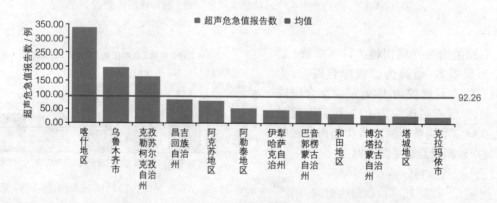

图 3-31-16 各地市州医疗机构超声危急值报告数

(四) 结果指标分析

指标 7. 超声报告阳性率

各地市州医疗机构总体超声阳性率均值为 0.74,其中博尔塔拉蒙古自治州最高(0.80),巴音郭楞蒙古自治州最低(0.65)。各地市医疗机构总体超声阳性率见图 3-31-18。

不同类型医疗机构总体超声阳性率中,三级综合医院最高(0.79),民营医院最低(0.37)。不同类型医疗机构总体超声阳性率见图 3-31-19。

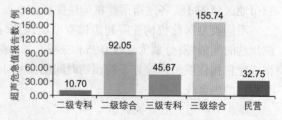

图 3-31-17 不同类型医疗机构超声危急值报告数平均值

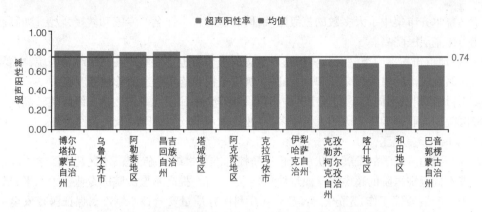

图 3-31-18 各地市州医疗机构总体超声阳性率

指标 8. 超声诊断符合率

各地市医疗机构超声诊断符合率均值为0.89,其中乌鲁木齐市最高(1.00),塔城地区最低(0.46)。各地市州医疗机构超声诊断符合率见图 3-31-20。

不同类型医疗机构超声诊断符合率中,三级综合医院最高(0.98),民营医院为 0.74。不同类型医疗机构超声诊断符合率见图 3-31-21。

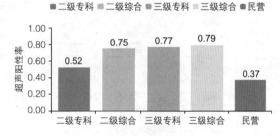

图 3-31-19 不同类型医疗机构总体超声阳性率

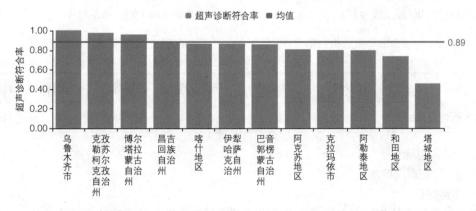

图 3-31-20 各地市州医疗机构超声诊断符合率

二、问题分析及工作重点

(一) 存在的主要问题及原因分析

(1) 二级医院的超声医师中高学历高级职称的人员较少,主要由于新疆地域较大,二级医院多分布在地州的县市级的边远地区,应该加强基层医疗机构的人才队伍建设。

(2) 乌鲁木齐市医疗机构的日均超声工作量较多,三级医院的日均超声工作量较多,主

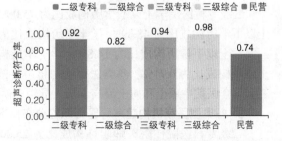

图 3-31-21 不同类型医疗机构超声诊断符合率

要由于乌鲁木齐市集中了大多数的三级医院,同时也有很多知名的专家和教授,收治诊断疑难病例的能力比基层医院高。

(3)各地市州和不同类型医疗机构超声危急值报告数也主要集中在三级综合医院,主要由于三级综合医院收治的患者较多,同时也和医疗机构重视和落实危急值管理制度有关。

(4)各地市州及不同类型的医疗机构超声诊断符合率和阳性率依然是三级医院较高,主要由于三级医院的高职称和高学历的人员较多,专业技术水平较二级医院及民营医院高。

(二) 下一步重点工作

根据新疆超声医学的发展现状制定超声质控标准并组织实施,提高本区超声医学诊断水平。定期开展不同级别医院的超声医学质量评价标准和评价,提高基层医院的专业技术水平;指导各地市分中心开展质控工作,充分落实《超声医学科医疗质量安全核心制度》,保证医疗安全;加强技术队伍人才建设,实施开展各项技术培训,县级医院参照专家指南,在学科理论知识和技术规范上进行全面提升,地州级医院对专科技术进行进一步培训和提高,三级医院更加注重质控细节和精细化方面,在学科专科建设层次上进一步提升。

第三十二节 新疆生产建设兵团

一、医疗服务与质量安全情况分析

(一) 数据上报概况

新疆生产建设兵团共有 19 家设有超声医学专业的医疗机构参与数据上报,数据完整率 99.9%。其中,公立医院 19 家,包括三级综合医院 9 家(47.4%),二级综合医院 9 家(47.4%),三级专科医院 0 家(0%),二级专科医院 1 家(5.3%);民营医院 0 家(0%)。见表 3-32-1。

表 3-32-1 2018 年新疆维吾尔自治区超声专业医疗质量控制指标抽样医疗机构分布情况

单位:家

地市	二级专科	二级综合	三级专科	三级综合	民营	合计
新疆生产建设兵团	1	9	0	9	0	19

(二) 结构指标分析

指标 1. 超声医师配置情况

1. 超声医患比

超声医患比指的是每万人次就诊患者平均拥有的超声医师数。2018 年新疆生产建设兵团超声医患比为 1.36 人 / 万人次。

2. 各类医疗机构超声科医师学历分布情况

二级专科医院学士以下学历构成比为 75.00%,学士学历构成比为 25.00%。二级综合医院学士以下学历构成比为 48.39%,学士学历构成比为 50.54%,硕士学历构成比为 1.07%。三级综合医院学士以下学历构成比为 14.89%,学士学历构成比为 64.54%,硕士学历构成比为 19.86%,博士学历构成比为 0.71%。各类医疗机构超声科医师学历分布情况见图 3-32-1。从图中可看出,三级综合医院中硕士和博士等高学历人员较多。

3. 各类型医疗机构超声科医师职称分布情况

二级专科医院住院医师职称构成比为 25.00%,主治医师职称构成比为 75.00%。二级综合医院住院医师职称构成比为 60.21%,主治医师职称构成比为 19.36%,副主任医师职称构成比为

17.20%，主任医师职称构成比为 3.23%。三级综合医院住院医师职称构成比为 47.52%，主治医师职称构成比为 33.33%，副主任医师职称构成比为 14.89%，主任医师职称构成比为 4.25%。不同类型医疗机构超声医学科医师职称分布情况见图 3-32-2。从图中可看出，二级专科医疗机构超声科医师无高级职称医师，职称比例结构严重不合理。

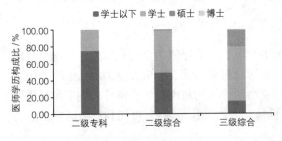

图 3-32-1　不同类型医疗机构超声医学科医师学历构成比

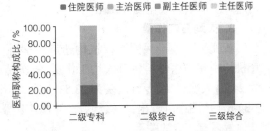

图 3-32-2　不同类型医疗机构超声医学科医师职称构成比

4. 各类医疗机构超声科医师年龄分布情况汇总

二级专科医院科室医师 <25 岁年龄构成比为 0.00%，>25~35 岁年龄构成比为 50.00%，>35~45 岁年龄构成比为 50.00%，无超过 45 岁的医师。二级综合医院科室医师 <25 岁年龄构成比为 6.45%，>25~35 岁年龄构成比为 53.76%，>35~45 岁年龄构成比为 21.50%，>45 岁年龄构成比为 18.28%。三级综合医院科室医师 <25 岁年龄构成比为 2.13%，>25~35 岁年龄构成比为 57.45%，>35~45 岁年龄构成比为 29.08%，>45 岁年龄构成比为 11.35%。不同类型医疗机构超声科医师年龄分布情况见图 3-32-3。

二级专科医院只有 25~45 岁年龄之间的医师，也可能由于只有一家二级专科医院参加此次数据调查，没有代表性。

指标 2.　超声诊室配置情况

新疆生产建设兵团医疗机构超声诊室配置均值为 0.85 个 / 万人次。

指标 3.　工作量

1. 门诊工作量

新疆生产建设兵团医疗机构日均门诊超声工作量为 195.81 人次。不同类型医疗机构中日均门诊超声工作量，依次是三级综合医院最多为 285.93 人次，其次是二级综合医院为 118.54 人次，二级专科医院为 80.02 人次。不同类型医疗机构日均门诊超声工作量见图 3-32-4。

从图中可看出，三级综合医疗机构日均门诊超声工作量最多，由于其高学历和高职称的人员

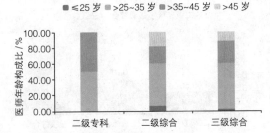

图 3-32-3　不同类型医疗机构超声医学科医师年龄构成比

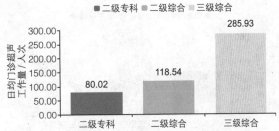

图 3-32-4　不同类型医疗机构日均门诊超声工作量

较多,在兵团医疗机构中拥有患者向往的知名专家和教授,因此患者量较多。

2. 日均超声工作量构成

新疆生产建设兵团医疗机构日均超声工作量构成中,急诊占 2.33%,住院占 34.30%,门诊占 49.93%,体检占 13.44%。日均门诊和住院超声工作量所占比重较大。

不同类型医疗机构中都表现为日均门诊和住院超声工作量比例较大。不同类型医疗机构日均超声工作量构成见图 3-32-5。

3. 人均日工作量

新疆生产建设兵团医疗机构超声医学科每日人均工作量均值为 31.73 人次。不同类型医疗机构中超声医学科每日人均工作量,依次是三级综合医院最多,为 36.92 人次;二级综合医院为 24.20 人次,二级专科医院为 23.53 人次。不同类型医疗机构超声医学科每日人均工作量见图 3-32-6。从图中可看出,三级综合医院超声医学科每日人均工作量较多,可能和三级医院的患者就诊量多有一定的关系。

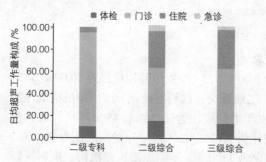

图 3-32-5　不同类型医疗机构日均超声工作量构成

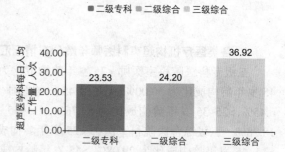

图 3-32-6　不同类型医疗机构超声医学科每日人均工作量

指标 4. 超声科医师数与超声诊断仪器数比

医疗机构超声科医师数与超声诊断仪器数为 1.48。不同类型医疗机构超声科医师数 / 超声诊断仪器数依次为二级综合医院 1.75,三级综合医院 1.30,二级专科医院为 1.00。不同类型医疗机构超声科医师数 / 超声诊断仪器数见图 3-32-7。

(三)过程指标分析

指标 5. 住院超声检查预约时间

新疆生产建设兵团医疗机构住院超声检查平均预约时间均值为 1.16d。不同类型医疗机构住院超声检查平均预约时间,三级综合医院为 1.58d,二级综合医院为 0.81d,二级专科医院为 0.50d。不同类型医疗机构住院超声检查平均预约时间见图 3-32-8。三级综合医院预约时间较长,

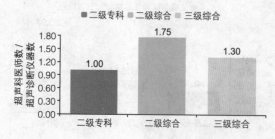

图 3-32-7　不同类型医疗机构超声科医师数 / 超声诊断仪器数

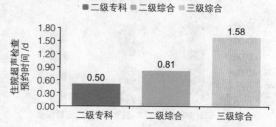

图 3-32-8　不同类型医疗机构住院超声检查平均预约时间

可能与门诊和住院的患者量较多、单位超声仪器日均工作量大有关系。

指标6. 危急值上报数

新疆生产建设兵团超声危急值报告数均值为165.79例。不同类型医疗机构超声危急值报告数平均值为三级综合医院最多(306.33例),二级综合医院为41.56例,二级专科医院最少(19.00例),可能与三级综合医院接收的各病种的疑难病例较多,二级专科医院接收的病种较为单一有关。不同类型医疗机构超声危急值报告数平均值见图3-32-9。

(四)结果指标分析

指标7. 超声报告阳性率

新疆生产建设兵团医疗机构总体超声报告阳性率均值为0.80。不同类型医疗机构住院超声阳性率中三级综合医院最高为0.81,二级综合医院为0.78,二级专科医院为0.76。不同类型医疗机构总体超声报告阳性率见图3-32-10。

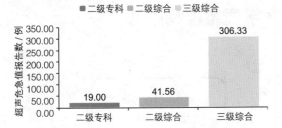

图3-32-9　不同类型医疗机构超声危急值报告数平均值

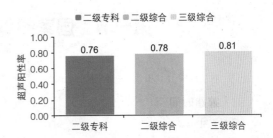

图3-32-10　不同类型医疗机构总体超声报告阳性率

指标8. 超声诊断符合率

新疆生产建设兵团医疗机构超声诊断符合率均值为0.88。不同类型医疗机构超声诊断符合率中,三级综合医院为0.92,二级综合医院为0.75。不同类型医疗机构超声诊断符合率见图3-32-11。

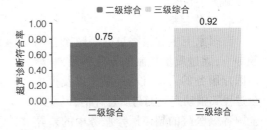

图3-32-11　不同类型医疗机构超声诊断符合率

二、问题分析及工作重点

(一)存在的主要问题及原因分析

高学历、高级职称的人员主要集中在三级综合医院,超声危急值报告数平均值、超声诊断符合率都比较高,同时三级综合医院的日均超声工作量也比二级医院多,患者量较多,也使得三级综合医院的超声检查平均预约时间较长。

(二)下一步重点工作

按照新疆维吾尔自治区超声诊断质量控制中心计划进行。定期开展不同级别医院的超声医学质量评价标准和评价,提高基层医院的专业技术水平;定期开展质控工作,充分落实《超声医学科医疗质量安全核心制度》,保证医疗安全;加强技术队伍人才建设,实施开展各项技术培训,县级医院参照专家指南,在学科理论知识和技术规范上进行全面提升,地州级医院对专科技术进行进一步培训和提高,三级医院更加注重质控细节和精细化方面,在学科专科建设层次上进一步提升。

第四章

国家与各省级质量控制中心概况

第一节　国家超声医学质量控制中心

一、基本情况

1. 筹建时间

2017 年 7 月。

2. 挂靠单位

北京协和医院。

3. 组织架构

见图 4-1-1。

4. 工作目标

在国家卫生健康委员会医政医管局领导下,通过质量控制的专业手段,对超声医疗服务的人员、设备、操作以及报告全过程实施动态监测与质量评估,以发现全国各级医院的超声医疗服务中的差异与不足,并督促其持续改进,以加强超声

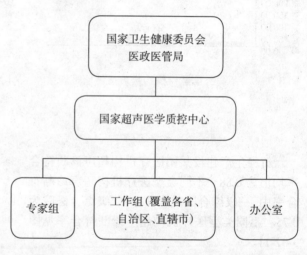

图 4-1-1　国家超声医学质量控制中心组织架构

诊断专业医疗质量管理,进一步完善适合我国国情的医疗质量管理与控制体系,实现超声诊断专业医疗质量和服务水平持续改进。

二、工作职责及工作范围

1. 建立质控中心组织架构,规范制度管理

组织体系建设是质控工作的基础。要不断完善国家超声医学质控中心的组织建设,加强国家级和省级超声质控中心或省级质控负责人的沟通与合作,鼓励各省、市成立质控中心,组建更加完善的全国三级超声质控网络。从质控中心的组织架构、工作目标、职能定位、基本工作制度、专家组工作制度方面进行具体规定,并向各省级质控中心推广。

2. 建立并完善质控指标体系

医疗质量控制指标是反映医院医疗质量特征的科学概念,是对医疗质量进行定量评价的前提和基础。拟定超声诊断专业质控指标、标准和质量管理要求,在全国各省、自治区、直辖市设立超声医学质控哨点医院,进行深度质控指标调研、反馈和培训,更深入地完善质控指标体系。

3. 完成全国超声质控数据收集分析并撰写《国家超声质量控制与安全报告》

按照国家卫生健康委员会医政医管局要求,国家超声医学质控中心对各级医疗机构的质量管理进行调研,收集、分析超声诊断专业医疗相关数据,提交质量控制报告,提出超声诊断专业质量管理有关工作建议。

4. 超声诊疗规范体系建设

结合中国国情及疾病谱,制定多种国家质控中心认证的、具有公信力和权威性的检查指南与专家共识,提高超声诊疗规范化水平。拟定超声医学专业医疗质量控制相关制度和技术文件,指导、督查和评估省级质控中心开展超声医学专业医疗质量控制工作。

5. 完善质控监测、评估体系建设

拟定全国统一的质控标准和质量管理要求,提高医疗质量同质化水平。制定医疗质量核心管理制度,人员资质准入标准,医疗文书标准,报告书写及存图标准,质控现场督查考核标准等国家及行业标准。定期定点进行质控检查工作,针对各级医疗机构质控工作薄弱环节和问题,研究提出建议和措施。

6. 加强质控信息化建设

国家超声医学质控中心搭建了国家超声医学质控评价系统 www.nuqcc.cn,集超声质控数据收集、数据分析、会议系统、投稿系统、线上课程等功能于一体,拟陆续开展质控调研、数据统计、质控指标推广、单病种质量控制、质控指南书写等工作,有利于我国超声医学质控现状的分析及管理,实现国家超声质量控制工作的信息化与便捷化。

7. 完成国家卫生健康委员会交办的相关事宜

第二节 各省级质量控制中心概况

一、北京市超声医学质量控制中心

(一)基本情况

为加强北京市超声医学专业医疗质量管理,2017 年北京市超声医学质量控制和改进中心成立,挂靠单位为北京协和医院,设立专家组、学术指导专家组、办公室,以开展北京市超声医学医疗质量管理及质量控制工作。

(二)中心职责及工作范围

(1)北京市超声医学质量控制和改进中心根据上级有关规定及医疗工作特点,加强全市超声质量控制体系建设,包括建设组织体系、诊疗规范体系、质控指标体系、质控标准体系、监测、预警、评估体系的五大体系,全面开展北京市超声质控工作。

(2)建立北京市超声诊疗规范体系,主要内容包括:人员构成、仪器、诊间、诊疗流程、规范化的技术操作、标准化存图、规范化的报告书写、质控考评标准、管理制度、基层医院的质控管理等。

(3)建立北京市超声质控指标体系,主要包括结构、过程、结果三个方面的超声医学专业质量指标。结构质量分析指标评估整个医疗服务环境的特征,过程质量分析指标评估医疗服务过程中的表现,结果质量分析指标评估医疗服务的结果。

(4)对开展北京市超声专业的医院进行质量控制评估,内容包括质控数据收集、评价及反馈等。

(5)建立超声质控信息化平台,开展北京市超声质控指标统计,实现医院质控智能化评估。

(6)加强人才队伍建设,定期组织各市超声人员参加学术活动。构建市级 - 区级 - 医院的三级超声质控管理体系,提高各级医院的超声报告水平。

(7)定期对外发布专业考核方案和考核结果、开展技术论证、拟定技术规范等。

(8) 定期汇报北京超声质控情况，提出质量改进的具体措施。

(9) 配合各级行政部门开展各级医疗机构超声专业的质量控制工作，配合各类质控检查、考核评估工作，按时参加各类质控会议。

二、天津市超声医学质量控制中心

(一) 基本情况

天津市超声质量控制中心于 2013 年筹建，开始名称为"天津市超声质量控制指导中心"，2015 年正式挂牌成立"天津市超声质量控制中心"。质控中心主任委员单位及主任委员每届任期 4 年，通过公开竞聘的方式产生。2018 年起挂靠单位为天津市人民医院。

(二) 中心职责及工作范围

确定天津市超声专业质控标准、指标体系和评估方法；拟定超声专业的质控方法和程序；负责超声专业质控工作的实施；定期对医疗机构进行质量考核，科学、客观、公正地出具质控报告、提出整改意见，同时上报市卫健委；对相关医疗机构落实质控整改意见的情况实施监控和指导；组建本市相应的超声质控网络，指导区县质控组织开展工作；尽快建立质控信息化平台，完善信息资料数据库，定期收集、汇总、分析、评价与反馈质控信息；从事质控研究与学术交流，参与市内外医疗质量管理活动，承担与质控有关的教学或培训任务；向市卫健委上报年度工作计划及工作总结；对超声专业的设置规划、布局、相关技术、设备的应用等工作进行调研和论证，为卫健委等行政部门决策提供依据；完成市卫健委交办的其他工作。

三、河北省超声医学质量控制中心

(一) 基本情况

河北省超声医学质量管理与控制中心成立于 2011 年 2 月，挂靠单位为河北省人民医院。

(二) 中心职责及工作范围

(1) 负责全省超声诊断质量监控，积极推广先进的超声诊断质量控制管理模式，加强医疗质量与医疗安全管理，建立和健全超声诊断质量控制体系，全面提高超声医护人员质量控制意识，拟定以患者健康为中心、专业发展为目标，完善超声诊断质量控制、管理、监督为主题施行具体的工作计划。

(2) 制定及修订适应河北省超声专业发展的中心任务和各项工作制度及职责。

(3) 全面调查研究全省超声质量状况，拟定超声诊断质量控制的阶段目标。

(4) 制定及修订超声质量标准、操作规范、考核标准、评估方法并组织实施。

(5) 定期组织超声业务指导和质量监督、考核、评估，进行工作质量指标的统计、分析，反馈存在问题并提出可行的整改方案，追踪落实情况。

(6) 定期组织各市超声人员参加学术活动，宣传讲授超声新技术，全面掌握超声学术发展新动向。

(7) 定期向区卫生厅医政处汇报工作进展，并进行年终总结。

(8) 完成全省卫生行政部门交办的任务。

(9) 接受河北省医疗质量管理委员会的工作考评。

四、山西省超声医学质量控制中心

(一) 基本情况

新一届山西省超声质控中心于 2018 年 12 月 17 日成立，挂靠单位为山西医科大学第一医院。

(二) 中心职责及工作范围

建立本省超声医学质量管理体系；拟定本专业相关的技术操作规范和质量考核标准；针对存

在的问题查找原因,研究改进对策,研究改进对策,制定整改方案及措施。定期检查考核;定期向国家超声质控中心汇报管理信息。

定期举行全省质控超声专业委员会;对全省质控工作进行调研及督导;积极完成省卫健委的各项工作部署;完善超声专业质控监测指标,定期分析质控工作状况。

五、内蒙古自治区超声医学质量控制中心

(一) 基本情况

内蒙古超声质量控制中心于 2016 年成立,挂靠单位为鄂尔多斯市中心医院。

(二) 中心职责及工作范围

(1) 遵守国家法律法规及各项规章制度,弘扬"爱岗、敬业、廉洁、团结协作、尽职尽责"的精神,为超声质控事业努力工作。

(2) 主任及副主任牵头建立完善的规章制度、制定和修订超声质量标准、操作规范,并持续不断改进。

(3) 制定年度超声质控工作计划并落实行动。

(4) 组织成员对内蒙古自治区超声质控工作进行检查、指导并落实调研。

(5) 及时汇总和反馈质量督查情况,提出合理建议及意见。

(6) 及时召开质控会议,讨论并解决超声质量问题,探讨相应解决方案。

(7) 推广超声质量管理新理念、新方法并与各级医院密切联系。

六、吉林省超声医学质量控制中心

(一) 基本情况

吉林省超声医学医疗质量控制中心于 2019 年 6 月 20 日成立,挂靠单位为吉林大学中日联谊医院。

(二) 中心职责及工作范围

为保障吉林省超声医学质控中心各项工作顺利开展,积极发挥中心职能,根据《吉林省医疗质量控制中心管理实施细则》等要求,现就本中心工作机制规范如下:

1. 主任职责

(1) 在吉林省卫生健康委医政医管处领导下,履行本中心职责,统筹安排中心的各项工作。

(2) 召集本中心全体会议,组织研究中心重大工作事项,并负责将工作结果向上级部门报告。

(3) 提出本中心副主任、秘书等重要人选意见,报请上级部门批准。

(4) 执行上级管理部门交办本中心的其他工作。

2. 副主任职责

(1) 在中心主任领导下,协助完成中心相关管理职责。

(2) 参照本中心工作职责,负责协调相关市(州)级专业质控工作。

(3) 作为本中心核心专家组成员,参与中心工作会议,执行对吉林省各级超声医学医疗机构医疗质量的指导、巡检、培训、考核等工作。

(4) 及时发现吉林省超声医学医疗服务工作中出现的质量问题,向中心主任提出工作改进的建议和意见。

3. 秘书职责

(1) 在中心主任领导下,负责中心各项具体事务性工作的组织与落实。

(2) 负责中心办公室业务管理,持续完善工作档案。

(3) 负责本中心质控报告等重要文件的文字工作。

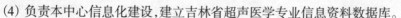

(4) 负责本中心信息化建设,建立吉林省超声医学专业信息资料数据库。

4. 办公室

办公室设在吉林大学中日联谊医院超声科。

5. 基本工作机制

(1) 全体会议:中心全体会议每年至少一次,由中心主任发起,办公室负责具体召集组织等工作,中心全体成员集体参与研究本中心重要工作事项。如工作需要,可邀请本中心以外的专家参会。

(2) 质控巡检与业务考核:根据中心工作安排,中心全体人员作为专家组核心成员,开展吉林省超声医学医疗质量管理控制相关巡检与业务考核等工作,并形成工作报告。

七、黑龙江省超声医学质量控制中心

(一) 基本情况

黑龙江省超声质量控制中心成立于2011年6月,挂靠单位为哈尔滨医科大学附属第二医院。

(二) 中心职责及工作范围

(1) 在省卫健委的直接领导下,负责全省超声诊断质量和管理。建立、健全超声诊断质量控制体系,提高全省从事超声诊疗工作人员的质量控制意识。

(2) 开展全省超声诊断质量状况调查,制定超声诊断质量控制指标、操作规范、考核标准和评估方法。拟定超声诊断质量控制阶段目标,定期组织专家进行超声诊断质量监督、考核、评估、汇总,分析结果,反馈问题,提出整改方案并追踪落实情况。

(3) 掌握和了解超声技术发展新动向,定期开展全省超声诊断学术活动、传授新知识、新技术。

(4) 定期向省卫健委主管部门 - 黑龙江省医疗质量控制中心汇报工作进展。

(5) 不定期开展全省质量控制、超声规范化的专题讲座、经验交流和检查。

八、上海市超声医学质量控制中心

(一) 基本情况

上海市超声质控中心成立于2000年2月,是上海市最早(全市第二批)成立的医疗质控中心之一,挂靠于复旦大学附属中山医院。

(二) 中心职责及工作范围

上海市超声质控中心自成立以来,制订了多项质控标准及规范,如:《超声诊断设备性能合格的基本要求》《超声诊断科室资料管理及随访工作规范化要求》《超声检查脏器常规切面(观)》《超声检查规范化申请单及报告单》《上海市超声诊断规范化指导(光盘)》《上海市超声质控手册》《特种超声检查规范》《超声仪器操作调节基本要求》《产前常规超声检查基本要求》等。尤以《超声质控手册》成为多个省市质控中心及中国医师协会相关规范指南的重要参考蓝本。近几年,超声质控中心参与国家卫生健康委员会《影像专业医疗质控指标》和中国医院协会《医院管理指南(2016 版)》的编写,逐步将上海超声质控的规范标准上升为国家标准。

超声质控中心成立十多年来,坚持开展对全市专业人员的培训工作,每年培训人数 200 人次左右,培训内容涵盖超声专业的理论基础、规范化操作要求、规范化报告书写、常见疾病的超声诊断等;同时,质控中心每年开展对本市二级甲等以上医院的专业督查,督查标准在保证其可操作性的前提下逐步提高,各项内容权重适时调整,督查重点由科室仪器设备、制度完善等基本条件逐步向规范化操作及报告等深层次方面转移。多年来督查结果显示总体优良率不断提高(由 2003 年的 50% 左右提高至 2016 年的 95% 以上)。质控中心为全面提升上海市超声专业的整体水平作出了重要的贡献。

九、浙江省超声医学质量控制中心

(一) 基本情况

浙江省超声医学质量控制中心成立于 2016 年 1 月,挂靠单位为浙江大学医学院附属第二医院。

(二) 中心职责及工作范围

根据《浙江省医疗质量控制中心和医疗技术指导中心管理规范》的精神,浙江省超声质量控制中心主要承担以下职责:

(1) 负责全省超声质量控制的监督管理和业务指导。

(2) 制订超声医学科质量管理规范、超声专业医疗项目、技术要素准入的专业标准和规范化管理。

(3) 制订各类超声质量考核标准;组织省内超声质控检查和评比,及时向卫健委上报医疗质量检查、评比情况。

(4) 组织调研、调查和分析本省超声人员、技术、设备等现状,为卫生行政部门提供医疗质量管理的决策依据。

(5) 负责全省超声质量管理培训、管理和信息交流。

(6) 承担省卫健委交办的其他任务。

十、安徽省超声医学质量控制中心

(一) 基本情况

安徽省超声医学质控中心成立于 2015 年,挂靠在安徽医科大学第二附属医院。

(二) 中心职责及工作范围

中心在省卫健委的领导下,认真贯彻执行医疗卫生有关方针、政策、法律、法规、部门规章、规范和标准。制定全省超声医学医疗质量控制考核标准,定期发布质控考核方案、开展质控督查,收集、分析、评价全省超声医学医疗质量信息和考核结果,反馈评价结果,提出改进意见和建议并向省卫健委汇报。

拟定全省超声医学专业人才队伍的发展规划,开展质控培训和业务指导工作。健全全省超声医学专业的质控网络,指导市质控中心开展工作。

十一、福建省超声医学质量控制中心

(一) 基本情况

2002 年 10 月,福建省卫生厅授权成立福建省超声医学质控中心,通过评选,中心挂靠于福建医科大学附属协和医院。

(二) 中心职责及工作范围

(1) 按照省卫计委部署与要求开展各项工作。

(2) 根据《福建省超声医学诊疗技术临床应用管理暂行办法》开展各项工作。

(3) 每年组织开展省属三级及部分二级医院的年末超声质量检查,分析检查结果,反馈整改意见,督导整改情况。

(4) 根据检查情况及相关新规定、新政策,不断改进评价指标与方法。

(5) 做好全省超声医学诊断仪的备案与发证工作。加强超声医学质控管理培训工作,每年开展全省超声医学质控研讨会一次,培训班两期。

（6）完善福建省超声医学质量管理信息平台，对全省超声医学专业质量进行网络化管理。

十二、河南省超声医学质量控制中心

（一）基本情况

河南省超声医学质量控制中心成立于2018年12月14日，挂靠单位为河南省人民医院。

（二）中心职责及工作范围

河南省超声医学质量控制中心主要职责是在河南省卫生健康委领导和指导下，承担以下工作：

（1）制定全省超声诊疗技术的质控标准、计划并组织实施。

（2）定期开展超声医学质量评价，发布质控考核结果，指导各地开展质控工作。

（3）制定超声专业人才队伍发展规划；开展超声诊疗专业人员培训，带动基层医疗机构专业水平不断提升。

（4）积极开展超声临床科研工作，加强对外交流与合作，及时推广先进管理理念及先进诊疗技术。

（5）适时开展超声诊疗专业发展情况调研，为卫生健康主管部门决策提供咨询建议和依据。

（6）完成省卫健委交办的其他工作。

十三、湖北省超声医学质量控制中心

（一）基本情况

湖北省超声影像诊断与治疗质量控制中心成立于2011年11月17日。挂靠单位为武汉大学人民医院。

（二）中心职责及工作范围

湖北省超声质控中心在国家超声质控中心和湖北省卫生厅领导下，依托武汉大学人民医院开展工作，对全省超声诊疗技术工作进行业务指导、质量管理和技术监督。设立办公室、聘请专家组，实行主任负责制，每年年底向湖北省卫生厅报告本年工作总结和下年工作计划。其具体职责和工作范围包括：

（1）认真贯彻执行医疗卫生有关方针、政策、法律、法规、部门规章、规范和标准。

（2）制定本专业医疗质量控制标准、评价标准及其指标，制定质控规划和实施计划，制定本专业诊疗技术的医疗质量规范。

（3）组织实施本专业医疗质量信息的收集、分析、评估和控制，提出改进意见和建议。

（4）根据卫生行政部门的要求，定期开展本专业医疗质量控制和医疗技术培训工作。

（5）了解并组织学习国内外、省内外本专业医疗质控的新技术、新方法，并逐步提高临床运用能力。

（6）每季度分析评估一次各医疗机构的医疗质量控制信息，每半年向卫生行政部门报告本专业质控情况、存在问题、对策、意见、建议。

（7）定期组织质控中心工作会议，分析和评估本专业医疗调查现状，提出质量控制计划及实施措施；必要时，深入现场实际调查。

十四、湖南省超声医学质量控制中心

（一）基本情况

湖南省超声诊断质量控制中心成立于2007年1月，目前挂靠单位为中南大学湘雅三医院。

（二）中心职责及工作范围

提高基层医疗机构超声诊断水平,规范超声检查诊断行为和报告书写,规范危急值上报,降低超声检查预约时间,提高湖南省超声诊断检查结果的同质化水平,逐步实现医疗机构间检验检查结果互认;逐步建设完整的质控指标体系、完善监测督导及评估认证体系,加强质量控制培训体系以及质控项目体系的建设。

十五、广东省超声医学质量控制中心

（一）基本情况

广东省超声医学质控中心成立于 2012 年 1 月,挂靠于中山大学附属第一医院。

（二）中心职责及工作范围

（1）在省卫生厅和国家超声医学质量控制中心的指导下,负责广东省超声医学专业（包括超声诊断与介入治疗）质控工作的实施。

（2）对省内医疗机构的超声诊断与介入治疗进行质量检查和考核,科学、客观、公正出具质控报告,反馈质控指标和考核结果,表彰先进、整改问题。

（3）指导各市（地）、县级超声科开展质控工作,深入基层单位进行培训、检查、现场指导。

（4）通过调查研究,制定本省超声医学专业人才基本技能、适宜技术和新技术的推广培训计划。

（5）定期向省级卫生厅报告本专业质控情况、存在问题、对策、意见和建议。

十六、广西壮族自治区超声医学质量控制中心

（一）基本情况

广西壮族自治区超声诊断质控中心于 2006 年 10 月挂牌成立,中心在自治区卫生厅政处的直接领导下,挂靠在广西医科大学第一附属医院。2018 年广西壮族自治区超声诊断质控中心挂靠单位为广西医科大学第一附属医院。

（二）中心职责及工作范围

（1）在广西壮族自治区卫生厅医政处的直接领导下,负责全区各级医院的超声诊断质量监控,积极推广先进的超声诊断质量控制管理模式,加强本区医疗质量与医疗安全管理,建立和健全超声诊断质量控制体系,全面提高各级医院的超声医护人员质量控制意识,拟定以患者健康为中心,专业发展为目标,完善超声诊断质量控制、管理、监督为主题的具体实施工作计划。

（2）制定及修订适应我区超声专业发展的中心任务和各项工作制度及职责。

（3）全面调查研究全区超声质量状况,拟定超声诊断质量控制的阶段目标。

（4）制定及修订超声质量标准、操作规范、考核标准、评估方法并组织实施。

（5）定期组织专家对全区二级医院以上医疗机构实行超声业务指导和质量监督、考核、评估,进行工作质量指标的统计、分析,反馈存在问题并提出可行的整改方案并追踪落实情况。

（6）定期组织各市超声人员参加学术活动,宣传讲授本专业新技术,全面掌握本专业的学术发展新动向。

（7）定期向区卫生厅医政处汇报工作进展,年终对质量控制和改进工作进行总结,并以书面形式报广西卫生厅医政处。

（8）广西超声诊断中心挂靠广西医科大学第一附属医院,接受全区各级医院咨询。

（9）实行现代化管理体制,加强全区网络质控中心及各级医院的沟通,收集国、内外超声专业信息,创造条件建立广西超声质控管理体制并完善质控工作的信息网。

（10）完成国家超声质控中心及全区卫生行政部门交办的任务。

（11）接受广西壮族自治区医疗质量管理委员会的工作考评。

十七、海南省超声医学质量控制中心

（一）基本情况

海南省超声医学质控中心成立于 2018 年 11 月，挂靠于海南医学院第一附属医院。

（二）中心职责及工作范围

（1）制定本专业质控标准，考核、工作流程；制定本专业医疗项目、技术要素等专业标准、技术操作规程和质量标准有关的应用标准与流程。

（2）建立本专业医疗技术质量监督和考核机制，开展本专业医疗质量考核、相关调研，为卫生行政部门决策提供依据。

（3）及时掌握本专业领域最新进展，对医疗机构开展技术指导，促进各医疗机构专业技术水平发展。

（4）健全本专业质控网络，组织召开全省质控工作会议，指导下级质控组织开展工作。

（5）提出本专业人才队伍建设意见，制定相应培训计划。

（6）承担卫生行政部门委派的其他相关工作任务。

十八、重庆市超声医学质量控制中心

（一）基本情况

重庆市卫生局于 2011 年 9 月 19 日正式批复成立重庆市医学影像（X 线诊断专业、CT 诊断专业、磁共振成像诊断专业、超声诊断专业）医疗质量控制中心，重庆医科大学附属第二医院为挂靠单位。

（二）中心职责及工作范围

超声诊断专业质控中心负责拟定重庆市医学影像（超声专业）的质控程序、标准和计划；定期对外发布专业考核方案、质控指标和考核结果；逐步组建本行政区域相关专业质控网络，指导各区县级质控机构开展工作；建立相关专业的信息资料数据库；拟定相关专业人才队伍的发展规划，组织对行政区域内相关专业人员的培训；对相关专业的设置规划、布局、基本建设标准、相关技术、设备的应用等工作进行调研和论证，为卫生行政部门决策提供依据；对本专业医疗质量进行检查、评比工作；定期举办质控相关的管理、技术培训班。

十九、四川省超声医学质量控制中心

（一）基本情况

四川省超声医学质量控制中心成立于 2013 年 7 月，挂靠于四川省医学科学院 / 四川省人民医院。

（二）中心职责及工作范围

（1）在四川省卫生厅质控中心管理办公室和国家超声医学质量控制中心的领导下，负责四川省超声医学质量监控，推动四川省超声医学诊疗的规范化、标准化、科学化管理。及时传达完成四川省质控中心管理办公室下达的各项任务指标，及时汇报四川省超声医学质量控制管理工作动态和各项任务执行情况。

（2）学习国家和四川省有关超声医学质量管理和质量控制的法律、法规，掌握和了解相关质控动态。

（3）制订四川省超声医学质控标准、技术操作规范及质量控制管理评价标准。

（4）建立四川省超声医学信息资料数据库，对超声各亚专业设置的规划布局、特殊诊疗技术开展等工作进行调研，为卫生行政部门决策提供依据。

（5）拟定四川省超声医学诊疗工作质控工作年度计划、质控指标、质量信息报表、并报请四川省卫生厅质控中心管理办公室批复。

（6）负责制定相关的质控指导方案并组织实施。组织对四川省超声医学诊疗工作进行质量控制指导、实施诊疗质量评估，提出奖惩意见，推动超声医学诊疗规范化、标准化、科学化管理。

（7）按季度汇总分析四川省21个市级质控中心上报的质量信息并进行科学评价，找出存在的问题，向四川省卫生厅质控中心管理办公室和国家超声质控中心报告，提出改进质控工作的意见和建议。

（8）根据市级质控中心每季度的质控报告，结合四川省超声医学诊疗质量的分析评价结果，印发四川省超声医学质控中心简报。

（9）督导四川省21个市州质控中心及时完成各项质控工作，对四川省21个市州质控中心和四川省超声医学质量控制专家委员会委员进行定期考评，并上报四川省质控中心管理办公室。

（10）组织四川省超声医学质控工作情况交流会和专家委员会议，商讨持续改进方法，交流质控管理经验，推广先进方法。

（11）加强与各级质控中心和医疗机构的联系，及时协调解决质控管理工作中出现的问题，加强对基层医疗机构的业务指导、技术培训。

（12）承担卫健委和国家质控中心交办和布置的其他工作。

二十、云南省超声医学质量控制中心

（一）基本情况

云南省超声诊断质量控制中心成立于2014年9月，目前挂靠单位为昆明医科大学第一附属医院。

（二）中心职责及工作范围

（1）自省级超声质控中心成立后开始建立超声质控三级网络，逐步实现从省级到市级、再从市级到县级的质控网络结构的建设和完善，以利于质控工作的开展。在省级中心指导下，各地市超声诊断质控中心相继成立，云南省有16个地市，目前已成立8个地市质控中心，分别为：怒江州超声诊断质量控制中心（2014年11月成立）、曲靖市超声诊断质量控制中心（2016年7月成立）、德宏州超声诊断质量控制中心（2016年9月成立）、红河州超声诊断质量控制中心（2016年11月成立）、西双版纳傣族自治州超声诊断质量控制中心（2016年12月成立）、大理州超声诊断质量控制中心（2017年11月成立）、玉溪市超声诊断质量控制中心（2018年11月成立）、普洱市超声诊断质量控制中心（2019年1月成立）。

（2）目前已完成全省医疗机构超声诊断网络的构建，并已建立质控微信群（成员500人，成员主要是云南省超声专家、各地市质控中心主任、各市级、县级质控委员），今后将加强及完善网络结构建设及管理维护，以利于各级医疗机构间沟通及交流。

（3）建立培训小组及培训基地，从事质控研究与学术交流，定期到地州进行超声诊疗规范化培训。

（4）参与省内外医疗质量管理活动和承担与质控有关的教学或者培训。

（5）每年举办一次全省超声质控专题会议及人员培训。

（6）定期报告本专业医疗质量状况，提出改进意见，并认真完成卫生行政部门交办的其他工作。

二十一、西藏自治区超声医学质量控制中心

（一）基本情况

成立时间为 2018 年，目前挂靠单位为西藏自治区人民医院。

（二）中心职责及工作范围

（1）拟定西藏自治区医学影像（超声专业）的质控程序、标准和计划；

（2）在自治区卫健委指导下，负责质控工作的实施；

（3）经自治区卫健委同意，定期对外发布专业考核方案、质量控制指标和考核结果；

（4）逐步组建本行政区相关质控网络，指导各地市区县级质控机构开展工作；

（5）建立相关专业的信息资料数据库；

（6）拟定相关专业人才队伍的发展规划，组织对行政区域内相关人员的培训；

（7）对相关专业的设置规划、布局、基本建设标准、相关技术及设备应用等工作进行调研和论证，为卫生行政部门决策提供依据；

（8）负责实施对医疗机构进行行政管理的部分职能，承担本专业医疗质量的检查、评比工作，及时向卫生行政部门上报医疗质量检查、评比情况。

二十二、陕西省超声医学质量控制中心

（一）基本情况

陕西省超声诊断质量控制中心于 2005 年成立，挂靠单位为西安交通大学第二附属医院。

（二）中心职责及工作范围

（1）在陕西省卫健委的直接领导下，负责全省各级医院的超声诊断质量监控工作，推广先进的超声诊断质量控制管理模式。建立和健全超声诊断质量控制体系，提高各级医疗机构从事超声诊断工作医护人员的质量控制意识。

（2）开展全省超声诊断质量状况调查，并对专业的设置规划和布局、相关技术和设备的引进进行调研和论证，为卫生健康主管部门的决策提供依据。

（3）制定超声诊断质量控制指标、操作规范、考核标准和评估方法。拟订超声诊断质量控制阶段目标，定期组织专家对全省二级以上医疗机构进行超声诊断质量监督、考核、评估，汇总、分析结果，反馈存在问题，提出整改方案并追踪落实情况。

（4）掌握和了解超声诊断专业技术发展新动向，收集国、内外超声诊断专业信息，定期开展全省超声诊断学术活动，传授新知识、新技术。向全省各级医疗机构提供技术指导、专业培训和业务咨询服务。

（5）定期向卫健委医政处汇报质控工作进展。年终对质量控制和改进工作进行总结，并以书面形式报省卫健委医政处。

（6）承担卫健委交办或布置的其他工作任务。

二十三、甘肃省超声医学质量控制中心

（一）基本情况

成立时间为 2013 年 5 月，挂靠单位为兰州大学第二医院。

（二）中心职责及工作范围

甘肃省超声医学近年来着力于补充、完善超声专业医疗质量管理体系及医疗质量管理，按照省超声医疗质量控制中心质控标准对全科医师进行相关培训，完善质控规章制度、岗位职责、超声诊疗等环节；建立医疗质量管理方法，从学习、上岗证件、规范化操作手法及各脏器标准切面、

超声诊断仪的性能、保养及上报制度、资料管理及随访等方面进一步完善医疗质量管理,持续改进医疗质量。同时规范超声检查报告,提高诊断水平。成立超声专业质量控制小组、随机抽取各级医师报告进行质控评分,持续改进医疗质量。

(1) 积极筹备召开甘肃省超声医疗质量控制中心大会。邀请全国知名专家,通过会议的形式进行学术和质控管理等方面的交流,进行专业知识更新,进一步提高各级超声医务人员的诊断、治疗及科研水平,以推动甘肃省超声事业不断向前发展。

(2) 细化超声质控工作,以提高甘肃省超声专业的诊断质量。质控中心编印了《甘肃省超声专业质控手册》,手册从规章制度、岗位职责、超声诊疗的环节质量控制、设备调节、规范化报告等质控工作着手进行进一步完善。并从专业质控方面进行完善,包括学习、上岗证件、规范化操作手法及各脏器标准切面、超声诊断仪的性能、保养及上报制度、资料管理及随访等。《甘肃省超声专业质控手册》将作为甘肃省各医院超声专业从业人员的行为准则,也是甘肃省超声专业的质控标准。

(3) 收集超声相关专业医师建议,规范本省超声报告模板。中心集中收集超声专业相关医师对超声检查的报告书写建议,同时结合临床对超声检查的需求,进一步规范本省超声正常模板,查阅文献及征求全国各专家对异常超声病灶的超声描述意见,规范本省超声异常病灶模板,最终整理出相对规范的正常及异常超声模板,并加以推广。

(4) 定期派质控中心成员赴地县级进行质控交流。质控中心将定期派质控中心成员与各医院超声科管理人员及工作人员进行沟通交流,了解质控中存在的问题,并积极帮助指导解决问题。积极推动信息交流平台互动,加强与基层交流沟通,构建学习信息交流平台。

二十四、青海省超声医学质量控制中心

(一) 基本情况

青海省超声质控中心成立于 2016 年 12 月,目前挂靠单位为青海省人民医院。

(二) 中心职责及工作范围

(1) 进一步完善青海省超声医学专业质控体系,鼓励规范青海省所有二级及二级以上医院质控工作。

(2) 督查青海省所有二级及二级以上医院超声质控工作。

(3) 指导青海省各级各类医疗机构成立由组长和成员组成的质控小组,定期组织科室工作人员进行业务学习,定期对照质控方案进行自查自纠,向省质控委员会进行汇报。

(4) 对质控督查存在的问题进行反馈,对整改进行及时回头看,要求各级医院有书面及相关支撑材料。

(5) 每年至少举办两次超声质控学习班,邀请国内知名专家授课。

(6) 重点对各级医院的超声检查进行多种形式的帮扶。

(7) 积极完成上级部门安排的各项工作任务。

二十五、新疆维吾尔自治区超声医学质量控制中心

(一) 基本情况

新疆维吾尔自治区超声诊断质量控制中心成立于 2003 年,目前挂靠单位为新疆医科大学第一附属医院。

(二) 中心职责及工作范围

(1) 根据国家卫健委、国家中医药管理局和自治区卫健委颁发的医政管理规范及医疗质量标准,制定本专业质量控制标准、指标体系和评估方法的具体意见和要求;拟定本专业的质控方法、

程序以及考核标准;经论证具有科学性仅供查阅和可行性的,报自治区卫生厅审定。

(2) 经自治区卫健委审定可施行的质量管理标准、操作规范、质量控制计划和质量考核方案,该质控中心应按照自治区卫健委认可的方式对各级医疗机构进行业务指导、质量考核和评估。

(3) 对相关专业的设置规划、布局及特殊医疗技术的开展、设备的引进、使用等工作进行调研和科学论证,为卫生行政部门决策提供依据。

(4) 负责对国内外有关专业的信息进行收集和调研,组织开展专业交流活动,推广本专业的新理论、新技术、新方法。

(5) 建立本专业的信息资料数据库。对质控对象的质控信息定期收集、汇总、分析、评价与反馈。

(6) 对本专业质控对象纠正偏离的情况实施监控与指导。

(7) 定期报告本专业医疗质量状况,提出改进意见。

(8) 从事质控研究与学术交流,参与省内外医疗质量管理活动和承担与质控有关的教学或者培训。

(9) 制定和完善内部管理制度,保障质控中心各项工作的正常运行。

(10) 完成自治区卫健委和国家质控中心交办的其他工作。

附 录

2019 年全国超声质控哨点医院名单(各省市内按汉语拼音排序)

序号	省市	医院名称	级别	专科/综合	公立/民营
1		北京大学第三医院	三级	综合	公立
2		北京大学第一医院	三级	综合	公立
3		北京大学国际医院	三级	综合	公立
4		北京大学人民医院	三级	综合	公立
5		北京大学肿瘤医院	三级	综合	公立
6		北京丰台医院	二级	综合	公立
7		北京怀柔医院	二级	综合	公立
8		北京积水潭医院	三级	综合	公立
9		北京清华长庚医院	三级	综合	公立
10		北京市昌平区妇幼保健院	二级	综合	公立
11		北京市大兴区人民医院	三级	综合	公立
12		北京市大兴区中西医结合医院	二级	综合	公立
13	北京市	北京市第二医院	二级	综合	公立
14		北京市第六医院	二级	综合	公立
15		北京市房山区第一医院	二级	综合	公立
16		北京市丰台区铁营医院	二级	综合	公立
17		北京市海淀医院	三级	综合	公立
18		北京市健宫医院	二级	综合	民营
19		北京市密云区医院	二级	综合	公立
20		北京市平谷区医院	三级	综合	公立
21		北京市顺义区妇幼保健院	二级	专科	公立
22		北京市顺义区中医医院(北京中医医院顺义医院)	二级	专科	公立
23		北京市延庆区妇幼保健院	二级	专科	公立
24		北京四季青医院(北京市海淀区四季青镇社区卫生服务中心)	二级	综合	公立
25		北京小汤山医院	三级	综合	公立
26		北京协和医院	三级	综合	公立

续表

序号	省市	医院名称	级别	专科/综合	公立/民营
27		北京医院	三级	综合	公立
28		兵器工业北京北方医院	二级	综合	公立
29		昌平区妇幼保健院	二级	专科	公立
30		昌平区医院	二级	综合	公立
31		航天中心医院	三级	综合	公立
32		煤炭总医院(应急总医院)	三级	综合	公立
33		清华大学医院	二级	综合	公立
34		首都儿科研究所附属儿童医院	三级	专科	公立
35		首都医科大学附属北京安贞医院	三级	综合	公立
36		首都医科大学附属北京朝阳医院	三级	综合	公立
37	北京市	首都医科大学附属北京儿童医院	三级	专科	公立
38		首都医科大学附属北京妇产医院	二级	专科	公立
39		首都医科大学附属北京潞河医院	二级	综合	公立
40		首都医科大学附属北京世纪坛医院	三级	综合	公立
41		首都医科大学附属北京天坛医院	三级	综合	公立
42		首都医科大学附属北京友谊	三级	综合	公立
43		首都医科大学附属复兴医院	三级	综合	公立
44		首都医科大学宣武医院	三级	综合	公立
45		顺义区医院	三级	综合	公立
46		中国医学科学院阜外医院	三级	专科	公立
47		中国医学科学院肿瘤医院	三级	专科	公立
48		中日友好医院	三级	综合	公立
49		天津市北辰区中医医院	三级	综合	公立
50		天津市第三中心医院分院	三级	综合	公立
51		天津市第五中心医院	三级	综合	公立
52		天津市第一中心医院	三级	综合	公立
53		天津市儿童医院	三级	专科	公立
54		天津市公安医院	二级	综合	公立
55	天津市	天津市海河医院	三级	综合	公立
56		天津市红桥医院	二级	综合	公立
57		天津市环湖医院	三级	专科	公立
58		天津市津南区咸水沽医院	二级	综合	公立
59		天津市坤如玛丽医院	二级	专科	民营
60		天津市人民医院	三级	综合	公立
61		天津市塘沽妇产医院	二级	专科	公立
62		天津市天津医院	三级	专科	公立
63		天津市武清区人民医院	三级	综合	公立

续表

序号	省市	医院名称	级别	专科 / 综合	公立 / 民营
64	天津市	天津市胸科医院	三级	专科	公立
65		天津市血液病医院	三级	专科	公立
66		天津市医科大学肿瘤医院	三级	专科	公立
67		天津市医科大学总医院	三级	综合	公立
68		天津市中心妇产医院	三级	专科	公立
69		天津市中医药大学第一附属医院	三级	综合	公立
70	河北省	安国市医院	二级	综合	公立
71		保定牡丹妇婴医院	二级	专科	民营
72		保定市传染病医院	三级	专科	公立
73		保定市第二医院	三级	综合	公立
74		保定市第二中心医院	三级	综合	公立
75		保定市第七医院	二级	综合	民营
76		保定市第三中心医院	二级	综合	公立
77		保定市第五医院	二级	综合	公立
78		保定市第一医院	三级	综合	公立
79		保定市第一中心医院	三级	综合	公立
80		保定市第一中医院	三级	综合	公立
81		保定市儿童医院	二级	专科	公立
82		保定市妇幼保健院	三级	专科	公立
83		保定市竞秀区妇幼保健院	二级	综合	公立
84		保定市中医院	二级	专科	公立
85		沧县医院	二级	综合	公立
86		沧州市妇幼保健院	二级	专科	公立
87		沧州市人民医院	三级	综合	公立
88		沧州市中心医院	三级	综合	公立
89		承德市中心医院	三级	综合	公立
90		承德医学院附属医院	三级	综合	公立
91		定州市人民医院	二级	综合	公立
92		东光县医院	二级	综合	公立
93		丰宁满族自治县医院	三级	综合	公立
94		高碑店市医院	二级	综合	公立
95		高阳县医院	二级	综合	公立
96		固安县人民医院	二级	综合	公立
97		故城县妇幼保健院	二级	综合	公立
98		邯郸市第一医院	三级	综合	公立
99		邯郸市中心医院	三级	综合	公立
100		河北北方学院附属第一医院	三级	综合	公立

续表

序号	省市	医院名称	级别	专科/综合	公立/民营
101		河北大学附属医院	三级	综合	公立
102		河北港口集团有限公司港口医院	二级	综合	公立
103		河北工程大学附属医院	二级	综合	公立
104		河北省沧州中西医结合医院	三级	综合	公立
105		河北省第七人民医院	二级	综合	公立
106		河北省民政总医院	三级	综合	公立
107		河北省人民医院	三级	综合	公立
108		河北省易县医院	二级	综合	公立
109		河北燕达医院	二级	综合	公立
110		河北医科大学第二医院	三级	综合	公立
111		河北医科大学第三医院	三级	综合	公立
112		河北医科大学第四医院	三级	综合	公立
113		河北医科大学第一医院	三级	综合	公立
114		河北中石油中心医院	三级	综合	民营
115		河间市人民医院	二级	综合	公立
116		衡水市第二人民医院	二级	综合	公立
117		衡水市第四人民医院	三级	综合	公立
118		衡水市第五人民医院	二级	综合	公立
119	河北省	衡水市妇幼保健院	二级	专科	公立
120		衡水市人民医院	三级	综合	公立
121		华北理工大学附属医院	三级	综合	公立
122		华北石油管理局总医院	三级	综合	公立
123		怀来县医院	二级	综合	公立
124		怀来县中医医院	二级	综合	公立
125		黄骅市人民医院	二级	综合	公立
126		涞水县妇幼保健院	二级	综合	公立
127		涞水县医院	二级	综合	公立
128		廊坊爱德堡医院	二级	综合	民营
129		廊坊市第四人民医院	二级	综合	公立
130		廊坊市妇幼保健中心	二级	专科	公立
131		廊坊市广阳区妇幼保健院	二级	综合	民营
132		廊坊市广阳区人民医院	二级	综合	公立
133		廊坊市人民医院	三级	综合	公立
134		廊坊市中医医院	三级	综合	公立
135		廊坊万福妇产医院	二级	专科	民营
136		乐亭县医院	二级	综合	公立
137		隆化县妇幼保健院	二级	综合	公立

续表

序号	省市	医院名称	级别	专科／综合	公立／民营
138		满城区人民医院	二级	综合	公立
139		平泉县医院	二级	综合	公立
140		秦皇岛市北戴河医院	二级	综合	公立
141		秦皇岛市第二医院	三级	综合	公立
142		秦皇岛市第四医院	二级	综合	公立
143		秦皇岛市第一医院	三级	综合	公立
144		秦皇岛市抚宁区人民医院	二级	综合	公立
145		秦皇岛市妇幼保健院	三级	专科	公立
146		秦皇岛市骨科医院	二级	综合	公立
147		秦皇岛市海港医院	二级	综合	公立
148		秦皇岛市军工医院	二级	综合	公立
149		秦皇岛市卢龙县医院	二级	综合	公立
150		秦皇岛市山海关人民医院	二级	综合	公立
151		青龙满族自治县医院	二级	综合	公立
152		清河县人民医院	二级	综合	公立
153		清苑区人民医院	二级	综合	公立
154		曲阳县第二医院	二级	综合	民营
155	河北省	任丘市人民医院	二级	综合	公立
156		容城县人民医院	二级	综合	公立
157		三河市燕郊人民医院	二甲	综合	民营
158		深州市医院	二级	综合	公立
159		石家庄市第二医院	二级	综合	公立
160		石家庄市第三医院	二级	综合	公立
161		石家庄市第一医院	三级	综合	公立
162		石家庄市妇幼保健院	三级	专科	公立
163		顺平县医院	二级	综合	公立
164		肃宁县人民医院	二级	综合	公立
165		唐山市丰南区医院	二级	综合	公立
166		唐山市妇幼保健院	三级	专科	公立
167		唐山市协和医院	二级	综合	公立
168		望都县医院	二级	综合	公立
169		围场县医院	二级	综合	公立
170		吴桥县人民医院	二级	综合	公立
171		邢台市第三医院	三级	综合	公立
172		邢台市人民医院	三级	综合	公立
173		邢台医学高等专科学校第二附属医院	三级	综合	公立
174		雄县医院	二级	综合	公立

序号	省市	医院名称	级别	专科/综合	公立/民营
175	河北省	张家口市第二医院	二级	综合	公立
176		张家口市第五医院	二级	综合	公立
177		张家口市第一医院	二级	综合	公立
178		张家口市妇幼保健院	二级	专科	公立
179		张家口市下花园区医院	二级	综合	公立
180		张家口市中医院	二级	综合	公立
181		涿州市医院	三级	综合	民营
182	山西省	大同市第三人民医院	三级	综合	公立
183		大同市第五人民医院	三级	综合	公立
184		河津市人民医院	二级	综合	公立
185		晋城市人民医院	三级	综合	公立
186		晋中市第二人民医院	三级	综合	公立
187		晋中市第一人民医院	三级	综合	公立
188		临汾市人民医院	三级	综合	公立
189		临汾市中心医院	三级	综合	公立
190		临县人民医院	二级	综合	公立
191		吕梁市人民医院	三级	综合	公立
192		山西大医院(白求恩医院)	三级	综合	公立
193		山西省儿童医院(山西省妇幼保健院)	三级	专科	公立
194		山西省汾阳医院	三级	综合	公立
195		山西省煤炭中心医院	三级	综合	公立
196		山西省人民医院	三级	综合	公立
197		山西省心血管病医院	三级	专科	公立
198		山西省肿瘤医院	三级	专科	公立
199		山西医科大学第二医院	三级	综合	公立
200		山西医科大学第一医院	三级	综合	公立
201		山西中医学院附属医院	三级	综合	公立
202		朔州市人民医院	二级	综合	公立
203		朔州市中心医院	二级	综合	公立
204		太原钢铁(集团)有限公司总医院	三级	综合	公立
205		太原市第二人民医院	二级	综合	公立
206		太原市人民医院	二级	综合	公立
207		太原市中心医院	三级	综合	公立
208		忻州市人民医院	三级	综合	公立
209		阳泉市第一人民医院	三级	综合	公立
210		盂县人民医院	二级	综合	公立
211		运城市中心医院	三级	综合	公立

续表

序号	省市	医院名称	级别	专科／综合	公立／民营
212	山西省	运城盐湖区人民医院	二级	综合	公立
213		长治市人民医院	三级	综合	公立
214		长治医学院附属和济医院	三级	综合	公立
215		长治医学院附属和平医院	三级	综合	公立
216	内蒙古自治区	阿拉善盟中心医院	三级	综合	公立
217		巴彦淖尔市医院	三级	综合	公立
218		巴彦淖尔市中医医院	三级	专科	公立
219		包头市中心医院	三级	综合	公立
220		赤峰市医院	三级	综合	公立
221		鄂尔多斯市伊金霍洛旗人民医院	二级	综合	公立
222		鄂尔多斯市中心医院	三级	综合	公立
223		呼和浩特市第一医院	三级	综合	公立
224		内蒙古包钢医院	三级	综合	公立
225		内蒙古国际蒙医医院	三级	综合	公立
226		内蒙古医科大学附属医院	三级	综合	公立
227		内蒙古自治区妇幼保健院	三级	专科	公立
228		内蒙古自治区人民医院	三级	综合	公立
229		通辽市医院	三级	综合	公立
230		乌海市人民医院	三级	综合	公立
231		乌兰察布市中心医院	三级	综合	公立
232		锡林郭勒盟中心医院	三级	综合	公立
233		兴安盟人民医院	三级	综合	公立
234		扎赉特旗人民医院	二级	综合	公立
235	辽宁省	鞍钢集团总医院	三级	综合	公立
236		鞍山市中心医院	三级	综合	公立
237		本溪市中心医院	三级	综合	公立
238		朝阳市中心医院	三级	综合	公立
239		大连大学附属中山医院	三级	综合	公立
240		大连辽渔医院	三级	综合	公立
241		大连市妇女儿童医疗中心	三级	专科	公立
242		大连市友谊医院	三级	综合	公立
243		大连市中心医院	三级	综合	公立
244		大连医科大学附属第二医院	三级	综合	公立
245		大连医科大学附属第一医院	三级	综合	公立
246		丹东市中心医院	三级	综合	公立
247		阜新市中心医院	三级	综合	公立
248		葫芦岛市中心医院	三级	综合	公立

续表

序号	省市	医院名称	级别	专科／综合	公立／民营
249	辽宁省	锦州市中心医院	三级	综合	公立
250		锦州医科大学附属第三医院	三级	综合	公立
251		锦州医科大学附属第一医院	三级	综合	公立
252		辽宁省健康产业集团本钢总医院	三级	综合	公立
253		辽宁省人民医院	三级	综合	公立
254		辽阳市中心医院	三级	综合	公立
255		盘锦市中心医院	三级	综合	公立
256		沈阳市儿童医院	三级	综合	公立
257		沈阳市妇幼保健院	三级	专科	公立
258		沈阳市红十字会医院	三级	综合	公立
259		沈阳医学院附属第二医院	三级	综合	公立
260		沈阳医学院附属中心医院	三级	综合	公立
261		铁岭市中心医院	三级	综合	公立
262		中国医科大学附属第四医院	三级	综合	公立
263		中国医科大学附属第一医院	三级	综合	公立
264		中国医科大学附属盛京医院	三级	综合	公立
265	吉林省	白城市医院	三级	综合	公立
266		北华大学附属医院	三级	综合	公立
267		长春市第二人民医院	三级	综合	公立
268		长春市妇产医院	三级	专科	公立
269		长春市九台区人民医院	二级	综合	公立
270		长春市中心医院	三级	综合	公立
271		长春中医药大学附属医院	三级	综合	公立
272		吉林大学第二医院	三级	综合	公立
273		吉林大学第一医院	三级	综合	公立
274		吉林大学中日联谊医院	三级	综合	公立
275		吉林省妇幼保健院	二级	专科	公立
276		吉林省前卫医院	二级	综合	公立
277		吉林省人民医院	三级	综合	公立
278		吉林省一汽总医院	三级	综合	公立
279		吉林省肿瘤医院	三级	专科	公立
280		吉林市人民医院	三级	综合	公立
281		吉林市中心医院	三级	综合	公立
282		辽源市中心医院	三级	综合	公立
283		四平市妇婴医院	三级	专科	公立
284		四平市中心人民医院	三级	综合	公立

续表

序号	省市	医院名称	级别	专科／综合	公立／民营
285	吉林省	松原市中心医院	三级	综合	公立
286		通化市中心医院	三级	综合	公立
287		延边大学附属医院	三级	综合	公立
288	黑龙江省	大庆油田总医院	三级	综合	公立
289		大兴安岭地区人民医院	三级	综合	公立
290		哈尔滨市第二医院	三级	综合	公立
291		哈尔滨市第一医院	三级	综合	公立
292		哈尔滨市儿童医院	三级	专科	公立
293		哈尔滨市中医医院	三级	综合	公立
294		哈尔滨医科大学附属第二医院	三级	综合	公立
295		哈尔滨医科大学附属第四医院	三级	综合	公立
296		哈尔滨医科大学附属第一医院	三级	综合	公立
297		哈尔滨医科大学附属肿瘤医院	三级	专科	公立
298		鹤岗市人民医院	三级	综合	公立
299		黑河市第一人民医院	三级	综合	公立
300		黑龙江玛丽亚妇产医院	三级	专科	民营
301		黑龙江省农垦总局总医院	三级	综合	公立
302		黑龙江省医院	三级	综合	公立
303		黑龙江省中医药大学附属第二医院	三级	综合	公立
304		黑龙江省中医药大学附属第一医院	三级	综合	公立
305		鸡西市人民医院	三级	综合	公立
306		佳木斯大学附属第一医院	三级	综合	公立
307		牡丹江市第二医院	三级	综合	公立
308		牡丹江市肿瘤医院	三级	专科	公立
309		牡丹江医学院红旗医院	三级	综合	公立
310		七台河七煤总医院	三级	综合	公立
311		齐齐哈尔市第一医院	三级	综合	公立
312		双鸭山双矿医院	三级	综合	公立
313		绥化市第一医院	三级	综合	公立
314		伊春市中心医院	三级	综合	公立
315	上海市	复旦大学附属华山医院	三级	综合	公立
316		复旦大学附属中山医院	三级	综合	公立
317		复旦大学附属肿瘤医院	三级	专科	公立
318		上海交通大学医学院附属瑞金医院	三级	综合	公立
319		上海交通大学医学院附属瑞金医院	三级	综合	公立
320		上海交通大学医学院附属同仁医院	二级	综合	公立
321		上海交通大学医学院附属新华医院	三级	综合	公立

序号	省市	医院名称	级别	专科/综合	公立/民营
322	上海市	上海市宝山中西医结合医院	三级	专科	公立
323		上海市第六人民医院	三级	综合	公立
324		上海市第一人民医院	三级	综合	公立
325		上海市第一人民医院宝山分院	二级	综合	公立
326		上海市方塔中医院	二级	专科	公立
327		上海市江湾医院	二级	综合	公立
328		上海市闵行区中心医院	二级	综合	公立
329		上海市浦东新区公利医院	二级	综合	公立
330		上海市长宁区妇幼保健院	二级	专科	公立
331		上海中医药大学附属龙华医院	三级	专科	公立
332		中国福利会国际和平妇幼保健院	三级	专科	公立
333	江苏省	常州市第二人民医院	三级	综合	公立
334		常州市第一人民医院	三级	综合	公立
335		常州市妇幼保健院	三级	专科	公立
336		常州市肿瘤医院	三级	综合	公立
337		东南大学附属中大医院	三级	综合	公立
338		淮安市第一人民医院	三级	综合	公立
339		江苏大学附属医院	三级	综合	公立
340		江苏省人民医院	三级	综合	公立
341		江阴市人民医院	三级	综合	公立
342		靖江市人民医院	三级	综合	公立
343		连云港市第一人民医院	三级	综合	公立
344		南京大学医学院附属鼓楼医院	三级	综合	公立
345		南京明基医院	三级	综合	民营
346		南京瑞东医院	三级	综合	公立
347		南京市第一医院	三级	综合	公立
348		南京市妇幼保健院	三级	专科	公立
349		南京市溧水区人民医院	三级	综合	公立
350		南京市浦口医院	二级	综合	公立
351		南京医科大学第二附属医院	三级	综合	公立
352		南通大学附属医院	三级	综合	公立
353		南通市第一人民医院	三级	综合	公立
354		沭阳县人民医院	三级	综合	民营
355		苏北人民医院	三级	综合	公立
356		苏州大学附属第二医院	三级	综合	公立
357		苏州大学附属第一医院	三级	综合	公立
358		苏州市立医院	三级	综合	公立

续表

序号	省市	医院名称	级别	专科/综合	公立/民营
359	江苏省	睢宁县人民医院	三级	综合	公立
360		太仓市第一人民医院	三级	综合	公立
361		无锡市人民医院	三级	综合	公立
362		徐州第一人民医院	三级	综合	公立
363		徐州市中心医院	三级	综合	公立
364		徐州医科大学附属医院	三级	综合	公立
365		盐城市第三人民医院	三级	综合	公立
366		盐城市第一人民医院	三级	综合	公立
367		扬中市人民医院	三级	综合	公立
368		扬州大学附属医院	三级	综合	公立
369		镇江市第一人民医院	三级	综合	公立
370	浙江省	安吉县妇幼保健院	二级	专科	公立
371		杭州市第一人民医院	三级	综合	公立
372		杭州市桐庐第一人民医院	二级	综合	公立
373		湖州市中心医院	三级	综合	公立
374		嘉兴市第一医院	三级	综合	公立
375		金华广福肿瘤医院	三级	专科	民营
376		金华市妇幼保健院	二级	专科	公立
377		金华市中心医院	三级	综合	公立
378		缙云县人民医院	二级	综合	公立
379		兰溪市人民医院	二级	综合	公立
380		丽水市中心医院	三级	综合	公立
381		丽水市中医院	三级	专科	公立
382		临海市第二人民医院	二级	综合	公立
383		鹿城区人民医院	二级	综合	公立
384		南浔区人民医院	二级	综合	公立
385		宁波市第一医院	三级	综合	公立
386		宁波市中医院	三级	专科	公立
387		宁海县第一医院	二级	综合	公立
388		平湖市第一人民医院	二级	综合	公立
389		衢江市第二人民医院	二级	综合	公立
390		衢州市妇幼保健院	二级	专科	公立
391		衢州市人民医院	三级	综合	公立
392		瑞安市中医院	三级	专科	公立
393		绍兴市妇幼保健院	三级	专科	公立
394		绍兴市人民医院	三级	综合	公立
395		台州市肿瘤医院	二级	专科	公立

续表

序号	省市	医院名称	级别	专科/综合	公立/民营
396		桐乡市中医院	三级	专科	公立
397		温州市人民医院	三级	综合	公立
398		温州市中心医院	三级	综合	公立
399		温州医科大学附属第二医院	三级	综合	公立
400		温州医科大学附属第一医院	三级	综合	公立
401		浙江大学医学院附属第二医院	三级	综合	公立
402		浙江大学医学院附属第一医院	三级	综合	公立
403	浙江省	浙江大学医学院附属儿童医院	三级	专科	公立
404		浙江大学医学院附属妇产科医院	三级	专科	公立
405		浙江大学医学院附属邵逸夫医院	三级	综合	公立
406		浙江省人民医院	三级	综合	公立
407		浙江省台州医院	三级	综合	公立
408		浙江省肿瘤医院	三级	专科	公立
409		浙江萧山医院	三级	综合	民营
410		舟山市妇幼保健院	三级	专科	公立
411		舟山医院	三级	综合	公立
412		诸暨市中心医院	二级	综合	公立
413		安徽省蚌埠市第一人民医院	二级	综合	公立
414		安徽省立医院	二级	综合	公立
415		安徽医科大学第二附属医院	三级	综合	公立
416		安徽医科大学第四附属医院	三级	综合	公立
417		安徽医科大学第一附属医院	三级	综合	公立
418		安徽中医药大学第一附属医院	三级	综合	公立
419		安庆市第一人民医院	三级	综合	公立
420		安庆市立医院	三级	综合	公立
421		蚌埠第三人民医院	三级	综合	公立
422	安徽省	亳州市人民医院	三级	综合	公立
423		池州市人民医院	三级	综合	公立
424		滁州市皖东人民医院	二级	综合	民营
425		阜阳市人民医院	二级	综合	公立
426		合肥市第一人民医院	三级	综合	公立
427		淮北市人民医院	三级	综合	公立
428		淮南市第二人民医院	三级	综合	公立
429		淮南市第一人民医院	二级	综合	公立
430		黄山市人民医院	三级	综合	公立
431		六安市人民医院	三级	综合	公立
432		庐江县人民医院	二级	综合	公立

续表

序号	省市	医院名称	级别	专科/综合	公立/民营
433	安徽省	马鞍山市中心医院	三级	综合	民营
434		铜陵市人民医院	三级	综合	公立
435		皖南医学院弋矶山医院	三级	综合	公立
436		芜湖市第二人民医院	三级	综合	公立
437		宿州市立医院	三级	综合	公立
438		宣城市人民医院	三级	综合	公立
439		颍上县人民医院	二级	综合	公立
440	福建省	福建省妇幼保健院	三级	综合	公立
441		福建省立医院	三级	综合	公立
442		福建省中医药大学附属人民医院	三级	综合	公立
443		福建省肿瘤医院	三级	专科	公立
444		福建医科大学附属第二医院	三级	综合	公立
445		福建医科大学附属第一医院	三级	综合	公立
446		福建医科大学附属协和医院	三级	综合	公立
447		福州市第二医院	三级	综合	公立
448		福州市第一医院	三级	综合	公立
449		龙岩市第二医院	三级	综合	公立
450		龙岩市第一医院	三级	综合	公立
451		南平市第一医院	三级	综合	公立
452		宁德市闽东医院	三级	综合	公立
453		宁德市医院	三级	综合	公立
454		莆田市第一医院	三级	综合	公立
455		莆田学院附属医院	三级	综合	公立
456		三明市第二医院	二级	综合	公立
457		三明市第一医院	三级	综合	公立
458		厦门大学附属第一医院	三级	综合	公立
459		厦门大学附属心血管病医院	三级	专科	公立
460		厦门大学附属中山医院	三级	综合	公立
461		厦门市第五医院	二级	综合	公立
462		厦门市儿童医院	三级	专科	公立
463		厦门市妇幼保健院	三级	专科	公立
464		武夷山市立医院	二级	综合	公立
465		漳州市医院	三级	综合	公立
466	江西省	抚州市第一人民医院	三级	综合	公立
467		赣南医学院第一附属医院	三级	综合	公立
468		赣州市人民医院	三级	综合	公立
469		会昌县人民医院	三级	综合	公立

序号	省市	医院名称	级别	专科/综合	公立/民营
470		吉安市中心人民医院	三级	综合	公立
471		江西省妇幼保健院	三级	专科	公立
472		江西省莲花县人民医院	三级	综合	公立
473		江西省人民医院	三级	综合	公立
474		江西省肿瘤医院	三级	专科	公立
475		江西中医药大学附属医院	三级	专科	公立
476		景德镇市第一人民医院	三级	综合	公立
477		九江市妇幼保健院	三级	专科	公立
478	江西省	南昌大学第二附属医院	三级	综合	公立
479		南昌大学第四附属医院	三级	综合	公立
480		南昌大学第一附属医院	三级	综合	公立
481		南昌市第三医院	三级	综合	公立
482		南昌市第一医院	三级	综合	公立
483		南昌市新建区人民医院	三级	综合	公立
484		萍乡市妇幼保健院	二级	专科	公立
485		萍乡市人民医院	三级	综合	公立
486		上饶市立医院	三级	综合	公立
487		新余市人民医院	三级	综合	公立
488		宜春市人民医院	三级	综合	公立
489		滨州医学院附属医院	三级	综合	公立
490		德州市人民医院	三级	综合	公立
491		菏泽市立医院	三级	综合	公立
492		济南市妇幼保健院	三级	专科	公立
493		济南市中心医院	三级	综合	公立
494		济宁医学院附属医院	三级	综合	公立
495		聊城市人民医院	三级	综合	公立
496		临沂市人民医院	三级	综合	公立
497	山东省	临沂市中心医院	三级	专科	公立
498		日照市人民医院	三级	综合	公立
499		山东大学齐鲁医院	三级	综合	公立
500		山东电力中心医院	三级	综合	公立
501		山东省立医院	三级	综合	公立
502		泰安市中心医院	三级	综合	公立
503		潍坊市人民医院	三级	综合	公立
504		潍坊市益都中心医院	三级	综合	公立
505		医学院烟台附属医院	三级	综合	公立
506		枣庄市妇幼保健院	三级	专科	公立

续表

序号	省市	医院名称	级别	专科/综合	公立/民营
507	山东省	枣庄市立医院	三级	综合	公立
508		淄博莲池妇婴医院	二级	专科	民营
509		淄博市妇幼保健院	三级	专科	公立
510		淄博市中心医院	三级	综合	公立
511	河南省	安阳市妇幼保健院	二级	专科	公立
512		安阳市人民医院	三级	综合	公立
513		邓州市中心医院	二级	综合	公立
514		阜外华中心血管病医院	三级	专科	公立
515		河南大学第一附属医院	三级	综合	公立
516		河南大学淮河医院	三级	综合	公立
517		河南科技大学第二附属医院	三级	综合	公立
518		河南科技大学第一附属医院	三级	专科	公立
519		河南省人民医院	三级	综合	公立
520		河南省胸科医院	三级	专科	公立
521		河南省肿瘤医院	三级	专科	公立
522		鹤壁市人民医院	三级	综合	公立
523		焦作市人民医院	三级	综合	公立
524		开封市中心医院	三级	综合	公立
525		洛阳牡丹妇产医院	二级	专科	公立
526		洛阳市中心医院	三级	综合	公立
527		漯河市中心医院	三级	综合	公立
528		孟州市人民医院	二级	综合	公立
529		南阳市中心医院	三级	综合	公立
530		平煤集团总医院	三级	综合	公立
531		濮阳市人民医院	二级	综合	公立
532		三门峡市中心医院	三级	综合	公立
533		商丘市第一人民医院	三级	综合	公立
534		新乡市中心医院	三级	综合	公立
535		新乡医学院第一附属医院	三级	综合	公立
536		信阳市中心医院	三级	综合	公立
537		许昌市中心医院	三级	综合	公立
538		郑州大学第二附属医院	三级	综合	公立
539		郑州大学第三附属医院	三级	综合	公立
540		郑州大学第五附属医院	三级	综合	公立
541		郑州大学第一附属医院	三级	综合	公立
542		郑州市中心医院	三级	综合	公立
543		驻马店市中心医院	三级	综合	公立

续表

序号	省市	医院名称	级别	专科／综合	公立／民营
544		长江航运总医院	三级	综合	公立
545		鄂州市中心医院	三级	综合	公立
546		恩施州中心医院	三级	综合	公立
547		国药东风总医院	三级	综合	公立
548		湖北省妇幼保健院	三级	专科	公立
549		湖北省中西医结合医院	三级	专科	公立
550		湖北省肿瘤医院	三级	专科	公立
551		华润武钢总医院	三级	综合	公立
552		华中科技大学附属同济医院	三级	综合	公立
553		华中科技大学附属协和医院	三级	综合	公立
554		华中科技大学同济医学院附属梨园医院	三级	综合	公立
555		黄冈市中心医院	三级	综合	公立
556		黄石市中心医院	三级	综合	公立
557		荆门市第二人民医院	三级	综合	公立
558		荆州市中心医院	三级	综合	公立
559		十堰市太和医院	三级	综合	公立
560	湖北省	随州市中心医院	三级	综合	公立
561		武汉大学人民医院	三级	综合	公立
562		武汉大学中南医院	三级	综合	公立
563		武汉儿童医院	三级	专科	公立
564		武汉科技大学附属天佑医院	三级	综合	公立
565		武汉市第八医院	三级	综合	公立
566		武汉市第九医院	三级	综合	公立
567		武汉市第六医院	三级	综合	公立
568		武汉市第三医院	三级	综合	公立
569		武汉市第五医院	三级	综合	公立
570		武汉市第一医院	三级	综合	公立
571		武汉市汉口医院	三级	综合	公立
572		武汉市中心医院	三级	综合	公立
573		武汉亚洲心脏病医院	三级	专科	民营
574		咸宁市中心医院	三级	综合	公立
575		襄阳市第一人民医院	三级	综合	公立
576		孝感市中心医院	三级	综合	公立
577		宜昌市中心人民医院	三级	综合	公立
578		中国人民解放军中部战区总医院	三级	综合	公立
579	湖南省	常德市第一人民医院	三级	综合	公立
580		常德市妇幼保健院	三级	专科	公立
581		长沙市第三医院	三级	综合	公立

续表

序号	省市	医院名称	级别	专科/综合	公立/民营
582		长沙市第四医院	三级	综合	公立
583		长沙市第一医院	三级	综合	公立
584		长沙市中心医院	三级	综合	公立
585		衡阳市中心医院	三级	综合	公立
586		湖南省妇幼保健院	三级	专科	公立
587		湖南省肿瘤医院	三级	专科	公立
588		湖南省株洲市三三一医院	三级	综合	公立
589		湖南中医药大学第一附属医院	三级	综合	公立
590		华容县人民医院	二级	综合	公立
591		怀化市第二人民医院	三级	专科	公立
592		怀化市第一人民医院	三级	综合	公立
593		浏阳市人民医院	三级	综合	公立
594		娄底市中心医院	三级	综合	公立
595	湖南省	南华大学附属第二医院	三级	综合	公立
596		南华大学附属南华医院	三级	综合	公立
597		邵阳市中心医院	三级	综合	公立
598		邵阳学院附属第二医院	三级	综合	公立
599		邵阳学院附属第一医院	三级	综合	公立
600		湘潭市中心医院	三级	综合	公立
601		湘西自治州人民医院	三级	综合	公立
602		永州市中心医院	三级	综合	公立
603		中南大学湘雅三医院	三级	综合	公立
604		中南大学湘雅医院	三级	综合	公立
605		株洲恺德心血管病医院	三级	专科	民营
606		株洲市二医院	三级	综合	公立
607		株洲市妇幼保健院	三级	专科	公立
608		株洲市人民医院	三级	综合	公立
609		株洲市中心医院	三级	综合	公立
610		北京大学深圳医院	三级	综合	公立
611		东莞东华医院(中山大学附属东华医院)	三级	综合	民营
612		东莞市厚街医院	三级	综合	公立
613	广东省	东莞市人民医院	三级	综合	公立
614		佛山市第一人民医院	三级	综合	公立
615		佛山市中医院	三级	综合	公立
616		广东省第二人民医院	三级	综合	公立
617		广东省人民医院	三级	综合	公立
618		广东医科大学附属医院	三级	综合	公立

续表

序号	省市	医院名称	级别	专科 / 综合	公立 / 民营
619	广东省	广州白云山医院	三级	综合	公立
620		广州市第一人民医院	三级	综合	公立
621		广州医科大学附属第一医院	三级	综合	公立
622		广州中医药大学第一附属医院	三级	综合	公立
623		暨南大学附属第一医院	三级	综合	公立
624		梅州市人民医院	三级	综合	公立
625		南方医科大学南方医院	三级	综合	公立
626		番禺何贤纪念医院	三级	专科	公立
627		清远市人民医院	三级	综合	公立
628		汕头大学医学院第二附属医院	三级	综合	公立
629		深圳市人民医院	三级	综合	公立
630		粤北人民医院	三级	综合	公立
631		湛江中心人民医院	三级	综合	公立
632		中山大学附属第六医院	三级	综合	公立
633		中山大学附属第三医院	三级	综合	公立
634		中山大学附属第一医院	三级	综合	公立
635		中山大学孙逸仙纪念医院	三级	综合	公立
636		中山市人民医院	三级	综合	公立
637		珠海市人民医院	三级	综合	公立
638	广西壮族自治区	百色市人民医院	三级	综合	公立
639		北海市人民医院	三级	综合	公立
640		防城港市第一人民医院	三级	综合	公立
641		广西民族医院	三级	综合	公立
642		广西医科大学第二附属医院	三级	综合	公立
643		广西医科大学第一附属医院	三级	综合	公立
644		广西中医药大学第一附属医院	三级	综合	公立
645		广西壮族自治区妇幼保健院	三级	专科	公立
646		广西壮族自治区南溪山医院	三级	综合	公立
647		广西壮族自治区人民医院	三级	综合	公立
648		广西壮族自治区肿瘤医院	三级	综合	公立
649		贵港市人民医院	三级	综合	公立
650		桂林市人民医院	三级	综合	公立
651		桂林医学院附属医院	三级	综合	公立
652		河池市人民医院	三级	综合	公立
653		贺州市人民医院	三级	综合	公立
654		来宾市人民医院	三级	综合	公立
655		柳州市工人医院	三级	综合	公立

续表

序号	省市	医院名称	级别	专科/综合	公立/民营
656	广西壮族自治区	柳州市人民医院	三级	综合	公立
657		南宁市第一人民医院	三级	综合	公立
658		钦州市第一人民医院	三级	综合	公立
659		梧州市工人医院	三级	综合	公立
660		梧州市红会医院	三级	综合	公立
661		右江民族医学院附属医院	三级	综合	公立
662		玉林市第一人民医院	三级	综合	公立
663	海南省	海南医学院第一附属医院	三级	综合	公立
664	重庆市	巴南区人民医院	二级	综合	公立
665		璧山区人民医院	三级	综合	公立
666		重庆大学附属中心医院(重庆市第四人民医院)	三级	综合	公立
667		重庆大学附属肿瘤医院	三级	专科	公立
668		重庆两江新区第一人民医院	二级	综合	公立
669		重庆三峡中心医院	三级	综合	公立
670		重庆市北碚区中医院	三级	综合	公立
671		重庆市第九人民医院	三级	综合	公立
672		重庆市第六人民医院	二级	综合	公立
673		重庆市第七人民医院	二级	综合	公立
674		重庆市第五人民医院	三级	综合	公立
675		重庆市涪陵中心医院	三级	综合	公立
676		重庆市妇幼保健院	三级	专科	公立
677		重庆市红十字会医院(江北区人民医院)	二级	综合	公立
678		重庆市黔江中心医院	三级	综合	公立
679		重庆市人民医院	三级	综合	公立
680		重庆市中医院	三级	综合	公立
681		重庆医科大学附属大学城医院	三级	综合	公立
682		重庆医科大学附属第二医院	三级	综合	公立
683		重庆医科大学附属第三医院	三级	综合	民营
684		重庆医科大学附属第一医院	三级	综合	公立
685		重庆医科大学附属儿童医院	三级	专科	公立
686		重庆医科大学附属永川医院	三级	综合	公立
687		大足区人民医院	三级	综合	公立
688		垫江县人民医院	三级	综合	公立
689		丰都县人民医院	二级	综合	公立
690		奉节县人民医院	二级	综合	公立

续表

序号	省市	医院名称	级别	专科／综合	公立／民营
691	重庆市	涪陵区妇幼保健院	二级	专科	公立
692		合川区人民医院	三级	综合	公立
693		江津区中心医院	三级	综合	公立
694		开州区人民医院	三级	综合	公立
695		梁平区人民医院	二级	综合	公立
696		南川区人民医院	三级	综合	公立
697		彭水县人民医院	二级	综合	公立
698		綦江区人民医院	三级	综合	公立
699		荣昌区人民医院	二级	综合	公立
700		石柱县人民医院	二级	综合	公立
701		铜梁区人民医院	二级	综合	公立
702		潼南区人民医院	二级	综合	公立
703		巫山县人民医院	二级	综合	公立
704		巫溪县人民医院	二级	综合	公立
705		秀山县人民医院	二级	综合	公立
706		酉阳县人民医院	二级	综合	公立
707		渝北区人民医院	二级	综合	公立
708		忠县人民医院	二级	综合	公立
709	四川省	阿坝州人民医院	三级	综合	公立
710		安岳县医院	三级	综合	公立
711		巴中市中心医院	三级	综合	公立
712		成都市第二人民医院	三级	综合	公立
713		成都市第三人民医院	三级	综合	公立
714		成都市第五人民医院	三级	综合	公立
715		成都市妇女儿童中心医院	三级	专科	公立
716		川北医学院附属医院	三级	综合	公立
717		船山区妇幼保健院	二级	专科	公立
718		大竹县人民医院	三级	综合	公立
719		德昌县医院	二级	综合	公立
720		德阳市第二人民医院	三级	综合	公立
721		德阳市人民医院	三级	综合	公立
722		甘孜藏族自治州人民医院	三级	综合	公立
723		甘孜县人民医院	二级	综合	公立
724		广安区人民医院	二级	综合	公立
725		广安市人民医院	三级	综合	公立
726		广汉市人民医院	三级	综合	公立
727		广元市第一人民医院	三级	综合	公立

续表

序号	省市	医院名称	级别	专科/综合	公立/民营
728		广元市旺苍县人民医院	二级	综合	公立
729		广元市中心医院	三级	综合	公立
730		合江县人民医院	三级	综合	公立
731		江安县中医院	三级	专科	公立
732		江油市人民医院	三级	综合	公立
733		康定市人民医院	二级	综合	公立
734		乐山市妇幼保健院	三级	专科	公立
735		乐山市人民医院	三级	综合	公立
736		乐至县医院	三级	综合	公立
737		凉山彝族自治州第一人民医院	三级	综合	公立
738		凉山州妇幼保健院	三级	专科	公立
739		龙泉驿区第一人民医院	三级	综合	公立
740		隆昌市人民医院	三级	综合	公立
741		泸县人民医院	三级	综合	公立
742		泸州市人民医院	三级	综合	公立
743		茂县人民医院	二级	综合	公立
744	四川省	眉山市妇幼保健院	三级	专科	公立
745		眉山市彭山区人民医院	二级	综合	公立
746		眉山市人民医院	三级	综合	公立
747		绵阳市中心医院	三级	综合	公立
748		南充市妇幼保健计划生育服务中心	二级	专科	公立
749		内江市第一人民医院	三级	综合	公立
750		内江市妇幼保健院	二级	专科	公立
751		内江市中医医院	三级	综合	公立
752		攀枝花市第二人民医院	三级	综合	公立
753		攀枝花市妇幼保健院	三级	专科	公立
754		攀枝花市米易县人民医院	二级	综合	公立
755		攀枝花市中西医结合医院	三级	综合	公立
756		攀枝花市中心医院	三级	综合	公立
757		平昌县人民医院	三级	综合	公立
758		三台县人民医院	三级	综合	公立
759		四川大学华西第二医院	三级	专科	公立
760		四川大学华西医院	三级	综合	公立
761		四川绵阳四〇四医院	三级	综合	公立
762		四川省人民医院	三级	综合	公立
763		四川省肿瘤医院	三级	专科	公立
764		遂宁市中心医院	三级	综合	公立

序号	省市	医院名称	级别	专科／综合	公立／民营
765	四川省	通江县人民医院	三级	综合	公立
766		万源市中心医院	二级	综合	公立
767		汶川县人民医院	三级	综合	公立
768		西昌市医院	三级	综合	公立
769		西南医科大学附属医院	三级	综合	公立
770		雅安石棉县医院	三级	乙等	公立
771		雅安市人民医院	三级	综合	公立
772		雅安职业技术学院	二级	综合	公立
773		宜宾市第二人民医院	三级	综合	公立
774		宜宾市第四人民医院	二级	综合	公立
775		宜宾市第一人民医院	三级	综合	公立
776		宜宾市妇幼保健院	三级	专科	公立
777		岳池县人民医院	三级	综合	公立
778		中江县人民医院	三级	综合	公立
779		资阳市第一人民医院	三级	综合	公立
780		资阳市人民医院	三级	综合	公立
781		资阳市雁江区医院	二级	综合	公立
782		资中县人民医院	三级	综合	公立
783		自贡市第四人民医院	三级	综合	公立
784		自贡市第一人民医院	三级	综合	公立
785		自贡市妇幼保健院	三级	专科	公立
786		自贡市荣县新城医院	二级	综合	民营
787		自贡市自流井区第二人民医院	二级	综合	公立
788	贵州省	贵州医科大学附属医院	三级	综合	公立
789	云南省	安宁市中医医院	二级	综合	公立
790		保山市第二人民医院	二级	综合	公立
791		保山市人民医院	三级	综合	公立
792		沧源县人民医院	二级	综合	公立
793		楚雄彝族自治州中医医院	三级	专科	公立
794		楚雄州人民医院	三级	综合	公立
795		大理白族自治州人民医院	三级	综合	公立
796		大理大学第一附属医院	三级	综合	公立
797		大理市第二人民医院	二级	综合	公立
798		大理市第一人民医院	二级	综合	公立
799		德宏州人民医院	三级	综合	公立

续表

序号	省市	医院名称	级别	专科 / 综合	公立 / 民营
800		迪庆藏族自治州人民医院	三级	综合	公立
801		凤庆县人民医院	二级	综合	公立
802		红河州第一人民医院	三级	综合	公立
803		华宁县人民医院	二级	综合	公立
804		华坪县人民医院	二级	综合	公立
805		会泽县人民医院	二级	综合	公立
806		建水县人民医院	二级	综合	公立
807		景东彝族自治县人民医院	二级	综合	公立
808		开远市人民医院	二级	综合	公立
809		昆明市妇幼保健院	三级	专科	公立
810		昆明市官渡区人民医院	二级	综合	公立
811		昆明市晋宁区第二人民医院	二级	综合	公立
812		昆明市延安医院	三级	综合	公立
813		昆明医科大学第一附属医院	三级	综合	公立
814		澜沧县第一人民医院	二级	综合	公立
815		丽江市人民医院	三级	综合	公立
816		临沧市第二人民医院	二级	综合	公立
817	云南省	临沧市妇幼保健院	二级	专科	公立
818		临沧市人民医院	三级	综合	公立
819		陆良县中医医院	二级	综合	公立
820		禄劝彝族苗族自治县中医院	二级	综合	公立
821		马关县人民医院	二级	综合	公立
822		勐海县人民医院	二级	综合	公立
823		(西双版纳州)勐海县中医医院	二级	综合	公立
824		弥勒第一医院	三级	综合	民营
825		墨江哈尼族自治县人民医院	二级	综合	公立
826		南华县人民医院	二级	综合	公立
827		宁洱哈尼族彝族自治县人民医院	二级	综合	公立
828		怒江傈僳族自治州人民医院	三级	综合	公立
829		丘北县人民医院	二级	综合	公立
830		丘北县中医医院	二级	专科	公立
831		曲靖市第一人民医院	三级	综合	公立
832		曲靖市妇幼保健院	三级	专科	公立
833		曲靖市麒麟区人民医院	二级	综合	公立
834		施甸县人民医院	二级	综合	公立
835		水富县人民医院	二级	综合	公立
836		思茅区人民医院	二级	综合	公立

序号	省市	医院名称	级别	专科/综合	公立/民营
837	云南省	腾冲市中医医院	二级	综合	公立
838		通海县人民医院	二级	综合	公立
839		文山壮族苗族自治州人民医院	三级	综合	公立
840		西双版纳傣族自治州人民医院	三级	综合	公立
841		宜良县第一人民医院	二级	综合	公立
842		彝良县人民医院	二级	综合	公立
843		永善县人民医院	二级	综合	公立
844		永胜人民县医院	二级	综合	公立
845		玉溪市人民医院	三级	综合	公立
846		元江县人民医院	二级	综合	公立
847		云南省昆明市嵩明县人民医院	二级	综合	公立
848		云南中医药大学附二院	三级	综合	公立
849		昭通市第二人民医院	二级	综合	公立
850		昭通市第一人民医院	三级	综合	公立
851		昭通市中医医院	三级	综合	公立
852		昭阳区妇幼保健计划生育服务中心(昭阳区妇幼保健院)	二级	专科	公立
853		镇沅彝族哈尼族拉祜族自治县人民医院	二级	综合	公立
854	陕西省	安康市中心医院	三级	综合	公立
855		宝鸡市中心医院	三级	综合	公立
856		汉中市中心医院	三级	综合	公立
857		陕西省人民医院	三级	综合	公立
858		陕西省肿瘤医院	三级	专科	公立
859		铜川市人民医院	三级	综合	公立
860		渭南市中心医院	三级	综合	公立
861		西安交通大学第二附属医院	三级	综合	公立
862		西安交通大学第一附属医院	三级	综合	公立
863		西安市第四医院	三级	综合	公立
864		西安市儿童医院	三级	专科	公立
865		西北妇女儿童医院	三级	专科	公立
866		咸阳市第一人民医院	三级	综合	公立
867		咸阳市中心医院	三级	综合	公立
868		延安大学附属医院	三级	综合	公立
869		延安大学咸阳医院	三级	综合	公立
870		延安市人民医院	三级	综合	公立
871		榆林市第一医院	三级	综合	公立

续表

序号	省市	医院名称	级别	专科／综合	公立／民营
872	甘肃省	白银市第二人民医院	三级	综合	公立
873		成县人民医院	二级	综合	公立
874		定西市人民医院	三级	综合	公立
875		敦煌市医院	二级	综合	公立
876		甘肃省中医院白银分院	三级	综合	公立
877		甘州区妇幼保健院	二级	专科	公立
878		河西学院附属张掖人民医院	三级	综合	公立
879		金昌市中西医结合医院	二级	综合	公立
880		酒钢医院	三级	综合	公立
881		酒泉市人民医院	三级	综合	公立
882		兰州大学第二医院	三级	综合	公立
883		兰州市第二人民医院	三级	综合	公立
884		兰州市西固区人民医院	二级	综合	公立
885		临夏州人民医院	三级	综合	公立
886		灵台县人民医院	二级	综合	公立
887		平凉市人民医院	三级	综合	公立
888		庆阳市人民医院	三级	综合	公立
889		泉州市第一医院	二级	综合	公立
890		天水市第四人民医院	二级	综合	公立
891		天水市第一人民医院	三级	综合	公立
892		天水四零七医院	三级	综合	民营
893		武威市人民医院	三级	综合	公立
894		武威肿瘤医院	三级	专科	公立
895	青海省	大通县人民医院	二级	综合	公立
896		海东市第一人民医院	二级	综合	公立
897		海南藏族自治州人民医院	三级	综合	公立
898		互助县人民医院	三级	综合	公立
899		青海大学附属医院	三级	综合	公立
900		青海红十字医院	三级	综合	公立
901		青海仁济医院	三级	综合	民营
902		青海省妇女儿童医院	三级	专科	公立
903		青海省妇幼保健院	三级	专科	公立
904		青海省格尔木市人民医院	三级	综合	公立
905		青海省果洛州人民医院	二级	综合	公立
906		青海省海西州人民医院	三级	综合	公立
907		青海省黄南州人民医院	三级	综合	公立
908		青海省康乐医院	三级	综合	民营

续表

序号	省市	医院名称	级别	专科/综合	公立/民营
909	青海省	青海省人民医院	三级	综合	公立
910		青海省心脑血管病专科医院	三级	专科	公立
911		青海中医医院	三级	专科	公立
912		西宁市第二人民医院	三级	综合	公立
913		西宁市第一人民医院	三级	综合	公立
914	新疆维吾尔自治区	阿克苏地区第一人民医院	二级	综合	公立
915		阿勒泰地区市人民医院	三级	综合	公立
916		巴州人民医院	三级	综合	公立
917		博尔塔拉蒙古自治州人民医院	三级	综合	公立
918		昌吉州人民医院	三级	综合	公立
919		哈密市第二人民医院	二级	专科	公立
920		和田地区人民医院	三级	综合	公立
921		喀什地区第二人民医院	三级	综合	公立
922		克拉玛依中心医院	三级	综合	公立
923		石河子大学医学院第一附属医院	三级	综合	公立
924		塔城地区人民医院	三级	综合	公立
925		新疆佳音医院	三级	专科	民营
926		新疆生产建设兵团医院	三级	综合	公立
927		新疆维吾尔自治区维吾尔医院	三级	综合	公立
928		新疆心脑血管病医院	三级	专科	民营
929		新疆医科大学第二附属医院	三级	综合	公立
930		新疆医科大学第六附属医院	三级	综合	公立
931		新疆医科大学第四附属医院	三级	综合	公立
932		新疆医科大学第五附属医院	三级	综合	公立
933		新疆医科大学第一附属医院	三级	综合	公立
934		新疆医科大学附属肿瘤医院	三级	专科	公立
935		伊犁州妇幼保健院	二级	专科	公立